当代中医皮科流派临床传承书系

盛京
皮科流派

李铁男　王　强◎主编

U0129549

中国健康传媒集团
中国医药科技出版社

内 容 提 要

本书是《当代中医皮科流派临床传承书系》之一，由沈阳市第七人民医院皮肤科集体编撰而成，该流派以中西医结合治疗皮肤病为专长。本书共 6 章，依次介绍了盛京皮科流派传承与发展、流派学术体系及学术特色、流派用药经验、流派经典方剂、流派特色技法、流派优势病种诊治经验等。全书中西医结合，理法方药齐备，适合皮肤科临床工作者及皮肤病患者阅读参考。

图书在版编目（CIP）数据

盛京皮科流派 / 李铁男，王强主编 . — 北京：中国医药科技出版社，2023.2
（当代中医皮科流派临床传承书系）
　ISBN 978-7-5214-3429-3

　Ⅰ . ①盛…　Ⅱ . ①李…②王…　Ⅲ . ①中医学—皮肤病学—中医流派—沈阳
Ⅳ . ① R275

中国版本图书馆 CIP 数据核字（2022）第 175546 号

美术编辑　陈君杞
版式设计　也　在

出版　**中国健康传媒集团**｜中国医药科技出版社
地址　北京市海淀区文慧园北路甲 22 号
邮编　100082
电话　发行：010-62227427　邮购：010-62236938
网址　www.cmstp.com
规格　710×1000mm $\frac{1}{16}$
印张　20 $\frac{1}{4}$
字数　375 千字
版次　2023 年 2 月第 1 版
印次　2023 年 2 月第 1 次印刷
印刷　三河市万龙印装有限公司
经销　全国各地新华书店
书号　ISBN 978-7-5214-3429-3
定价　**59.00 元**

获取新书信息、投稿、为图书纠错，请扫码联系我们。

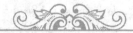

本书编委会

总　序

中医本无学术流派。上自伏羲一画，而分天地，阴阳肇始，要本一家。而后黄帝推演，问道于天师。神农尝百草，日遇七十二毒。乃有针药之分，其用针者，调神化气，以通神明，以虚无之术治有形之身。其用药者，浣涤脏腑，调剂水火，以有形之药而治无形之气。流派之分肇始于此。

《汉书·艺文志》载医学有房中、导引、经方、医经四家，其经方十一家。隋唐之际江南诸师秘仲景之书而不传，门户之见生，而医道遂晦。虽有真经在前，而用药之道著于时者自仲景、隐居、之才、元方、孙真人以降，十数人而已。

两宋南渡，文兴兵弱，禅、道并起，儒亦随之。乃有理学之盛，乃有鹅湖之辨，儒乃有门户之分，而格致之学为一时之选，时人共识。乃有巨富如东垣者、乃有名儒如丹溪者，由文学而入医学，以格致之学格天地而解病康，乃有思辨之学，乃有门户之分。故曰：儒之门户分于宋，医之门户分于金元，乃有四大家之说，易水、河间、东垣、丹溪。实一而四，四而一也。其理皆本于《内经》，其治皆本于仲景。流派也者，非各见道之一隅而已，须知一派之宗师，必得道之全貌而后乃可就其一端而阐扬。若未窥全豹而欲成一家之言语，开一派之先，未尝闻矣。

中医皮肤病内治源于外科消托补三法，复借鉴于内科脏腑经络之说，由学士儒生内观脏腑，思揣生克制化生旺休囚而有所见，实乃由学问而阅历者也。其外治法则，则传自民间匠人之手，出于临床实践，真由阅历而后成学问者也。

皮外科肇始神农。《本经》所言大半为外伤、疮疡、疥癣之用。后世刘涓子、陶隐居、巢元方、孙思邈，代有新出。而尤以元方《诸病》所论最详。然元方所论实乃一脉专精之术，而中医皮科流派，实则三派并存：元方其一也，外科东垣之术其二也，脏腑经络之术其三也。以此观之，今日流派，并无第四法门。

然皮外科之门开而未久：百年之前民病唯伤寒及疮疡求治于医，以其害人性命于朝夕，余则无论矣：食尚不足以果腹，衣不足以蔽体，疥癣皮毛非所得虑、所能治者。唯升平日久，民生富足，方有中医皮科产生，而燕京赵氏皮科流派为其发轫。1954年，赵炳南先生在当时的"中央皮肤性病研究所"建中医研究室开始，计算至今，中医皮肤科已历68载，庶几近乎知规矩也。众多外科名医、内科名医因使命之感召走入中医皮科行业。复有众多西医开中西结合一派，张志礼、秦万章、边天羽皆一时之选。各个医家互相切磋，如琢如磨。学术交融，互相渗透，而因其所处之时空不同，所治之患者各异，所用之学术模型各别，延绵六十年，各成家法，而成不同流派。

今者，中华中医药学会皮肤科分会专门组织国内专家编写《当代中医皮科流派临床传承书系》，经系统梳理，反复论证，确有独特学术体系且传承三代以上者，定为待扶持的中医皮科学术流派，曰：燕京赵氏皮科流派、燕京金氏皮科流派、盛京皮科流派、龙江皮科流派、齐鲁杜氏皮科流派、北京广安皮科流派、长安皮科流派、海派夏氏皮科流派、黔贵皮科流派、岭南皮科流派、天山刘氏皮科流派、石门皮科流派、吴门孟河皮科流派、盱江皮科流派、湖湘皮科流派、闽山昙石皮科流派、汉上皮科流派、滇南刘氏皮科流派、津门皮科流派、四川文氏皮科流派。

世界之大，以变化为不易之理。从没有流派走向流派产生，是中医皮科学术发展的必经阶段。所谓流派者，非见解互相诋忤，实为各得乎中道，而就所见之患者，自医道之海略取一瓢，以解一方患者之疾苦者也。非为各得一道，道道不同。当知万本一源，众流归海。海也者，神农黄帝之学也，仲景华佗之术也。

众多流派的推出将使学术进一步繁荣，并将促进更广大的医生群体的学术交流，互融互通，互相激发。经过一定时间的充分交流，若干流派，必将再次融汇，产生更高级别的中医皮科学术共识，并带领中医皮科在更高的层面上开创新的学术流派。

作为本书的总主编，在此谨祝丛书能够充分展示各家学术思想，促进中医皮科学术传播与交流，祝愿在不久的将来，我们能够在流派碰撞的基础上，推动中医皮科学术水平达到新的高度。

杨志波

2022年10月

前　言

　　中医皮肤病学是中医学的一个重要分支，它是一个既古老又新兴的学科。中华人民共和国成立以来，特别是改革开放以来，随着中医学的不断发展，中医皮肤病学也得到了不断传承和提高、发展与创新。为此，中华中医药学会皮肤科分会在杨志波主任委员、段逸群名誉主任委员的倡导和总体筹划下，发起并组织国内著名中医及中西结合皮肤科单位，编撰一套回顾总结、提炼升华各具区域特色即流派特色的丛书。要求这些流派一是要有较悠久的传承历史；二是要有自己的鲜明特色；三是在本地域有较大的声望影响。有鉴于此，沈阳市第七人民医院皮肤科按照上述背景和指导原则要求，组织全科相关人员编写了《盛京皮科流派》一书。

　　沈阳是辽宁省省会及东北三省的中心城市，迄今已有2000多年的开埠建城历史，是清王朝入主中原前的都城，历史上曾有"盛京"之称谓。沈阳在近代更是辽宁省及东北三省重要的政治、经济、文化、教育、医疗中心。沈阳市第七人民医院建院于1942年，迄今已有80年，1987年成为沈阳市中西医结合医疗中心，1995年正式命名为沈阳市中西结合医院。沈阳市第七人民医院皮肤科成立于20世纪60年代初期，当时省、市及国内市级医院开设皮肤科的寥寥可数。值得欣慰的是，建科伊始在出生于中医世家又受过西医高等教育的科室创始人陈光发主任的引领下，我们就尝试采用中西医结合手段治疗皮肤病，招录培养中医及中西医结合人员，研发院内制剂，开展中医外治疗法。众多独具特色的皮肤病院内制剂，受到了广大患者的欢迎和赞誉。随着皮肤科规模扩大，社会影响提升，1993年10月被沈阳市科学技术委员会认定为沈阳市皮肤病研究所。与此同时，在血浆置换、大剂量激素冲击疗法、生物制剂靶向治疗等西医学方面也大胆尝试和创新，积累了比较丰富的经验。作为辽宁省乃至东北三省地域范围内医生团队及业务体量最大、中医药手段最全的皮肤科单位，我们按照"临床疗效是根，中西结合是魂"的发展理念，靠疗法、靠疗效、靠特色，奠定了在沈阳及辽宁省和东北三省的学科地位，特别是彰显了中西医结合的特色优势。近年来响应国家号召，我们分别牵头组建了辽宁省及东北三省中医、中西医结合皮肤科专科联盟，在推广适宜技术、远程会诊及提升基层单位皮肤病的中西医结合诊疗水平和推进分级诊疗等方面，发挥了龙头单位的引领和辐射作用。

"问渠那得清如许，为有源头活水来。"历史是一条长河，我们无法掬起每一滴水，但我们掬起的这些水肯定是这条长河重要的组成部分。为了编撰本书，我们组织科内 20 余名主任医师及资深专家，按照全书定位、框架，分工合作，全方位汇总皮肤科近 60 年的中西医结合工作经验，进而梳理出一些临床治疗理念和感悟。

由于时间仓促及受编者能力所限，本书难免有疏漏和不足之处。欢迎各位专家和同道提出宝贵意见，以便再版完善。

编者

2022 年 6 月

目 录

第一章　流派概述

第二章　流派学术体系及学术特色

第三章　流派用药经验

第四章 流派经典方剂

第五章 流派特色技法

第六章　流派优势病种诊治经验

第一章

流派概述

第一节　流派发展

沈阳市第七人民医院（简称七院）皮肤科成立于 1962 年。当时人们仍是重西医、轻中医，重内、外科等大科，轻皮肤科小科，而且很多医院并不设皮肤科，因此皮肤科当然也不被重视。但是，七院皮肤科在沈阳市乃至辽宁省都是成立较早的皮肤科科室，并且在近 60 年的历史进程中，按着"临床疗效是根，中西医结合是魂"的发展理念，经过几代人的传承打拼，形成了在辽沈地区乃至国内皮肤科领域都颇具特色和声望影响的中西医结合流派。

一、萌芽阶段（建科之初~1993 年）

皮肤科的创始人为陈光发主任，他出身于中医世家，又受过西医高等教育，在中医药运用方面造诣颇深。皮肤科从无到有，从弱到强，在陈光发主任的带领下，经过多年的不断探索进取，积累了丰富的临床经验。在建科伊始，陈光发主任就注重和引领全科医生应用中西医结合手段治疗皮肤病。陈老对银屑病、湿疹、痤疮、白癜风等皮肤科常见病的纯中医治疗有独到之处。根据其临床经验，研制了许多价格便宜且疗效好的中药、西药院内制剂，如补骨酯注射液、补骨酯酊、痤疮丸、消斑丸、醋酸祛炎松尿素软膏、氧化锌硼酸软膏等，都取得了非常好的疗效。20 世纪 80 年代初期七院皮肤科在沈阳市已小有名气。

在陈光发主任的领导下，七院皮肤科专业技术队伍不断壮大，规模、效益和学术水平也不断提高，李铁男教授就是于 1987 年调到了七院皮肤科，后来成长为医院院长及七院皮肤科的领军人物。

在该阶段尚没有明确的发展战略目标及指导思想，主要是遵循社会大方向，在中医药运用和手段方面发展缓慢，对中西医结合能否强院、强科半信半疑。李铁男院长曾将该阶段形象地总结为"不明目标往前走"。

二、发展阶段（1993~2003 年）

1986 年宋勇主任接替陈光发主任担任皮肤科主任。宋勇主任继续高举中西医结合旗帜，招录和引进培养中医及中西医结合人才，打造特色疗法，使主要病种的中西医结合诊疗水平又迈上了新的台阶，科室规模和业务体量亦不断扩展提升。1993 年 10 月成立沈阳市皮肤病研究所。

李铁男教授 1987 年由朝阳市二院调入沈阳市第七人民医院皮肤科，1993

年10月任皮肤病研究所副所长，2001年被任命为院长。接任院长时，医院负债4000多万，并且医院位于沈阳市中心，周围有中国医科大学附属第一医院、第二医院、沈阳军区总医院等多家医院，如何在沈阳市最强的几所三甲医院的包围下生存，走出困境，面临着艰难的抉择。靠西医，我们与三所大医院没有可比性，靠中医，我们的中医底蕴、中医力量与辽宁中医药大学又不可比拟。在这种情况下，李铁男院长将医院及科室的理念确定为"背水一战走中西医结合之路"，将"发挥原有优势、加强师承、大力发展中医药手段、加强中医内涵建设"作为指导思想，通过采取一系列举措发扬传统、构建队伍、开发新的方药及治疗手段等，使中西医结合的种子生根、发芽，皮肤科真正走上了中西医结合之路，成为国家中医药管理局重点专科。李铁男院长将该发展阶段形象地总结为"坚定不移往前走"。

三、壮大阶段（2003年至今）

李铁男任院长期间，带领沈阳市第七人民医院的皮肤科人坚定信念、统一思想，做到对中医"四真"，即"真信、真学、真懂、真用"。制定西医医生的全员培训计划、开展中医特色疗法、开发新的院内协定方剂、临床经验梳理、诊疗规范制定、自主创新、扩大学术网络、加强学术交流，科室中西医特色内涵和规模及业务体量均取得了令人瞩目的成绩。医院晋升为三甲医院并成为国家重点中西医结合医院，皮肤科成为国家临床重点专科（中医）、国家中医皮肤病区域诊疗中心。李铁男院长将这一壮大阶段形象总结为"大步跨越往前走"。

在医院历届领导班子的带领下，经过多年的打拼，皮肤科一直坚持不懈地走中西医结合的道路，由最初的水和油的结合，逐步变成了水和乳的结合。

第二节　流派建设

一、挖掘整理名老中医经验方，传承发展

陈光发教授为我院皮肤科的创始人和开拓者，从事皮肤科临床工作50余年，在中西医结合治疗皮肤病方面形成了自己独特的学术思想体系及治疗方法。多年来，皮肤科加强对陈老先生学术思想及实践经验的系列整理，如治疗银屑病的祛银灵丸、治疗痤疮的痤疮丸、治疗白癜风的降白丸、治疗湿疹的抗敏灵冲剂的开发与应用。

1990~2005年聘请曾跟随赵炳南老先生学习的中国医科大学附属第一医院皮

肤科的马在墀教授担任我科的技术顾问，定期查房、讲学，指导我科的中西医结合临床工作。马教授在临床学术上深得赵老真传，指导科室走出了一条中西医结合治疗皮肤病的新路，积累了丰富的临床经验，先后开发出牛皮癣 2 号汤、皮炎汤等临床疗效良好的中药方剂。

二、培养人才、构建队伍、博采众长

科技的振兴靠人才，只有一流的队伍、一流的人才，才能取得一流的成绩。沈阳市中西医结合医院（沈阳市第七人民医院）是由西医院划转而来，中医底子薄，中医力量薄弱。医院根据自己的实际情况及医疗市场的需求，坚持"以中西医结合为方向，以重点学科及专病建设为重点"的发展战略，加快中西医结合方面专门人才的培养，先后送读中西医结合双学位人员，引进中医院校毕业生，与辽宁中医药大学合作，对科内西医院校毕业的医生进行了两轮为期两年的大专层次的系统培训。鼓励西医人员西学中，多人考取辽宁中医药大学的中西医结合硕士研究生。定期外请中医专家来医院进行讲学、查房、指导。选派青年技术骨干前往北京中医医院、广东省中医院、北京广安门医院等国内著名的中医医院进修学习，博采众长，为己所用，为更好地开展中西医结合工作奠定了坚实的基础。

三、加强内涵建设，打造中西医结合品牌

1. 提升中医理论与实践水平

（1）要求中医资质人员在临床中辨证施治，随证加减，提高临床治疗水平。

（2）每个病房设一个中医责任主治医，成立中医传帮带小组，定期组织培训，随时解决临床中出现的问题。

（3）制定方剂培训计划，定期考试。

（4）年终医院和科室组织中医知识考试。

（5）医院成立了中医八大组，由中医资质的主任担任各个组的组长，分别对中医、中西医结合病历书写，中医内涵质量，中药方剂，中医特色外治疗法，师承等，每季度进行一次检查、考试，成绩记入科主任量化考核中。

2. 研制开发了 40 余种中药院内制剂

痤疮、银屑病、白癜风、湿疹等 20 余种皮肤病，均有分别可供内、外用相结合的院内制剂。这些独家拥有的院内制剂，不仅提高了临床疗效，也赢得了广泛的社会称誉。

3. 不断挖掘探索中医外治手段

先后开展了针灸、拔罐、中药溻渍、中药封包、穴位注射、穴位埋线、梅花针、中药药浴、火针、雷火灸、割治、划耳等几十种西医无法比拟的中医外治特色疗法，深受患者好评。

4. 紧跟学科前沿，开展高新技术及多种治疗手段

我科是国内最早开展白癜风自身表皮移植术的科室之一，也是国内开展血浆置换治疗重症皮肤病、大剂量激素冲击治疗重症皮肤病较早的科室和治疗例数最多的科室之一。2005年在治疗银屑病的生物制剂上市以后，我科在第一时间应用，十几年来应用的品种和例数在同行中也位于前列，多次在国内的会议上作经验交流。我科皮肤病治疗手段齐全，中医、西医、药物、非药物均有。随着科技的进步，我科也与时俱进，引进国际最先进的各种性能优异的激光设备，在国内率先开展了先进的光动力技术，使一些皮肤病的临床疗效大大地提高。同时皮肤外科起步很早，增加了皮肤病的治疗手段，拓展了疗效。

第三节　流派传承代表

盛京中西医结合皮肤科流派历经70年的发展过程中，涌现出了许多杰出的代表性人物。诸如流派创始人陈光发，流派发展者宋勇、李铁男、赵桂兰、黄精华、王强、李灵云、陈晴燕等领军人物和骨干专家。尤其是流派发展者、学科带头人李铁男教授，在他任院长及科室主任二十余年的时间里，皮肤科得以全方位快速发展壮大。

一、流派创始人

陈光发（1921—2001年），主任医师。1947年2月在沈阳医学院学习，1963~1983年任沈阳市七院皮肤科主任。曾任中华医学会皮肤科分会委员，中国光学学会医用光学委员会委员。沈阳市及辽宁省皮肤科学会副主任委员，是沈阳市七院皮肤科创始人和开拓者，功勋元老。

在20世纪60年代，市级医院很少开设皮肤科，并且几乎无皮肤科住院床位。在陈光发主任的努力和引领下，沈阳市七院在东三省市属医院率先开设皮肤科，并相继开设住院床位，具备常见病、多发病的诊治能力，更具备一些重症皮肤病的诊治能力，所以皮肤科的诊疗水平在提升，声望影响也在提高，医务人员团队及业务体量均在不断扩充提升。沈阳市是省会城市，包括省部级医院在内的医疗机构众多，如何在皮肤科临床领域创出特色、形成品牌，是陈光发主任建科伊始就思考和探索的问题。值得欣慰和敬佩的是，陈光发主任发挥自身中西医兼通并融的优势，从理念和举措上，60年前就倡导采用中西结合手段进行皮肤病的治疗，包括中医内治及外治手段并用，相继潜心研发出几十种中西结合医院内制剂，筛选出二十几种治疗皮肤病的中药良方，因此也奠定了沈阳市七院皮肤科在辽沈地区中西结合皮肤病治疗的坚实地位。他出生于中医世家（叔父是中医名医），本人又受过西医高等教育，因此精通中西医手段方法治疗众多种类的皮肤病，特别是对痤疮、银屑病、湿疹等常见多发性皮肤病及一些疑难皮肤病的治疗积累了独树一帜的经验和感悟。同时陈光发主任与时俱进，与科技进步同向前行，在20世纪80年代初，他本人就在国内皮肤科领域率先采用激光治疗皮肤病，进行了一系列的基础和临床研究，出版了专著，并于1983年应邀赴香港做皮肤病激光治疗的讲学，轰动香港，为医院争得了巨大声誉。陈光发主任著有《激光临床治疗实例》（1981年由辽宁人民出版社出版）、《陈会心医案选编》（1973年出版）；撰写论文《激光在临床应用及某些实验研究》（刊载于1979年沈阳市激光医疗汇编，同年市科协授予二等学术论文"评定书"）、《皮肤病中医辨证施治》（载于辽宁医药，1978年），并在1979年全国中医年会上作为大会交流材料）、《激光皮肤病1383例临床总结及经验》（沈阳市科协于1980年授予二等"学术论文评定书"）。

二、流派发展者

（一）宋勇

宋勇（1942—），女，主任医师。1967年毕业于大连医学院医疗系。1986~2002年任第七人民医院皮肤科主任，1993年任皮肤病研究所副所长。曾任辽宁省皮肤科学会委员、沈阳市皮肤科学会副主任委员。荣获沈阳市市优秀共产党员、沈阳市文明行医标兵等荣誉称号。

宋勇主任承上启下，在陈光发老主任辛勤耕耘及引导下，带领全科继续走中西医结合道路。大力开发院自制中医中药制剂，有汤剂、丸剂、散剂、膏剂、洗剂等，针对各种皮肤病采用中西医结合治疗。开展药浴、针灸、拔罐、耳穴、脐封等中医外治治疗，同时还开展黑光、激光、皮肤外科、皮肤美容等多种治疗手段。对痤疮、湿疹、银屑病、结缔组织病等成立专病攻关小组和专病门诊，让医生看病有专长，治疗有特色。任职期间，承担院内院外会诊及本科病房查房工作，主持参与疑难危重患者的抢救和治疗，狠抓科室管理、科技兴医及经济运营，使皮肤科的内涵建设不断提高，规模、效益和学术水平不断提高，重点科系建设迈上新台阶。我科 1993 年成为市卫生局一级重点科系；1998 年成为市科委"三五一"工程建设单位；1999 年获省卫生厅批准为辽宁省中西医结合皮肤病重点医学专科；2002 年被国家中医药管理局批准为国家级重点医学专科；2003 年沈阳市皮肤病医院成立。宋勇主任主编有《常见皮肤病彩色图谱》《常见皮肤病诊疗》。"PCR 检测淋球菌的研究及临床意义"获市卫生局科技一等奖。

（二）赵桂兰

赵桂兰（1948—），女，主任医师。1998 年 11 月~2000 年 5 月就读于辽宁中医药大学西学中专业。1991 年至 2003 年 12 月担任沈阳市第七人民医院皮肤科副主任。曾任辽宁省激光学会理事，沈阳市制药学会常务理事。

赵桂兰在担任皮肤科副主任期间，充分发挥自己的管理能力和专业能力，善于整体布局，精于细节落实，勤于调动全员工作的积极性。能以身作则，身先示范，带动全科同志不断提升业务能力，积累临床经验。不断学习并完善皮肤科管理制度，促进了科室医德医风的完善和建立。发表专业论文 40 余篇，其中有 30 余篇发表在国家级核心医学杂志（《中华皮肤科杂志》《临床皮肤科杂志》《中国皮肤性病学杂志》）并在国家级会议进行学术交流。参与编写《常见皮肤科诊疗》《皮肤病常见图谱》。参与沈阳市皮肤科三个科研项目的科学研究，并均获沈阳市科技进步奖三等奖。

（三）黄精华

黄精华（1950—），女，主任医师。1977 年 12 月毕业于中国医科大学医疗系，1998 年任皮肤科副主任兼皮肤科支部书记。曾任中国中西医结合学会皮肤科专业委员会老年儿童组委员、沈阳医学会医疗事故技术鉴定专家库成员。

黄精华从事皮肤科临床工作迄今已四十余年，积累了治疗常见病、危重皮肤病和少数疑难病的丰富经验，尤其在天疱疮、重症药疹和系统性红斑狼疮脑病的抢救以及冲击疗法等方面有丰富的临床经验。1998 年担任科室副主任兼支部书记，2002 年以后曾主持一段时间皮肤科工作。期间科室被评为局院先进科室，支部获评优秀党支部。黄精华工作态度严谨，认真贯彻落实局院各项制度和任务。抓医疗质量、三级查房制度，组织重症患者的抢救和会诊；抓科室管理，加强上岗人员的业务培训，定期进行全科医生的专业课学习。黄精华于1995 年在科室率先开展了用中药湿敷方法治疗湿疹皮炎及感染性皮肤疾病，取得了良好的临床效果。本项目拓展了皮肤病外用药的治疗手段，解决了患者的病痛，得到了临床医生和患者的充分肯定，至今在临床广泛应用，并为医院创造了较好的效益。该疗法获市总工会科委、经贸委"沈阳市职工技术革新奖"。

黄精华先后撰写国家级论文十余篇，分别发表在《中华皮肤科杂志》《临床皮肤科杂志》《中国皮肤性病学杂志》上，其中《阿维A胶囊治疗银屑病临床疗效分析》一文获局优秀论文二等奖。参与《常见皮肤病彩色图谱》《常见皮肤病诊疗常规》等书籍的编写。

（四）李铁男

1. 履历情况

李铁男（1958—），男，主任医师，硕士研究生导师，国务院政府特殊津贴专家。1993年10月任沈阳市皮肤病研究所副所长，2001年3月任七院院长兼沈阳市皮肤病研究所所长，2002年起兼任皮肤科大科主任，2019年1月起专任沈阳市皮肤病研究所所长及皮肤科大科系主任。荣获全国卫生系统先进工作者、全国五一劳动奖章、中国医师奖、中国中西结合贡献奖等荣誉。任中华中医药学会皮肤科分会副主任委员、中国中西结合学会皮肤性病专业委员会顾问兼美容学组组长、辽宁省中西医结合学会皮肤科分会主任委员。

2. 流派贡献

（1）流派的构建及成熟

1）进行顶层设计，树立"四真"理念，由西医向中西医结合强力转型

尽管沈阳市七院从1995年起就正式增挂中西结合医院的牌子，但全院及皮肤科走中西医结合道路的信念不坚定，举措乏力，特色未能彰显。李铁男带领院科两级班子，进行战略思考、顶层设计，使全院及全科上下树立起对中西结合必须"真信、真学、真懂、真用"的四新理念，并制定了不同阶段的目标举措，从西医向中西医结合方向强力转型。

2）培养引进科室的中医及高层次人才，改变医生构成比例，提供组织保障

20世纪90年代以前皮肤科研究生为零。李铁男上任后从皮肤科集中选送10名青年骨干医生脱产读研究生，这些人目前均已成为科室管理者。在这之后又先后为皮肤科招录、培养了近百名中西结合硕士研究生、博士生及博士后，为皮肤科的可持续发展提供了人才保障。与此同时，李铁男又主导实施了西医医生的全员西学中培训，目前全院及全科中西医结合医生比例已达90%。近20年来先后选送中医院校毕业的骨干医生，分别去北京协和医院、北大一院、华山医院、北京中医医院、广东省中医院等国内著名中西医医院进修学习。2019年又启动了中医师承。

3）提升辨证施治水平，拓展中医项目应用，强化单病种管理

李铁男提出了"临床疗效是根，中西医结合是魂"的重要理念。他带领科

内中医骨干团队发掘陈光发老主任的经验方，优化诊疗方案及协定处方，研发院内制剂，并强力推广中医外治项目应用。

4）引领督促并进，提供政策保障

按照"领着走、跟着走、逼着走"的模式，整体推进临床医生的中西医结合工作进程。同时在人才培养、职称晋升及绩效考核等方面对中医药倾斜，给政策、给投入、给待遇。

5）人才及队伍建设取得显著成效

目前全科医护人员240余人，其中医生130人。130余医生中，中医执业医师39人，中西医结合执业医师12人，"西学中"医师69人，共计占全科医生比例的92.3%；其中硕士研究生90人、博士研究生8人、博士后1人；副高以上职称72人，二、三级主任医师7人、硕士生导师8人、国务院政府特殊津贴1人；国家级学会副主任委员2人、常委15人、委员11人、省市级学会副主任委员11人。

6）中医药手段扩充及收入占比大幅度提升

已开展中医外治项目18种，实行中医临床路径3种，入组率86.07%；共有中药制剂及协定处方29种，年饮片应用量120万剂，中医药收入1.5亿，占总收入的39.9%。

7）科研科教和学术水平提升

主持制定中医及中西医结合单病种指南共识4种，参与制定20余种；主编和参编中医药方面著作及高校教材十余部；国家及省市科研立项30余项。

8）业务量及收入大幅提升

2019年全科门诊量61万元，开设床位300张，收治患者1万余人，居国内首位；业务收入3.6亿，居国内前三位。

9）重点专科建设跃升更高层级

于2002年、2012年分别晋升国家中医药管理局和卫生部临床重点专科，并任国家重点专科协作组组长单位，2018年又获批国家中医皮肤病区域诊疗中心。

（2）个人学术方面

1）李铁男是国内皮肤科领域最早从事皮肤外科临床工作的专家之一。他在东北三省及国内皮肤科领域率先或较早地开展了皮肤病变磨削术、酒渣鼻切割术、白癜风自身表皮移植术、脚病修治术。围绕这些技术先后在《中华皮肤科杂志》等期刊发表了相关的学术论文和进行了科研立项，并于1995年填补了我院皮肤科科技进步奖的空白。

2）近30年致力于白癜风专病临床和科研工作。先后在《中华皮肤科杂志》

发表了关于儿童白癜风流行病学及自身表皮移植术的论文，其中《自身表皮移植术治疗白癜风的临床研究》获沈阳市科技进步奖；参与了《白癜风专家共识》2014版、2018版、2020版的制定以及《白癜风学》的编纂；近年来又致力于进展期白癜风激素及雷公藤的干预治疗，并多次应邀在国内大型学术会议上演讲；2019年又任中华中医药学会皮肤性病学会色素病学组组长，引领这一领域的白癜风中西医结合诊疗工作。

3）自1989年起在东三省及国内较早开展酒渣鼻的皮肤外科治疗，撰写了相关论文及科研立项。并于2016年主持制定了《中西结合治疗酒渣鼻专家共识》，发表在《中华皮肤科杂志》。目前沈阳市七院采用皮肤外科手段治疗中晚期酒渣鼻居于国内领先水平，有很高的声望影响。2009年李铁男曾应邀在北京协和医院进行了专题演讲。

4）倡导和推进了采用血浆置换技术治疗系统性红斑狼疮（SLE）、红皮病、重症药疹等重症皮肤病。沈阳市七院皮肤科是国内开展此项技术不多的皮肤单位，治疗病种种类及数量均居国内前列。

5）以第一作者及通讯作者身份在《中华皮肤科学》等学术期刊发表学术论文百余篇。主编《实用皮肤医学美容》《常见皮肤病诊疗》《皮肤科外用制剂与美容化妆品配方手册》《常见皮肤病彩色图谱》《皮肤病脐疗法》。为《皮肤性病与肿瘤》《中医皮肤病诊疗学》两书的副主编。主持国家级指南及共识：《面部激素药毒中医临床诊疗指南》（2014年），《中西结合治疗酒渣鼻专家共识》（2016年），《玫瑰糠疹中医治疗专家共识》（2020年），《脂溢性皮炎中医治疗专家共识》（2020年）。先后获省市科技进步奖十几项，其中省二、三等奖五项，市二、三等奖十余项。

（五）王强

王强（1970—），女，主任医师，硕士研究生导师。2011~2017年任沈阳市第七人民医院皮肤科副主任。2017年11月被市卫健委任命为沈阳市皮肤病研究所副所长。

王强带领皮肤科团队完成了常见皮肤癣菌RDNA ITS序列分析及其致病机制的表观遗传学研究、常见皮肤癣菌中药药物敏感性实验的研究。首次在我国对Ⅱ型先天性厚甲症家系进行分子遗传学研究，明确基因突变位置。证明了第6个外显子的B末端是K17基因的突变热点区。进行了几种皮肤病的分子遗传学发病机制及应用的研究，在世界上首次报道了表皮松解性掌跖角化症新的突变位点。探讨了HLA多态性与白塞病及斑秃之间的相关性。这些项目揭示了这几种疾病的分子遗传学发病机制，丰富了遗传学数据库，为遗传咨询及基因诊断与治疗提供了实验基础。

（六）李灵匀

李灵匀，男，主任医师。1981 年 8 月毕业于沈阳医学院，1997~2019 年任皮肤科副主任。曾任辽宁省中西结合皮肤性病专业委员会副主任委员、沈阳市皮肤科学会副主任委员兼秘书。

1995 年在中国医学科学院皮肤病研究所学习皮肤病理后，率先在沈阳市市级医院开展了皮肤免疫病理检查，提高了免疫性皮肤病的诊断水平。担任病房主任后，主动多收重症患者，在重症药疹的激素治疗、透析治疗重症皮肤病及狼疮脑病、坏疽性筋膜炎等方面，积累了许多经验，使各级医师都有较大收获。在担任门诊大主任期间，开展了门诊疑难病例会诊，使很多少见病、疑难病得到及时诊断与治疗。撰写国家级论文十余篇，分别发表在《中华皮肤科杂志》《临床皮肤科杂志》《中国皮肤性病杂志》上。还多次参加国家级、省级皮肤科学术会议，并做演讲或交流。参与编写了《常见皮肤病彩色图谱》《性病与相关肿瘤》等专著。

（七）陈晴燕

陈晴燕（1964—），女，主任医师，硕士研究生导师，中西医结合主任医师。1988 年毕业于锦州医学院医疗系，1994 年 9 月于北京中医药大学中医系攻读第二学位，1996 年毕业，获双学士学位。曾跟随金启凤教授学习、出诊。1999 年至今任皮肤科副主任。任中国中西医结合学会皮肤科分会常委，中华中医药学会皮肤科分会常委。荣获沈阳市卫生局优秀专家、沈阳市首批中医学科带头人、沈阳市优秀医师奖等称号。

（1）勇于探索进取，打造中西医结合医疗。陈晴燕 1996 年学成归来后，作为科内中西医结合方面的主要负责人，在院长李铁男的大力支持下，放心大胆地开展工作。组织科内中医骨干医生，制定了院内皮肤科 16 个单病种诊疗规范，多年来，对诊疗规范进行了多次的修改和完善。在院内率先开展了中药湿敷治疗皮肤病，并主持开展了脐封、耳穴、拔罐等多种特色疗法。

（2）研发院内制剂及协定处方、提升重点专科核心竞争力。院内制剂是支撑重点科系的要素之一，通过边实践、边摸索，组织科内中医骨干对院内数种中药协定处方及制剂品种进行了修订和更新，并增加了柴胡汤、荨麻疹汤Ⅰ号、扶正汤等十余个新品种，总结开发了消斑丸、育发乌发丸、参芪育发酊、双黄膏、祛斑膏等皮肤科中药制剂，取得了较好的疗效，为患者提供了更多的治疗手段，使科室中西医结合内涵的整体水平有了大幅度的提高。

（3）完成中医药管理局重点专科协作组工作。负责本院国家中医药管理局重点专科协作组工作，参与了国家中医药管理局重点专科协作组白疕（银屑病）诊疗方案的梳理、临床验证及临床路径的制定及验证工作。组织科内中医骨干人员完成了中医药管理局重点专科协作组痤疮、带状疱疹、白癜风诊疗规范的梳理、制定及验证。2011年作为评审专家参加了卫生部重点专科（中医专业）的评审。作为银屑病专病门诊负责人，参与制定了国家中医药管理局银屑病中医诊疗规范及中医临床路径。

以第一作者身份在国家级学术期刊发表学术论文20余篇；参编普通高等教育中医药类"十三五"规划教材、全国普通高等教育中医药类精编教材及《中成药临床应用指南皮肤病分册》《中西医结合皮肤性病学》《银屑病学》等专著；参加国家级指南及共识的制定，包括《中医皮肤常见病症诊疗指南》（国家中医药管理局政策法规司，行业专项，2008年），《中医皮肤科名词术语制定》（国家中医药管理局政策法规司，行业专项，2008年），《中医皮肤科中药药浴、中药熏蒸、中药面膜、中药离子喷雾等技术操作规范标准化项目》（国家中医药管理局政策法规监督司，行业专项，2011年），《面部药毒专家共识》（中华中医药学会皮肤科分会，2014年），《皮肤瘙痒症专家共识》（中华中医药学会皮肤科分会，2016年），《玫瑰糠疹中医治疗专家共识》（中华中医药学会皮肤科分会，2020年）。

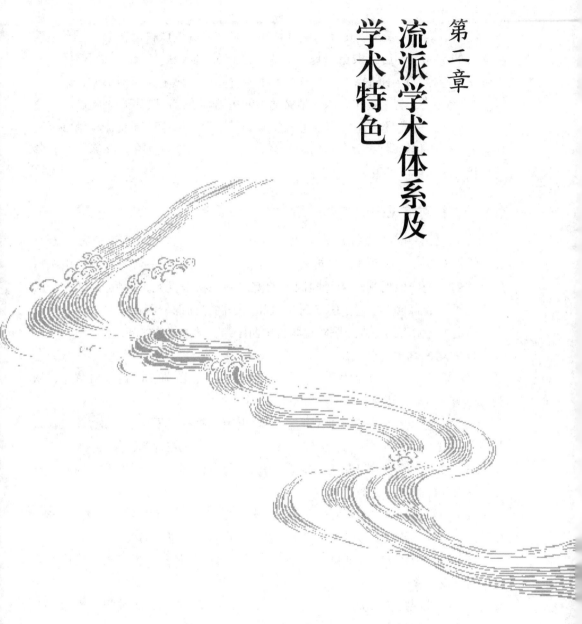

第二章 流派学术体系及学术特色

第一节　学术体系

　　沈阳市第七人民医院皮肤科是沈阳市较早成立的皮肤科。在第一任老主任陈光发的带领下，后有宋勇主任、李铁男主任的继承发展，到陈晴燕副主任、王强所长等专家的不断完善，并有一大批中青年医师跟随，逐渐形成了以盛京（沈阳）为中心，辐射辽宁及东北地区的中西医结合治疗皮肤病的学术流派。

　　本流派以陈光发主任的学术思想为基础，结合北京赵炳南学派（学宗《医宗金鉴》）、朱仁康学派（学宗《疡科心得集》）及龙江学派王玉玺学术思想，并与现代皮肤病诊疗思想紧密融合。

一、针对常见病的中西医结合治疗体系

（一）陈氏特色经验体系

　　陈光发教授幼承家学，对银屑病、湿疹、痤疮等皮肤科常见病的纯中医治疗有独到之处。根据其临床经验制成的院内制剂祛银灵丸、痤疮丸、降白丸、消斑丸等疗效满意。得益于陈老对中医和西医两方面的较深造诣，在他的带领下，奠定了沈阳市第七人民医院皮肤科中西医结合学术体系的基础。

　　1. 陈老的名方

　　（1）痤疮一号（寻常型）　防风、羌活、白芷、薄荷、山栀、川黄连、枳实、连翘、川芎、桔梗、甘草、黄芩。

　　（2）痤疮二号（结节囊肿型）　白芷、升麻、桔梗、石膏、生地黄、当归、黄芪、连翘、薏苡仁、红花、虎杖、贝母、牡蛎、白花蛇舌草、黄芩。

　　（3）慢性寒冷性荨麻疹方　麻黄、桂枝、荆芥、防风、川羌活、蝉蜕、黄芪、白术、白鲜皮、甘草。

　　（4）急性荨麻疹方　荆芥、牛蒡子、蝉蜕、刺蒺藜、金银花、连翘、丹皮、赤芍、生地黄、黄芩、防风、五味子、黄芪、白术、甘草、乌梅等。

　　（5）玫瑰糠疹方　生地黄、丹皮、赤芍、蝉蜕、丹参、板蓝根、紫草、苦参、白鲜皮、甘草。

　　（6）急性湿疹方　龙胆草、黄芩、山栀、泽泻、木通、车前子、当归、生地黄、柴胡、甘草、牛膝、白鲜皮、金银花等。

　　（7）扁平疣汤　薏苡仁、板蓝根、木贼、香附、金银花、红花、旱莲草、

磁石、牡蛎、穿山甲、龙骨、甘草。

（8）结节红斑汤　桃仁、红花、乳香、没药、牛膝、当归、生地黄、防己、茵陈、薏苡仁、牡蛎、丹皮、甘草。

2. 陈老的学术思想

（1）西医病情与中医辨证论治相结合　陈老在治疗皮肤病上，首先走出了中西医结合的道路。针对皮肤疾病，明确西医诊断，根据病变的不同时期或病情的不同特点，结合中医辨证用药。

例如：在痤疮的治疗上，先明确是寻常型还是结节囊肿型，再采用相应的中药进行治疗；针对荨麻疹的病情，大体分为寒冷性荨麻疹、急性荨麻疹这两种西医临床分型，再结合中医辨证治疗。

（2）中医诊治使用多种辨证方法　陈老在临床上以卫气营血辨证及经络辨证为主，结合北京赵炳南学派（学宗《医宗金鉴》）、朱仁康学派（学宗《疡科心得集》）的长处来辨证用药。

（3）治疗皮肤病，重视活血与祛痰　陈老在治疗疾病时，非常重视活血与祛痰。痰饮是肺脾肾气化失司，或三焦水道失于通调，影响水液的正常敷布与排泄，以致水饮停积而形成的。清·唐宗海《血证论·瘀血》谓："血积既久，也能化为痰水。"痰与瘀同出于血，互结阻于脉络，痰的形成进一步阻滞气血运行及化生，痰瘀互结于皮肤腠理，形成皮肤病皮疹经久不能消散，病情缠绵难愈。陈老的痤疮两方、结节红斑汤、扁平疣汤等均使用了活血与祛痰的方法。

在陈老的带领下，这个时期还开发了许多院内制剂，如补骨酯注射液、补骨酯酊、醋酸祛炎松尿素软膏、氧化锌硼酸软膏，等等，这些针对常见病和多发病的院内制剂，都取得了非常好的疗效。

（二）明确定位，守正创新

随着医疗改革的深入推进，以院长李铁男、科主任宋勇为核心的皮肤科领导层，坚定了走中西医结合的皮肤科学科道路。在这个阶段学科体系的指导思想是：继承原有的西医学术思想及中医理念，将陈老所制定的协定处方广泛应用于临床，并加大中西医结合人才的培养，继续研发新的协定处方，大力发展中医药治疗手段，加强中医内涵建设。

1. 坚守中医，融合西医

（1）宋勇、赵桂兰、黄精华、王玉华等老主任，从现代皮肤病学出发，以皮损为基础，整理出一套针对皮肤科常见病、多发病、疑难病的诊断方案，并加强了西医皮肤病理及辅助手段在皮肤科的应用。

（2）成立皮肤科实验室，获批国家中医药管理局二级实验室、沈阳市皮肤病重点实验室。

（3）加强皮肤病理科的建设，满足临床需要。

（4）在西医诊疗方案的基础上，将科室的中医治疗经验按病种进行整理，形成独具治疗特色的中西医结合诊疗方案。

2. 传承精华，守正创新

（1）学术传承与挖掘　皮肤病研究所成立后，在李铁男院长的带领下，陈晴燕副主任负责整理陈光发老先生的学术经验，总结以前跟随陈老先生学习的经验，发掘陈老先生的经验方，经临床验证，逐年制定新的经验方，相继开发了皮炎汤、湿疹汤2号、颜播汤等20多个院内协定处方。

（2）开发新方药　根据临床需求，相继开发出抗敏灵颗粒、生青汤、消斑汤，补充了临床不同证型的需求。

（3）开发新疗法　开发了银屑病、湿疹等的中药浴治疗；带状疱疹、痤疮等的针灸治疗；各种变态反应性皮肤病、红斑鳞屑性皮肤病的脐封治疗，扩大了中医外治疗法的应用范围。

二、针对急危重症西医为主、中医为辅的治疗体系

皮肤科始终以诊疗手段的挖掘拓展、疾病临床疗效的提升和突破为重点，在红斑狼疮、天疱疮、重症药疹等重症皮肤病方面形成了独具特色的治疗优势，达到了国内领先水平。

（一）系统性红斑狼疮

系统性红斑狼疮发病原因不清，为遗传、免疫、感染、精神创伤等多种因素参与的自身免疫性疾病，可导致多种脏器功能损害。我们认为红斑狼疮多由先天禀赋不足，肝肾亏损而成。内可因后天失于濡养，七情内伤，致使阴阳气血失去平衡，阴阳不调，气血失和；外可因日光曝晒，外热入侵，两热相搏，瘀阻脉络，内伤脏腑，外阻肌肤引起急性发作。病久多阴损及阳，累及脾阳，导致脾肾阳虚。"虚"是本病之本。临床多虚实互见、寒热兼有。中医药治疗可通过调节人体气血阴阳，扶正固本。恢复人体本身的免疫平衡，抑制自身免疫，达到既消除病变又使病情稳定，并能够调节长期免疫制剂所引起的元气伤损。临床治疗急性期以西医治疗为主，控制病情，减少脏器受累，中医药多采用甘寒清凉之品；缓解期中西药并用，着重缓解长期应用激素带来的不良反应，同时注意扶正固本。陈晴燕主任根据自身临床经验，制定了扶正汤（黄芪、太子

参、白术、茯苓、熟地黄、女贞子、枸杞子、仙灵脾、菟丝子、丹参、鸡血藤、秦艽、重楼、白花蛇舌草、生地、当归）作为系统性红斑狼疮的中医治疗。以健脾补肾为主。试验研究表明，本方能改善 MRIApr 红斑狼疮小鼠的病情。能通过使食量、活动度、体重增加改善生存质量，并不引起胸腺和脾脏免疫器官的萎缩，说明中药可能通过与激素不同的机制发挥免疫调节作用，并对免疫器官有一定的保护作用。

（二）天疱疮

天疱疮的治疗要根据不同分型制定个体化的西医治疗方案，以迅速控制病情，降低死亡率。重症以西医治疗为主，系统应用糖皮质激素和（或）免疫抑制剂。缓解期由于需长期治疗，采用中西医结合疗法，可以减少系统应用西药的不良反应，协助西药减量，减少并发症。

中医治疗采用病情与病期相结合来辨证：病程短，发病急，皮损颜色红，水疱多，多为热毒炽盛证、心火炽盛证、湿热蕴结证。热毒炽盛证，治宜清热解毒、清营凉血，方用解毒凉血汤加减；心火炽盛证，治宜清心泻火除湿，方用泻心汤合导赤散加减；湿热蕴结证，治宜清热除湿，方除湿胃苓汤加减。病程中期多属脾虚湿蕴证，治宜气阴两伤，治宜健脾利湿，方用参苓白术散加减。病程日久多为气阴两伤证，治宜益气养阴、清解余热，方用增液汤合益胃汤加减。

中药早期以清热利湿为原则，予黄芩、黄连、栀子、竹叶、金银花、灯心草清热解毒；赤芍、丹皮清热凉血；苍术、白术、猪苓、茯苓、茵陈清热利湿健脾；厚朴、陈皮理气以促进水液代谢。中期以健脾利湿调为原则，予党参、黄芪补益气血；白术、茯苓、薏苡仁、山药、白扁豆健脾利湿；莲子、天花粉清热止渴，丹皮清血分热，桔梗、砂仁、柴胡健脾理气，白及生肌，促进疮疡愈合。后期以补益气血、调畅气机为原则，患者出现肝郁气滞的症状，故予逍遥散健脾疏肝，再加用益气养阴药物。

将食疗与证型相结合：热毒炽盛证应进食清心解毒的食物，如莲子汤、绿豆水、萝卜汤及各种新鲜蔬菜汤；脾虚湿蕴证应进食健脾益气除湿的食物，如薏苡仁粥、山药粥、芡实粥、茯苓饼及藕粉等。

（三）重症药疹

严重而致命的药疹，称为"重症药疹"，如 Stevens-Johnson 综合征（SJS）、中毒性表皮坏死松懈症（TEN）、急性泛发性发疹性脓疱病（AGEP）、伴嗜酸性粒细胞增多和系统反应的综合征（DRESS）。我们非常重视对本病的探索，对重症药疹的治疗形成了独具特色的诊疗方案，积累了比较丰富的经验和体会。

目前临床上关于重症药疹的系统治疗没有规范的标准，关于本病最有效的治疗方法仍存在争议。我们常用的系统治疗方法有糖皮质激素、免疫抑制剂、丙种球蛋白、血浆置换。在治疗过程中注意药物引起的其他系统的改变（肝脏、肾脏、造血系统、眼部等），结合全身情况用药，注意白蛋白、血离子以及继发感染情况，重视支持疗法，注意监测糖皮质激素、免疫抑制剂带来的不良反应。而且特别要注意药物超敏反应综合征的出现并及时处理。

药疹的发生，多由湿热内蕴，禀赋不足，复加药毒入血，外泛于肌肤而成。临床常出现皮疹潮红肿胀瘙痒、神疲等。在治疗上，采用清解利湿之法，是本病的基本治疗方法。毒邪还可侵犯结膜与黏膜，同时伴有头痛泛恶、胸闷、纳呆、精神不振、腹痛、发热等症，舌质红或光红，苔剥，此是热毒炽盛动血的表现，治疗时清解利湿方中需加入凉血清热、养阴生津之品。

重症药疹按烧伤患者隔离病房护理：皮损严重，有水疱、糜烂者要按烧伤处理，保护创面，注意预防感染。水疱可行疱液抽取术。糜烂渗出处可予开放性冷湿敷。表皮剥脱处可应用水胶体辅料或紫草油（或甘草油）。可应用红光照射，以杀菌，抑制炎症，促进创面愈合。

三、针对皮肤病特点的内外并重治疗体系

皮肤病作为有特定部位和表现的一个病种，外治疗法在治疗中具有举足轻重的作用。

1. 酒渣鼻的外治疗法

沈阳市第七人民医院皮肤外科是国内成立较早的皮肤外科科室，李铁男教授及其团队在国内率先开展酒渣鼻切割术、切削成形术，技术水平在国内处于先进水平。对早中期的酒渣鼻，我们除了采用中药口服外，还有中药湿敷、中药外敷、激光等手段。对于中晚期病变，采用内外用药物治疗很难奏效，我们采用酒渣鼻切割术等外科手段进行治疗。对这类手术要注意把握适应证：选择Ⅱ期和Ⅲ期的皮损。但对于有丘疹、脓疱和伴有红肿表现的炎症性皮损，应选用米诺环素等抗生素和有清热解毒功效的中药内服，待炎症消退后再行手术。手术中要注意：

（1）一般浅表型酒渣鼻，只需划破，不需切削。对于初学者来说要掌握"宁浅勿深"的原则，术后不满意，间隔3~6个月可行第二次手术。

（2）对皮损应进行有规律的纵、斜交错切割，创面似草莓。

（3）切割后的创面应彻底止血。术后应力求保持创面无菌、干燥，使创面

在痂下愈合。

（4）对于已达Ⅲ期的巨大鼻赘，应先将增生肥大的巨大鼻赘采用由刀或射频刀先将大部分皮损切掉，然后再将余下的皮损进行切割。

（5）对于Ⅱ期初或比较浅表的酒渣鼻亦可先采用喷雾或接触冷冻疗法或磨削先行治疗，半个月或1个月后再行切割术。

2. 白癜风的外治疗法

针对白癜风的治疗，我们多采用中西医结合治疗，有自制的祛白汤1号、祛白汤2号等药物针对不同证型，外用以西药为主，配合火针、308激光、准分子激光等疗法。但对有些类型的白癜风，采用内服外用方法治疗无效，可采用自身移植术等外科手段。此类手术适合处于静止期的局限型和节段型皮损。对于泛发型主要治疗面部等外露部位的皮损。我们结合传统的手术方法，对受损区皮损采用磨削术除皮，然后再将供皮区负压吸引方法产生的水疱疱皮移植到受皮区。这种方法使移植术的适应证大为拓宽，并且手术同步进行，医患双方均感方便。

3. 皮肤磨削术

李铁男教授较早提出了皮肤磨削术的治疗方案。皮肤磨削术是皮肤科临床适应证最广和最为实用的一种皮肤外科治疗手段。

（1）磨削术适应证　重症雀斑、痤疮瘢痕、水痘、疹后遗瘢痕、某些手术后遗瘢痕。对脂溢性角化病、扁平疣、汗孔角化症、太田痣、某些表浅的皮肤肿瘤也可以应用。其中重症雀斑是临床上磨削术治疗的主要病种，要较以往的冷冻、激光、化学剥脱术更为优越；痤疮瘢痕、太田痣也是治疗较多的病种；汗孔角化症经磨削治疗，也取得了比较好的疗效。

（2）磨削术操作时要注意病变累及皮肤的深浅，疗效与磨削深度和操作手法有关。

（3）磨削术器械的使用要有选择性。如雀斑应选用钢质伞形、圆锥形，有斜坡状刀刃，而瘢痕类皮肤病可选用钢质圆锥形或圆柱形，可带短刺的磨头。对于汗孔角化症应选用绿豆粒大小的微型磨头，以能够对该病的沟槽状皮损进行精细磨削。在激光广泛使用后，磨削术的使用减少，但其仍不失为一种有效的治疗手段。

4. 激光治疗

随着近20年各种性能和参数的各类新型开关相机的引进和购置，治疗病种、疗效均有扩充和提升，过去一些疗效不好或束手无策的疾病也取得较好效果。例如引进Q开关翠绿宝石激光/Q开关Nd:YAG激光，无创治疗文身、太田痣等疾病，不留瘢痕。脉冲染料激光，治疗血管瘤、鲜红斑痣、毛细血管扩张、酒渣鼻等。308nm准分子激光\光设备，对治疗白癜风、银屑病、斑秃、掌跖脓疱病、各种色素脱失的疾病（如瘢痕印、妊娠纹）等有较好效果。开展光动力治疗技术，用物理方法治疗中重度痤疮、皮肤表浅肿瘤。使用强脉冲激光 IPL/DPL 设备，治疗各种色斑、红血丝和红斑痤疮、痤疮痘印等。

5. 中医外治法

专门成立皮肤科中医治疗中心，以中医外治法为主，开展的中医适宜技术项目由最初的 5 种扩大到 21 种（普通针刺、拔罐疗法、游走罐、耳穴压豆、穴位点刺放血、梅花针、雷火灸、火针疗法、埋针疗法、电针、中药溻渍、穴位贴敷、中药熏洗、中药药浴、中药封包疗法、中药冷疗、理疗、浮针、头皮针、中药面膜、小儿中药灌肠治疗），涵盖皮肤科的常见病和多发病。尤其是中药溻渍、封包治疗、药浴等，临床应用广泛，疗效显著。对一些血管炎或表面有糜烂的疾病，局部治疗增加了一些中药手段，如祛湿散外涂，紫草油、甘草油外用等。

例如，对重度痤疮，我们有院内中药制剂口服、外用中药湿敷、药膏，配合火针、光动力治疗，后期可以选用中药面膜减轻色素沉着、脉冲激光祛除痘印等内外并治的方法。

6. 其他皮肤外科手段

皮肤外科在原有的基础上，继续向前发展。除了射频电刀微雕治疗鼻赘期酒渣鼻、白癜风表皮移植术、面部磨削术，还可以进行皮肤恶性肿瘤 Mohs 显微描记术、游离皮片移植术、皮肤软组织扩张治疗大面积皮肤缺损、自体毛发移植治疗脱发等手术，满足临床需求。还开展了肉毒毒素注射、透明质酸填充、水光针治疗等医美项目。与时俱进，更好地满足临床需求。

第二节　学术特色

几十年来，皮肤科始终坚持中西医结合方向，立足常见病、多发病的防治攻关。皮肤科的疾病不外乎分为三类：常见病、疑难病和重危病。李铁男院长的名言是"常见病好得快，疑难病有新招，重危病有绝招""临床疗效是根，中西医结合是魂"，七院皮肤科人正是以此为指导思想，摸索出了一条适合自己的又能使患者受益的中西医结合发展之路，形成了颇具特色的盛京中西医结合皮肤科学术流派。

一、常见病好得快

李铁男院长认为：我们要搞好医院及皮肤科的功能定位，找准自己的位置，把临床疗效放在首位，让沈城乃至东三省的皮肤病患者受益。临床还是常见病多见，老百姓看病最关注的是疗效和价格，因此要立足常见病、多发病的防治攻关。银屑病、湿疹等常见病、多发病，病程长，易反复发作，长期服用西药不良反应大，停药易反复，而中医药治疗又非常有优势。因此，科内成立了老中青相结合、中医西医相结合的专病攻关小组，从常见病、多发病入手，从发病机制、治疗方法、有效药物筛选等诸多方面进行研究攻关，研发出特色鲜明、疗效确切的院内制剂及协定处方50余种，形成了独具特色的专科专病门诊十余个。皮肤科还同时设置了表皮移植、变态反应、皮肤光疗、激光、光动力、中医治疗室、皮肤美容、皮肤免疫室等多个检查、治疗中心，满足患者的需求，使不同的疾病、同一疾病不同的证型均有可供选择的治疗方法和药物，大大提高了临床疗效，也吸引了大批东三省的皮肤病患者。

（一）银屑病

银屑病是一种慢性、复发性疾病，在东北地区多发，是我科住院的第三大病种，我科年收治银屑病患者1000余例。该病目前还没有任何一种药物可以防止其复发，所以要尽可能避免药物对患者产生的不利影响。中医药治疗，疗效确切，不良反应小，不易复发。我科治疗银屑病，系统用药以中药为主，根据辨证分型，静脉用药有清热解毒凉血的中成药喜炎平、炎琥宁注射液，还有活血化瘀为主的丹参川芎注射液，养血润燥为主的薄芝糖肽注射液；口服用药有院内协定处方牛皮癣1号、牛皮癣2号及院内制剂祛银灵丸；外用有院内中药制剂双黄膏及中药溻渍治疗，还有中药熏蒸、中药药浴、中药封包、走罐、窄谱UVB照射等疗法。针对不同的证型我们有相应的内用、外用中药及中医特色疗法可供患者选用，并且疗效确切，不良反应小，患者易于接受。对于重症患者可采用中西医结合治疗，配合西药如阿维A、环孢素、MTX、吗替麦考酚酯、生物制剂以及UVB光疗等治疗迅速控制病情，后期以中药巩固治疗延缓复发。我们还参与制定了国家中医药管理局银屑病中医诊疗方案及中医临床路径。

（二）湿疹

湿疹是一种疗程较长、反复发生的疾病，有时可以迁延数月，甚至数年。我们采用以中医为主，中西医结合疗法治疗，将辨证与辨病相结合，整体与局部并治，收到较好疗效。若病情急重、糜烂、渗出明显，宜采用中西医结合疗法，一方面应用中医中药以清热利湿、调和气血为原则，另一方面配合西药，以抗组胺、抗炎、对症止痒，迅速控制病情。对于亚急性、慢性湿疹以中医治疗为主，健脾利湿，养血祛风，避免长期应用西药产生的不良反应。对于病程长、病情顽固难治的病例，我科应用雷公藤多苷、沙利度胺等老药新用、老药精用，有时会取得意想不到的效果。

我们有院内制剂抗敏灵冲剂，湿疹汤1号、2号及润肤止痒汤分别治疗湿热证、脾虚证、血虚证湿疮（湿疹）；中成药有喜炎平、炎琥宁、丹参川芎注射液、润燥止痒胶囊等；外用药有院内中药制剂双黄膏外用，湿疹膏、湿毒膏封包治疗，中药溻渍治疗，紫草油、甘草油外用；外治疗法有中药浴、麦饭石浴、针刺、穴位贴敷、红光及氦氖激光照射等疗法。

（三）带状疱疹

带状疱疹是住院的主要病种，治疗以缓解疼痛、缩短病程、防止继发感染为主。带状疱疹的后遗神经痛是治疗的难点，西医没有特效的办法。中药及一些中医治疗手段对带状疱疹的治疗有确切疗效，对缓解疼痛也有较好的效果。

我们有院内协定处方柴胡汤1号治疗急性期带状疱疹，柴胡汤2号治疗带状疱疹后遗神经痛，外用有中药溻渍治疗。还有针灸、拔罐、火针、埋针、耳穴、雷火灸、梅花针等中医特色疗法，红光、氦氖激光照射等辅助治疗。对于病情急重的患者，可配合抗病毒药口服、复方倍他米松注射液肌内注射，迅速控制病情，减少后遗神经痛的发生。

（四）痤疮

痤疮是毛囊皮脂腺单位的一种慢性炎症性疾病，其特征为粉刺、丘疹、脓疱、结节、囊肿，并常伴有瘢痕。因好发于青少年，在经济上和心理上的影响是无可否认的，经常造成患者自卑，和社会隔离。我们采用中医药治疗痤疮历史悠久。陈光发教授出身中医世家，一直潜心研究中医学。早在20世纪70年代，他在临床实践中，不断摸索、总结经验，研制了院内制剂痤疮丸，对痤疮的治疗疗效显著，且价格低廉，每月只需80多元的价格，非常受患者的欢迎，一直沿用至今。可以说痤疮丸是我们医院的一张名片，患者坐着火车来取我们的痤疮丸，而且，这么多年价格也一直没变，目前在国内也很难找到这么便宜、疗效又好的制剂了。痤疮丸对丘疹、脓疱型的痤疮疗效好，而对囊肿型痤疮疗效有限，科内中医骨干医生在陈老工作的基础上，组成专病攻关小组，进一步探索、实践、总结，研发了以活血化瘀、消痰散结为治则的痤疮汤，应用于囊肿型痤疮，取得了很好的疗效。

目前我院治疗痤疮有系列的中药院内制剂，如痤疮丸、痤疮汤等；配合多种中医外治疗法，如中药溻渍、中药面膜、耳针、针灸、割耳、拔罐、火针等中医特色疗法；拥有先进的仪器设备，可采用多种西医治疗手段，如光动力疗法、染料激光等。另外，对粉刺，可采用针清、化学剥脱，对炎症性的皮损，可采用光动力、红蓝光、染料激光等；对痤疮后期的色沉、瘢痕，可采用化学剥脱及激光治疗等，能为患者提供多种治疗手段。

对于重症痤疮、聚合痤疮、暴发痤疮、反常痤疮及玫瑰痤疮，早期采用中西医结合疗法，根据病情及患者对美容的需求，酌情选用药物疗法、医学美容、医学激光疗法。

综上所述，对于痤疮，从最初的丘疹、粉刺，到后期的囊肿、瘢痕，我们都有系列的中药院内制剂、中医特色疗法、现代医学护理、激光美容技术可供患者选择。

另外我们还参与了《中国痤疮指南》的制定，其中中医部分为我们所撰写。

二、疑难病有新招

我们在立足常见病、多发病诊疗的同时，也不忘对疑难性皮肤病的探索和创新。如白癜风、重症银屑病等诊断容易，治疗困难，病情迁延，疗效不佳，给患者的身心造成很大伤害，严重影响患者的生活质量，甚至产生抑郁、自杀倾向。对于这类疾病，单纯中医治疗或西医治疗都有一定的困难，我们尝试采用中西医结合的方法，结合现代的仪器设备，内外兼治、标本兼治、急则治其标、缓则治其本，应用西药快速控制急性期症状，在稳定期及恢复期通过中药进行调理，巩固疗效，减少复发，减少长期应用西药产生的不良反应。

（一）白癜风

白癜风是一种顽固性、慢性、难治性皮肤病，因其发生于体表，特别是发于面部的严重影响容貌，对患者的生活质量造成严重影响。李铁男教授是国内最早开展白癜风自身表皮移植术的专家之一，致力于白癜风临床和科研工作30余年，目前是国内白癜风方面的知名专家，参与了《白癜风专家共识》2014版、2018版、2020版的制定，现任中华中医药学会皮肤性病学分会色素病学组组长，引领这一领域的白癜风中西医结合诊疗工作。他带领白癜风专病团队，经过多年的临床实践探索，根据疾病的分型、分期，辨证施治，探索应用白癜风Ⅰ号、白癜风Ⅱ号、白癜风Ⅲ号免煎颗粒、降白丸等院内制剂，配合糖皮质激素软膏、钙调神经酶抑制剂软膏外用，308nm准分子激光、窄谱UVB照射、自体表皮移植术等多种治疗手段治疗白癜风，取得了较好的疗效。

近年来，李铁男教授又致力于进展期白癜风的激素及雷公藤制剂干预治疗。他认为从风、从湿、从血论治进展期白癜风尤为重要。雷公藤是中草药中的一颗明珠，具有悠久的历史。"一味雷公藤，功盖百药"。其味苦、辛，性凉，大毒。归肝、肾经。功效：祛风除湿、活血化瘀、凉血消肿、通络止痛。从中医辨证角度看，雷公藤的治疗效能基本覆盖了白癜风的整个发病机制，故可较好地控制进展期白癜风的发生发展。

李铁男教授首创应用雷公藤多苷片及昆仙胶囊治疗进展期白癜风就是基于其扎实的中西医结合理论体系及临床实践。目前国内外尚无皮肤科医师应用此法治疗本病，仅房欣提出过雷公藤可能通过抑制网状内皮系统的吞噬功能和T细胞的增殖影响白癜风的治疗，但其并未把此法应用于临床，李铁男教授从中医角度的研究填补了这一空白。

虽疗效确切，但李铁男教授并未止步于此。他提出以下几个要求和目标，以求完善此成果。一是雷公藤多苷片治疗白癜风尚有待进一步的大样本、多中心临床研究，以便进行更加广泛、明确的临床应用；二是雷公藤外用制剂，如雷公藤内酯软膏，能否作为不可忽视的给药途径用于白癜风的治疗，须进一步探索求证；三是本治疗方案尚待通过临床试验及动物试验等科研手段来验证此药对于白癜风的干预效果。以上都是我科白癜风专病团队下一步工作的重点和方向，力争在李教授的带领下针对各环节开展研究，为雷公藤类药物治疗进展期白癜风提供更加丰富、全面、透彻的理论及实践依据，期待不久的将来能够被广泛地推广应用。

（二）重症银屑病

重症银屑病包括红皮病型银屑病、脓疱型银屑病、关节病型银屑病和斑块型银屑病等。传统治疗多以甲氨蝶呤、维A酸、环孢素为主，长期应用不良反应大，停药后易复发，有些药物的不良反应患者不能耐受。生物制剂对斑块型银屑病、关节病型银屑病疗效好，但价格昂贵，大多数患者因为价格望而却步。单纯中药治疗起效慢，患者不能耐受发热、肿胀疼痛等急性症状。因此，急性期我们多采用中药联合西药如维A酸、甲氨蝶呤、环孢素等治疗，对关节型银屑病可联合来氟米特、雷公藤、生物制剂，迅速控制症状，减少并发症的发生。中药以清营解毒、凉血止痒为原则，可予犀角地黄汤加减。恢复期逐渐减少西药用量，以中药治疗为主，减少西药的不良反应，降低复发率。急性期高热耗伤津液，治疗过程中要注意顾护阴伤，以滋阴养血、润肤止痒为原则，予清营汤加减。中西医兼顾，药物治疗的同时，多种手段联合应用，窄谱 –UVB 照射、中药熏蒸、中药封包、游走罐等中医特色疗法的应用，使重症、难治性银屑病的治疗效果得到了一定的提高。

近年来，虽然生物制剂价格昂贵，但随着新产品的不断问世，价格也在不断下降，特别是它治疗重症银屑病的疗效是任何传统药物都无法达到的，目前相当一部分患者已经逐渐认同和接受了生物制剂。因此我们紧跟国际、国内银屑病治疗前沿，应用生物制剂治疗重症银屑病的种类和例数在本区域也位于前列。

三、重危病有绝招

除了常见病、多发病外，还有相当数量的重危患者，如红斑狼疮、皮肌炎、大疱类皮肤病、大疱表皮松解型药疹等，病情急重，随时会危及患者的生命。所以要求我们既要有一定的内科基础，又要有过硬的皮肤科救治本领，还要有较全的治疗手段，如此，才能提高重危患者的救治率。多年来，我们成功救治了狼疮脑病、狼疮危象、重症皮肌炎、大疱病、重症药疹等重危患者，相继开展了大剂量激素冲击疗法、血浆置换、血液透析等方法，挽救了患者的生命。

（一）大剂量激素冲击疗法

我科在国内是较早开展大剂量激素冲击疗法的科室之一。在 20 世纪 90 年代末期，由于医疗条件及患者的经济条件所限，红斑狼疮患者就治不及时，狼疮脑病的患者较多，病情凶险，患者可突然出现抽搐、意识不清、躁狂、肢体运动障碍、认知障碍等，如果救治不及时，随时可危及生命，或造成永久的意识障碍。因此，我们采用了大剂量激素冲击疗法，给予甲泼尼龙 0.5~1g，每日 1 次，连用 3~5 次为一疗程，冲击结束后，激素恢复至冲击前剂量，视病情可联合丙种球蛋白或环磷酰胺冲击治疗。目的是在短时间内迅速控制病情，然后很快恢复至常规剂量，以减少糖皮质激素的不良反应。狼疮脑病的患者一般在冲击疗法后 2~3 天可恢复意识及肢体活动障碍。我们做到了狼疮脑病治疗的零死亡率。

之后我们又陆续开展了弥漫增殖性狼疮性肾炎、重症溶血性贫血、重症皮肌炎、天疱疮、大疱表皮松解萎缩坏死型药疹等重症皮肤病的激素冲击治疗，冲击的剂量采用甲泼尼龙 500~1000mg/d 或地塞米松 100~150mg/d，连用 3~5 日，或亚冲击疗法即甲泼尼龙首日 300mg、次日 200mg、第三日 100mg，第四日恢复至冲击前糖皮质激素的剂量，挽救了大量患者生命。

我们曾成功救治了一名重症天疱疮患者，患者病情重，周身水疱，大量的糜烂、渗出，因家里经济困难，为了给患者节省费用，我们应用了地塞米松150mg/d冲击治疗，连用3天，然后恢复到了初始剂量，及时挽救了患者的生命。

迄今为止，我们是国内皮肤科领域应用大剂量激素冲击疗法治疗重危皮肤病种类及数量较多的单位之一。

（二）血浆置换疗法

血浆置换（plasma exchange，PE）是将患者的血液经血泵引出，经过血浆分离器，分离血浆和细胞成分，弃去全部或部分血浆，把细胞成分及所需补充的白蛋白、新鲜血浆及平衡液等输回体内，达到清除致病物质的目的。从而缓解症状，改善病情。它适用于致病因子在血液中，或致病因子与血浆蛋白结合的疾病。病情急重，对传统疗法如糖皮质激素、免疫抑制剂、维A酸药物等应用受限，出现严重的不良反应，或疗效不佳时，可以应用血浆置换疗法。血浆置换对致病因子的清除较口服或静脉内用药能更迅速，从而有效地控制症状。其作用机制如下：①迅速而有效地清除血浆中的致病物质，如同种异体抗原、自身抗体、免疫复合物、内毒素及药物，或改变抗原、抗体之间量的比例，减少免疫复合物的形成。②通过清除异常的血浆成分，清除或降低血清中的炎症介质，如补体、纤维蛋白原、细胞因子等，改善临床症状。③调节免疫系统功能，使损伤的细胞和网状内皮细胞吞噬功能恢复。④从置换液中补充机体所需的物质，如凝血因子、电解质等。

我们自2005年起采用血浆置换疗法治疗重症银屑病、大疱性皮肤病、重症药疹等重症皮肤病100多例，应用例数在国内也是领先，取得了较好的疗效，多篇相关论文发表在中华皮肤科杂志等国家级杂志上。

（1）血浆置换疗法治疗重症银屑病　我们自2005年以来采用血浆置换疗法治疗59例脓疱型银屑病、红皮病型银屑病、关节病型银屑病，及重症寻常型银屑病经常规治疗无效或维A酸药物及免疫抑制剂等应用受限的重症银屑病患者，取得了满意的疗效，其中脓疱型银屑病15例、红皮病型银屑病36例、关节病型银屑病1例、寻常型银屑病7例。结果：获得满意疗效的占81.36%（48/59）。大多数患者在血浆置换后3~7日临床症状减轻，主要表现为发热等全身症状改善，皮疹改善（无新发皮疹、脓疱干涸、潮红肿胀及脱屑减轻、皮疹颜色减淡，红斑鳞屑减轻或消退）。

（2）血浆置换疗法治疗大疱类皮肤病　我们自2005年以来应用血浆置换疗

法治疗对糖皮质激素和免疫抑制剂应用受限或难以控制病情的大疱性皮肤病32例，取得了满意的疗效。其中天疱疮15例，大疱性类天疱疮17例。结果：第一次置换后26例、第二次置换后3例有效，有效率90.6%。表现为无新起皮疹或新发水疱明显减少，原有皮损处渗液减少，继发感染症状控制，皮损开始干燥、结痂，并长出新生表皮。

（3）血浆置换疗法治疗重症药疹　我们采用血浆置换疗法治疗糖皮质激素应用受限或难以控制病情的重症药疹15例。其中重症多形红斑型6例、大疱表皮松解萎缩坏死型3例、剥脱性皮炎型3例、药物超敏反应综合征3例。结果：一次置换后15例均有效，有效率100%。表现为皮疹改善，发热等全身症状好转，激素减量加快，其中5例未用激素。

我们应用血浆置换疗法治疗重症皮肤病的适应证是：①替代激素或免疫抑制剂治疗。②应用激素或免疫抑制剂及维A酸药物受限，尤其是大剂量应用受限，如有股骨头坏死，较严重的高血压病、溃疡病、糖尿病、肝功血脂异常等。③应用大剂量激素或免疫抑制剂、维A酸疗效不佳，但不良反应已彰显。④有助于激素剂量的撤减，减少激素不良反应。⑤病情进展快，须迅速控制病情。

尽管血浆置换不是根本性的治疗方法，但它是一些重症皮肤病治疗方法的有益补充，甚至有其他疗法不可比拟的优势。由于血浆置换技术要求的条件高，在临床工作中，应限于重症患者。

（三）丙种球蛋白疗法

注射用人免疫球蛋白（丙种球蛋白，IVIg）是从收集的人血浆中，经冰乙醇分离，高度提纯后得到的无菌的免疫球蛋白，其中未经修饰的IgG含有95%。

作用：①快速控制症状。②减少激素用量及加快减量。③减少并发症。④中和病毒及减轻感染。

机制：抑制抗体的产生，加速抗体代谢，自身抗体的中和作用，中和补体，干扰抗体依赖性细胞介导的细胞毒作用，影响T细胞活化，维持Th1/Th2细胞平衡，抑制细胞黏附，细胞增殖和凋亡的调节，影响糖皮质激素受体敏感性，调节细胞因子水平，减轻机体中的免疫水平。

剂量及用法：0.4g/（kg·d）静脉滴注，也可以20g/d，连续3~5天为一疗程。

我们自2005年起采用丙种球蛋白冲击治疗重症天疱疮、重症药疹、药物超敏反应综合征、重症多形红斑、重症过敏性紫癜、重症红斑狼疮、重症银屑病、传染性单核细胞增多症等疾病达300多例，取得了较好的疗效，多篇相关论文发表在国家级杂志上。

（1）丙种球蛋白冲击疗法治疗重症天疱疮　对于重症天疱疮患者，如寻常型天疱疮、副肿瘤性天疱疮等免疫性疱病患者，我们的经验是，对于有感染的患者，激素量不宜过大的情况下可激素联合丙种球蛋白冲击治疗。一般 0.4，连续 3~5 天。但注意丙种球蛋白并不能替代抗感染治疗，此时积极抗感染仍然很重要。

（2）丙种球蛋白冲击疗法治疗重症药物性皮炎　在治疗重症药物性皮炎，如 Stevens-Johnson 综合征（SJS）、中毒性表皮坏死松懈症（TEN）、急性泛发性发疹性脓疱病（AGEP）、伴嗜酸性粒细胞增多和系统反应的综合征（DRESS）、药物超敏反应综合征等疾病中，丙种球蛋白在治疗中起了重要作用。我们的体会是对于一般状态不好的患者，常常与激素同时使用，期望能在短时间内迅速控制病情，减少并发症的发生。

（3）丙种球蛋白冲击疗法治疗重症过敏性紫癜　静脉用丙种球蛋白能明显改善过敏性紫癜坏死性皮疹、胃肠道（包括腹痛、肠出血、肠梗阻）、脑血管炎（包括抽搐、颅内出血）的症状，使用剂量 $1g/(kg \cdot d)$，连用 2 天，或 $2g/(kg \cdot d)$ 用 1 天，或 $0.4g/(kg \cdot d)$ 连用 5 天。

（4）我们应用 IVIg 治疗的体会　应注意常规检查，如血常规，肝肾功能，乙型、丙型肝炎和 HIV 的检查；凝血系列及 D- 二聚体，检测免疫球蛋白水平以除外 IgA 缺乏，对 IgA 缺乏或低 IgA 水平者监测抗 IgA 滴度，以减少过敏反应的机会；推荐筛查类风湿因子和冷球蛋白；对于有心肾功能不全的患者，应注意液体负荷，急性进行性肾脏疾病者勿用；注意老年人基础疾病，应用丙种球蛋白冲击时应注意加强心电血压监护，注意滴速。

第三章

流派用药经验

皮肤科作为一个专科性比较强的科系，用药上也有自己的特点，常用的有以下几类：清热解毒类、除湿类、祛风类、凉血类、活血类、化痰类、疏肝理气类、止痒类、安神类。下面按类别详述我们的用药体会。

第一节　清热解毒类

甘草

本品又名国老，味甘，生甘草性平，炙甘草性温。

【功效】缓和，补虚，解毒。生用凉而泻火，消痈肿，利咽痛，解百药毒；炙甘草补脾益气、养阴血。

【应用体会】皮肤科应用甘草主要用其以下三方面功效。

（1）缓和作用　甘草之甘一可缓和病势，用于急性发病期，可缓和正邪相争剧烈矛盾，可缓和人体之过亢反应，临床用于皮肤科过敏性疾病及自身免疫性疾病具有较好疗效。二可缓和药性，热药得之缓其热，寒药得之缓其寒，寒热相杂者用之得其平。皮肤科应用清热解毒药品频率较高，常常配伍甘草以缓其寒，保护脾胃之气。

（2）解毒作用　甘草可解百药毒，现代药理研究发现甘草解毒的有效成分主要为甘草苷、甘草酸、甘草次酸等。甘草对药物（包含中药、西药）、食物、重金属等中毒具有良好的解毒效果。临床用于治疗药物性皮炎、食物过敏、接触性皮炎等。毒是比六淫病邪损害更强的致病因素，在临床上具有如下毒特征的均可应用甘草解毒治疗：①暴戾性：如结缔组织病、疫毒、蛇毒、药毒、食物中毒。②顽固性：毒邪致病，病情顽固，反复发作，难以治疗，病期迁延漫长，缠绵难愈，如结缔组织病。③多发性：毒邪致病可累及多系统、多器官、多脏腑，临床表现多种多样，症状复杂。④火热性：继发性毒邪多从火化，正邪相搏，化火生热，或六淫之邪，郁久不解变生热毒。如各种痈疽疔肿、急性期高热持续不降，高热过后低热缠绵等兼火、兼热之证。⑤传染性：如疫毒（麻疹、风疹、病毒疹、梅毒、艾滋病等）。

（3）补脾益气、养阴血作用　其通过补脾益气、养阴血，调和人体阴阳，调和营卫，临床多用炙甘草加强其补虚作用，配伍人参、黄芪扶助正气，常用于慢性皮肤病及急性皮肤病后期调养。

【使用注意】甘草其用在甘，其弊也在甘，甘可令人中满，甘可助湿，甘可恋邪，故凡湿、肿、满、胀之人，慎用。如需应用，要注意与祛湿药配伍，注意用量不宜过大，用药时间不宜过长。高血压患者注意监测血压。

【各家论述】《景岳全书》：甘草，味至甘，得中和之性，有调补之功，故毒药得之解其毒，刚药得之和其性，表药得之助其外，下药得之缓其速。助参、芪成气虚之功，人所知也，助熟地疗阴虚之危，谁其晓焉？祛邪热，坚筋骨，健脾胃，长肌肉。随气药入气，随血药入血，无往不可，故称国老。唯中满者勿加，恐其作胀；速下者勿入，恐其缓功，不可不知也。

蒲公英

本品又名婆婆丁，味甘而微苦，性平微寒。

【功效】清热解毒散结。

【应用体会】其清热解毒散结作用常用于皮肤感染性疾病，如痤疮、痈疽疖肿。蒲公英甘而微苦，甘平而兼有微寒，其解毒功大于清热功，故凡有毒邪皮肤疾病均可应用，尤其适合热毒证，较其他大苦大寒清热药，蒲公英不伤胃气。可补肝肾，凉血乌须发，可用于白发血热证，内服、外用均可。

【使用注意】阳虚外寒证避免使用。

【各家论述】《本草衍义补遗》：化热毒，消恶肿结核，解食毒，散滞气。

《滇南本草》：敷诸疮肿毒，疥癞癣疮；祛风，消诸疮毒，散瘰疬结核；止小便血，治五淋癃闭，利膀胱。

《本草纲目》：乌须发，壮筋骨。

《纲目拾遗》：疗一切毒虫蛇伤。

《本草正义》：蒲公英，其性清凉，治一切疔疮、痈疡、红肿热毒诸证，可服可敷，颇有应验，而治乳痈乳疖，红肿坚块，尤为捷效。鲜者捣汁温服，干者煎服，一味亦可治之，而煎药方中必不可缺此。

《本草新编》：蒲公英，至贱而有大功，惜世人不知用之。阳明之火，每至燎原，用白虎汤以泻火，未免太伤胃气。盖胃中之火盛，由于胃中土衰也，泻火而土愈衰矣。故用白虎汤以泻胃火，乃一时之权宜，而不可恃之为经久也。蒲公英亦泻胃火之药，但其气甚平，既能泻火，又不损土，可以长服久服而无碍。凡系阳明之火起者，俱可大剂服之，火退而胃气自生。但其泻火之力甚微，必须多用，一两，少亦五六钱，始可散邪辅正耳。或问，蒲公英泻火，止泻阳明之火，不识各经之火，亦可尽消之乎？曰，火之最烈者，无过阳明之焰，阳明之火降，而各经余火无不尽消。蒲公英虽非各经之药，而各经之火，见蒲公英而尽伏，即谓蒲公英能消各经之火，亦无不可也。或问，蒲公英与金银花，同是消痈化疡之物，二物毕竟孰胜？夫蒲公英止入阳明、太阴二经，而金银花则无经不入，蒲公英不可与金银花同于功用也。然金银花得蒲公英而其功更大。

紫花地丁

本品又名堇堇菜，苦、辛，寒。

【功效】清热，消肿，凉血，解毒。

【应用体会】其清热解毒兼凉血可用于热毒炽盛兼血热壅滞所致的疮痈肿毒，可单取鲜品捣汁内服，药渣外敷；用治热毒疮痈，常与金银花、蒲公英等药同用，如五味消毒饮；本品解毒功用类似于蒲公英，为痈肿疔毒通用之药物。其消肿散结用治咽喉肿痛、毒蛇咬伤等。本品为治疔疮之要药。

【使用注意】大剂量用药可出现食欲减退、恶心、欲呕等症状。脾胃虚寒或体质虚寒者忌用。痈疽如漫肿无头属阴证者忌用。孕妇、儿童慎用。痈肿与疔疖用鲜品外敷效果更好，皮肤病可用鲜品或干品煎水洗。

【各家论述】《本草正义》：专为痈肿疔毒通用之药，濒湖《纲目》称其苦辛寒，治一切痈疽发背，疔肿瘰疬，无名肿毒，恶疮。然辛凉散肿，长于退热，唯血热壅滞，红肿焮发之外疡宜之，若谓通治阴疽发背寒凝之证，殊是不妥。

金银花

本品又名忍冬，味甘，气平，其性微寒。

【功效】清热，解毒，凉散风热。

【应用体会】银花味甘性寒，气味芳香，既可清透疏表，又能解血分热毒，为治阳性疮疡的要药，临床常用于病毒感染性疾病属热毒证者，如单纯疱疹、带状疱疹、风疹、麻疹等。花类轻清善行上部加其凉血作用，临床常用于面部皮炎及银屑病、玫瑰糠疹等血热风热证，如血分热盛者，可用金银花炭，加强其走血分清热凉血之力。

【使用注意】气虚脓清，食少便泻者慎用，用之需佐固护脾胃之品。

【各家论述】《生草药性备要》：能消痈疽疔毒，止痢疾，洗痔疮，去皮肤血热。

《医学真传》：余每用银花，人多异之，谓非痈毒疮疡，用之何宜？盖银花《别录》名忍冬藤。以银花之藤，至冬不凋，乃宣通经脉之药也。又一本之中，花有黄、白，气甚芳香，故有金银花之名。金花走血，银花走气，又有调和气血之药也，通经脉而调气血，何病不宜？岂必痈毒而后用之哉。

连翘

味苦辛，性凉。

【功效】清热，解毒，散结，消肿。

【应用体会】连翘素有疮家圣药之称，善于治疗中上焦之火，善清气分之热，其清热散结作用常用于疮疡病未溃前，临床常用于痤疮结节及囊肿治疗。连翘较金银花善于清热散结，不善解毒，故临床常配伍应用。

【使用注意】脾胃虚弱，气虚发热，痈疽已溃、脓稀色淡者忌服。

【各家论述】李杲：散诸经血结气聚；消肿。

《药鉴》：气寒，味苦辛，无毒，气味俱薄，升也，阳之阳也。主治心热，破瘰瘤。经曰，诸肿疮疡，皆属心火。唯翘性凉而轻辛，故能散诸经之客热，而消诸经之痈肿也。君节草、同麻油、臣蜂蜜，能治发背诸毒。主麻黄、同山甲、入牛子，善快痘疮未发。同黄连，则入心解热。同片芩，则入肺泻火。从栀子，则引热内降。从麻黄，则引热外散。又曰为外科圣药者，得非以苦泄热，以辛散火之谓乎。

穿心莲

本品又名一见喜，味苦，性寒。

【功效】清热解毒，凉血，消肿。

【应用体会】穿心莲中所含穿心莲内酯在临床上应用较多，皮肤疾病凡含有热证均可应用，目前已制成注射剂、口服胶囊或片剂，可用于湿疹、带状疱疹、银屑病3个皮肤科中医优势病种。

【使用注意】阳虚证及脾胃弱者慎用。

【各家论述】《常用中草药彩色图谱》：清热消炎，止痛止痒，解蛇毒。治腮腺炎、结膜炎、流脑。

野菊花

苦、辛，微寒。

【功效】疏风清热，消肿解毒。

【应用体会】野菊花善清头面风热，可用于面部单纯疱疹、带状疱疹及面部皮炎湿疹。其外洗善清皮肤风热，常用于银屑病血热风热证。

【使用注意】脾胃虚寒者、孕妇慎用。

【各家论述】《本草汇言》：破血疏肝，解疔散毒。主妇人腹内宿血，解天行火毒丹疗。洗疮疥，又能去风杀虫。治白喉、口疮、小儿高热抽搐等症。

重楼

本品又名蚤休，味苦，性微寒；有小毒。

【功效】清热，解毒，凉血。

【应用体会】本品常用于治疗各类皮肤病热毒证。重楼用于上呼吸道感染诱发的银屑病血热证，一方面清热解毒，一方面凉血。另外虫咬皮炎常用此药解毒。本药内服外用均可，可制成酊剂外用治疗皮肤感染性疾病如毛囊炎等。

【使用注意】体虚、无实火热毒、阴证外疡及孕妇均忌服。有小毒。中毒症状：恶心、呕吐、头痛，严重者引起痉挛。临床常配伍甘草制约其毒性。

【各家论述】《本草汇言》：蚤休，凉血去风，解痈毒之药也。但气味苦寒，虽云凉血，不过为痈疽疮疡血热致疾者宜用，中病即止。又不可多服、久服。

《本草正义》：蚤休，乃苦泄解毒之品，濒湖谓足厥阴经之药，盖清解肝胆之郁热，息风降气，亦能退肿消痰，利水去湿。《本经》治惊痫，摇头弄舌，皆肝阳肆虐、木火生风之症。又谓之癫疾者，癫即巅顶之巅，字亦作颠，谓是肝风上凌，直上顶巅之病。蚤休能治此症，正以苦寒泄降，能息风阳而清气火，则气血不冲，脑经不扰，而癫疾惊痫、摇头弄舌诸病可已。若其专治痈肿，则苦寒清热，亦能解毒。治阴蚀，下三虫，亦苦寒胜湿，自能杀虫，其用浅显易知，不烦多赘。濒湖引谚语有"……痈疽如遇着，一似手拈拿"。知此草专治痈疡，古今无不推重。然此类寒凉诸品，唯阳发红肿大痛名为宜。而坚块顽木之阴证大忌，非谓凡是外科，无不统治也。

《本经》：主惊痫，摇头弄舌，热气在腹中，癫疾，痈疮，阴蚀，下三虫，去蛇毒。

栀子

本品又名山栀，味苦，性寒。

【功效】清热，泻火，凉血，利湿。

【应用体会】栀子轻清上行，能泻肺火，去肌表热，临床常用于痤疮、酒渣鼻等肺胃蕴热证；本品苦寒泄降，又能泻三焦火，善清肝火，可用于肝火旺盛证，如带状疱疹；栀子既能清气分热，又能清血分热，其泄热利湿，可用治湿疹，常配黄柏、茵陈。本品泻肺火配黄芩；泻三焦火、清心热，配以黄连；凉血止血，治过敏性紫癜、面部皮炎，配生地、丹皮。

【使用注意】脾虚便溏者忌服。

【各家论述】《本草备要》：生用泻火，炒黑止血，姜汁炒治烦呕，内热用仁，表热用皮。

《本草新编》：山栀子，味苦，气寒，可升可降，阴中阳也，无毒。入于肝、肺，亦能入心。有佐使之药，诸经皆可入之。专泻肝中之火，其余泻火，必借他药引经而后泻之也。止心胁疼痛，泻上焦火邪，祛湿中之热，消五瘅黄病，止霍乱转筋赤痢。用之吐则吐，用之利则利。可为臣佐之药，而不可以为君。虽然山栀未尝不可为君也。当两胁大痛之时，心君拂乱之后，苟不用山栀为君，则拂逆急迫，其变有不可言者矣，用山栀三五钱，附之以甘草、白芥子、白芍、苍术、贯众之类，下喉而痛立止，乱即定，其神速之效，有不可思议者。然则山栀又似君臣佐使而无不宜者，要在人善用之，而非可拘泥也。

《神农本草经疏》：栀子，清少阴之热，则五内邪气自去，胃中热气亦除。面赤酒疱齄鼻者，肺热之候也，肺主清肃，酒热客之，即见是证，于开窍之所延及于面也，肺得苦寒之气，则酒热自除而面鼻赤色皆退矣。其主赤白癞疮疡者，即诸痛痒疮疡皆属心火之谓。疗目赤热痛，及胸、心、大小肠大热，心中烦闷者，总除心、肺二经之火热也。此药味苦气寒，泻一切有余之火，故能主如上诸证。

升麻

味辛、微甘，性微寒。

【功效】升阳，发表，透疹，解毒。

【应用体会】多用于发疹性皮肤病。升麻解毒透疹作用卓越，常与葛根配合，用于荨麻疹、病毒疹。升麻配银花、连翘、赤芍、当归等同用能加强其解毒作用，可用于带状疱疹、痤疮。升麻的升举阳气作用与柴胡相似，故两药往往相须为用，并多配补气药党参、黄芪以升阳举陷，可用于过敏性紫癜后期脾气下陷证。其清热解毒作用颇佳，这是它的一大特点，配黄芩、连翘、牛蒡子、板蓝根等可用治头面丹毒。

【使用注意】上盛下虚、阴虚火旺及麻疹已透者忌服。

【各家论述】《本草正义》：升麻，其性质颇与柴胡相近，金、元以来亦恒与柴胡相辅并行，但柴胡宣发半表半里之少阳而疏解肝胆之抑遏；升麻宣发肌肉腠理之阳明而升举脾胃之郁结，其用甚近，而其主不同，最宜注意。故脾胃虚馁、清气下陷诸证，如久泄久痢、遗浊崩带、肠风淋露、久痔脱肛之类，苟非湿热阻结，即当提举清阳，非升麻不可，而柴胡尤为升麻之辅佐，东垣益气升阳诸方，亦即此旨，并非以升、柴并辔杨镳也。至于肝肾之虚，阴薄于下，阳浮于上，则不可妄与升举，以贻拔本之祸，亦与柴胡同耳。升麻能发散阳明肌腠之风邪，透表发汗，其力颇大，唯表邪之郁遏者宜之，而阴虚热自内发者不可妄试。又上升之性，能除巅顶风寒之头痛，然亦唯风寒外邪宜之，而肝阳上凌之头痛，又为大忌，濒湖谓升麻治阳陷眩运，则头目眩运，肝阳最多，所谓阳陷，甚不可解，恐非升提之药所宜也。东垣谓止阳明齿痛，盖用以引清胃之药，入于阳明经耳，非升麻能止齿痛也。

白花蛇舌草

本品又名蛇舌草，味甘、淡，性凉。

【功效】清热，解毒，利湿。

【应用体会】白花蛇舌草可用于治疗顽固性痤疮，质轻性纯，分布范围广，便于采集，故而除陈品的应用外，还多用鲜品入煎剂或外敷，煎煮时间不宜过长，用量多在 15~60g 之间。

【使用注意】孕妇慎用。

【各家论述】《泉州本草》：清热散瘀，消痈解毒。治痈疽疮疡，瘰疬。又能清肺火，泻肺热。治肺热喘促、嗽逆胸闷。

漏芦

本品又名狼头花，味苦，性寒。

【功效】清热解毒，消肿排脓，下乳，通筋脉。

【应用体会】其性大苦大寒，常用于暴发性痤疮、下肢血管炎等感染性皮肤疾病。

【使用注意】气虚、疮疡平塌不起者及孕妇忌服。

【各家论述】《神农本草经》：主皮肤热，恶疮疽痔，湿痹，下乳汁。

《本草拾遗》：杀虫，洗疮疥用之。

《药性论》：治身上热毒风生恶疮，皮肌瘙痒瘾疹。

《本草思辨录》：漏芦亦蒿类，而青蒿治疥疮痂痒，热在骨节间；此治湿痹之恶疮，热在肌肤。青蒿芳香苦寒，合湿热而并除之，故宜于由湿转燥之疮。漏芦色黑咸寒，热散于肌表而湿使下渗，故宜于湿壅热炽之疮。古方治发背以漏芦汤为称首者，背为太阳寒水部分，漏芦咸寒而有白茸，正与相合。且热退漏芦下乳汁，是下热结而不下之乳汁，能消乳内胀痛，非下乳汁之通剂也。

《日华子本草》：连翘为使。

第二节　除湿类

一、清热燥湿类

黄芩

本品又名山茶根，味苦，性寒。

【功效】泻实火，除湿热，止血，安胎。

【应用体会】黄芩在皮肤科应用极其广泛，其善清上焦湿热，可用于粉刺、酒渣鼻等。本品能"泻肺火而解肌热"，通过其泻火、清热和燥湿之功效，而达湿热除、血热清、热毒散之目的，尤善治湿热所致的损容性疾病，如颜面粉刺、肌肤疮癣等。治粉刺属湿热型，症见红肿结节，伴便秘口苦、舌红苔黄腻等者，常与白芷、白附子、防风等为细末，蜜调，洗面之时搽之；或配黄连、蒲公英、茵陈、丹皮等内服。配防风、连翘、薄荷、川芎、赤芍等，如黄芩清肺饮，用于湿疮、皮炎、疥癣、皮肤红斑等。本品苦能燥湿，寒能清热，除清中上焦湿热，亦有较强的泻火解毒、凉血止血之力，治湿热引起的湿疮、疥癣等各种皮炎，除内服外可直接研末外用或摊在纱布上调敷。治毒热引起的出血、发斑，则配白茅根、生地等凉血止血解毒之品。治火毒炽盛的疮痈肿毒，可与大黄、白蔹为末外敷，或与金银花、连翘、牛蒡子等同用。此外，用治银屑病，可与地榆、黄柏同用，加少量凡士林研磨，外涂患处。以黄芩配制成的湿敷液等，可用于治疗过敏性皮炎及各种皮肤病。

【使用注意】脾胃虚寒、少食、便溏者忌服。

【各家论述】《医学启源》：黄芩，治肺中湿热，疗上热目中肿赤，瘀血壅盛，必用之药。泄肺中火邪上逆于膈上，补膀胱之寒水不足，乃滋其化源。《主治秘诀》云，其用有九：泻肺经热，一也；夏月须用，二也；上焦及皮肤风热，三也；去诸热，四也；妇人产后，养阴退阳，五也；利胸中气，六也；消膈上痰，七也；除上焦热及脾湿，八也；安胎，九也。单制、二制、不制，分上中下也。酒炒上行，主上部积血，非此不能除，肺苦气上逆，急食苦以泄之，正谓此也。

《神农本草经疏》：黄芩，其性清肃，所以除邪；味苦所以燥湿；阴寒所以胜热，故主诸热。诸热者，邪热与湿热也，黄疸、肠澼、泄痢，皆温热胜之病也，折其本，则诸病自瘳矣。苦寒能除湿热，所以小肠利而水自逐，源清则流洁也。血闭者，实热在血分，即热入血室，令人经闭不通，湿热解，则荣气清而自行也。恶疮疽蚀者，血热则留结，而为痈肿溃烂也；火疡者，火气伤血也，凉血除热，则自愈也。

黄连

味苦，性寒。

【功效】清热，燥湿，泻火，解毒，杀虫。

【应用体会】皮肤科各类皮肤病湿热证比较常见，黄连应用机会比较多，其清热燥湿力强，内服外用均可，临床可制成黄连粉、黄连膏、黄连油等多种外用剂型，对湿疹及银屑病有较好疗效。

【使用注意】凡阴虚烦热、胃虚呕恶、脾虚泄泻、五更泄泻慎服。

【各家论述】李杲：诸痛痒疮疡，皆属心火，凡诸疮宜以黄连、当归为君，甘草、黄芩为佐。

《本草经百种录》：凡药能去湿者必增热，能除热者，必不能去湿，唯黄连能以苦燥湿，以寒除热，一举两得，莫神于此。心属火，寒胜火，则黄连宜为泻心之药，而反能补心何也？盖苦为火之正味，乃以味补之也。若心家有邪火，则此亦能浑之，而真火反得宁，是泻之即所以补之也。

《本草正义》：黄连大苦大寒，苦燥湿，寒胜热，能泄降一切有余之湿火，而心、脾、肝、肾之热，胆、胃、大小肠之火，无不治之。上以清风火之目病，中以平肝胃之呕吐，下以通腹痛之滞下，皆燥湿清热之效也。又苦先入心，清涤血热，故血家诸病，如吐衄溲血、便血淋浊、痔漏崩带等证，及痈疡斑疹丹毒，并皆仰给于此。但目疾须合泄风行血，滞下须兼行气导浊，呕吐须兼镇坠化痰，方有捷效，仅恃苦寒，亦不能操必胜之券。且连之苦寒，尤以苦胜，故燥湿之功独显，凡诸证之必需于连者，类皆湿热郁蒸，恃以为苦燥泄降之资，不仅以清热见长，凡非舌厚苔黄，腻浊满布者，亦不任此大苦大燥之品。即疮疡一科，世人几视为阳证通用之药；实则唯疗毒一证发于实火，需连最多，余唯湿热交结，亦所恒用。此外血热血毒之不挟湿邪者；自有清血解毒之剂，亦非专恃黄连可以通治也。

黄柏

本品又名元柏，味苦，性寒。

【功效】清热，燥湿，泻火，除蒸，解毒，疗疮。

【应用体会】黄柏性寒而沉，生用则降实火，熟用则不伤胃。酒制则治上，盐制则治下，蜜制则治中。

黄柏为治疗下部湿疹之要药，常与苍术相配伍组成二妙散。黄柏又善清肝经湿热，常用于治疗阴囊潮湿、阴囊湿疹、肛周湿疹及肛门瘙痒症。

【使用注意】脾虚泄泻、胃弱食少者忌服。

【各家论述】《汤液本草》：黄檗，足少阴剂，肾苦燥，故肾停湿也，栀子、黄芩入肺，黄连入心，黄檗入肾，燥湿所归，各从其类也。《活人书》解毒汤，上下内外通治之。

《医学入门》：黄檗，治眼赤、鼻齄、喉痹及痈疽发背，乳痈脐疮亦用。东垣云，泻下焦隐伏之龙火，安上出虚哕之蛔虫，单治而能补肾不足，生用而能补阴痿厥，凡下体有湿，瘫痪肿痛，及膀胱有水，小便黄，小腹虚痛者，必用之，兼治外感肌热，内伤骨热，失血遗精阴痿。抑考黄连入心，栀、芩入肺，黄柏入肾，肾苦燥停湿，柏味微辛而能淘燥，性利下而能除湿，故为肾经主药。然《本经》谓其主五脏热者，盖相火狂越上冲，肠胃干涸，五脏皆火，以上诸症，皆火之所为，湿亦火之郁而成也，用以泻火则肾水自固，而无狂越漏泄之患，所谓补肾者，亦此意也。丹溪谓肾家无火，而两尺脉微或左尺独旺者，皆不宜用，唯两尺脉俱旺者最宜。

龙胆草

本品又名龙胆，味苦，性寒。

【功效】清热燥湿，泻肝胆火。

【应用体会】此药味极苦，部分患者难以下咽，但其清热除湿作用较明显，善于直折火势，多用于湿热证之热重湿证，临床多用于急性皮炎、急性湿疹、急性带状疱疹，临床运用中病即止，防止苦寒伤正。龙胆草外用煎水可做湿敷，常用于皮肤红肿热痛痒之症。

【使用注意】脾胃虚弱作泄及无湿热实火者忌服，勿空腹服用。

【各家论述】《医学衷中参西录》：龙胆草，味苦微酸，为胃家正药。其苦也，能降胃气，坚胃质；其酸也，能补益胃中酸汁，消化饮食。凡胃热气逆，胃汁短少，不能食者，服之可以开胃进食。微酸属木，故又能入肝胆，滋肝血，益胆汁，降肝胆之热使不上炎，举凡目疾、吐血、衄血、二便下血、惊痫、眩晕，因肝胆有热而致病者，皆能愈之。其泻肝胆实热之力，数倍于芍药，而以敛辑肝胆虚热，固不如芍药也。

《本草正义》：龙胆草，大苦大寒，与芩连同功，但《本经》称其味涩，则其性能守而行之于内，故独以治骨热者；余则清泄肝胆有余之火，疏通下焦湿热之结，足以尽其能事；而霉疮之毒，痔疬之疡，皆属相火猖狂，非此等大苦大寒，不足以泻其烈焰，是又疏泄下焦之余义矣。

《滇南本草》：治咽喉疼痛，洗疮疥毒肿。

苦参

苦，寒。

【功效】清热，燥湿，杀虫。

【应用体会】苦参其苦与龙胆草相似，其入口苦味峻烈，苦可清热，可坚阴，可燥湿，苦参外洗治疗皮肤病，《金匮要略·百合狐蟚阴阳毒病脉证治》用此一味，水煎外洗，治疗狐蟚病"蚀于下部"者。狐蟚病的部分表现类似于西医学的白塞综合征，有文献报道，苦参可作为治疗白塞综合征的主药。不论有无溃疡，如有眼部、口腔及下肢症状的白塞综合征患者，皆可于甘草泻心汤中加入苦参。其外用可用于痤疮、脂溢性皮炎（头部）、花斑癣、生殖器疱疹、银屑病、手足癣。

【使用注意】脾胃虚寒者忌服。

【各家论述】《本草经百种录》：苦参，专治心经之火，与黄连功用相近。但黄连似去心脏之火为多，苦参似去心腑小肠之火为多，则以黄连之气味清，而苦参之气味浊也。按补中二字，亦取其苦以燥脾之义也。

《本草正义》：苦参，大苦大寒，退热泄降，荡涤湿火，其功效与芩、连、龙胆皆相近，而苦参之苦愈甚，其燥尤烈，故能杀湿热所生之虫，较之芩、连力量愈烈。近人乃不敢以入煎剂，盖不特畏其苦味难服，亦嫌其峻厉而避之也。然毒风恶癞，非此不除，今人但以为洗疮之用，恐未免因噎而废食耳。

二、清热利湿类

车前子

味甘、咸；性寒。

【功效】清热利尿，渗湿止泻，明目，祛痰，凉血，解毒。

【应用体会】车前子清热利尿，使湿热走小便，善治中下焦湿热证，尤其是湿重于热证，车前子为车前草种子，其质黏滑，利湿不伤阴。

【使用注意】《本经逢原》："若虚滑精气不固者禁用。"

【各家论述】《神农本草经》：主气癃、止痛，利水道小便，除湿痹。

《滇南本草》：消上焦火热，止水泻。

《山东中药》：敷湿疮、泡疮、小儿头疮。

《雷公炮制药性解》：主淋沥癃闭，阴茎肿痛，湿疮，泄泻，赤白带浊，血闭难产。

《神农本草经疏》：车前子，其主气癃、止痛，通肾气也。小便利则湿去，湿去则痹除。伤中者必内起烦热，甘寒而润下，则烦热解，故主伤中。女子淋漓不欲食，是脾肾交病也，湿去则脾健而思食，气通则淋漓自止，水利则无胃家湿热之气上熏，而肺得所养矣。男女阴中俱有二窍，一窍通精，一窍通水。二窍不并开，故水窍常开，则小便利而湿热外泄，不致鼓动真阳之火，则精窍常闭而无漏泄，久久则真火宁谧，而精用益固，精固则阴强，精盛则生子。肾气固即是水脏足，故明目及疗赤痛。肝肾膀胱三经之要药也。

《医林纂要》：车前子，功用似泽泻，但彼专去肾之邪水，此则兼去脾之积湿；彼用根，专下部，此用子，兼润心肾。又甘能补，故古人谓其强阴益精。

土茯苓

本品又名土萆薢、禹余粮，味甘，性凉。

【功效】清热除湿，泄浊解毒，通利关节。

【应用体会】土茯苓味甘性平，健脾除湿，又有突出的解毒之效，是治疗银屑病的良好用药。土茯苓甘淡渗利，解毒除湿，又是一味治疗湿疹的良药。长期服用或大剂量（30g 以下）服用也没有明显不良反应。土茯苓可治梅毒，现临床上主要用于湿热疮毒，常与白鲜皮、地肤子、苦参、苍术等同用。

【使用注意】肝肾阴虚者慎服。

【各家论述】《本草汇编》：病杨梅毒疮，药用轻粉，愈而复发，久则肢体拘挛，变为痈漏，延绵岁月，竟致废笃。唯锉土萆薢三两，或加皂荚、牵牛各一钱，水六碗，煎三碗，分三服，不数剂多瘥。盖此疾始由毒气干于阳明而发，加以轻粉燥烈，久而水衰，肝夹相火，来凌脾土，土属湿，主肌肉，湿热郁蓄于肌腠，故发为痈肿，甚则拘挛，《内经》所谓湿气害人皮肉筋骨是也。土萆薢甘淡而平，能去脾湿，湿去则营卫从而筋脉柔，肌肉实而拘挛痈漏愈矣。初病服之不效者，火盛而湿未郁也。此药长于去湿，不能去热，病久则热衰气耗而湿郁为多故也。

《本草正义》：土茯苓，利湿去热，能入络，搜剔湿热之蕴毒。其解水银、轻粉毒者，彼以升提收毒上行，而此以渗利下导为务，故专治杨梅毒疮，深入百络，关节疼痛，甚至腐烂，又毒火上行，咽喉痛溃，一切恶症。

《本草纲目》：健脾胃，强筋骨，去风湿，利关节，止泄泻。治拘挛骨痛，恶疮痈肿。解汞粉、银朱毒。

《本草再新》：祛湿热，利筋骨。

薏苡仁

本品又名苡米，味甘、淡，性凉。

【功效】健脾，补肺，清热，利湿。

【应用体会】薏苡仁有很好利湿解毒抗疣作用，常用于治疗扁平疣、跖疣等各类疣性皮肤病，其用量宜大，一般用量30~60g，治疗病毒性疣一般需要坚持服用1~3个月。

【使用注意】脾约便难及妊娠妇女慎服。

【各家论述】《景岳全书》：薏苡，味甘淡，气微凉，性微降而渗，故能去湿利水，以其去湿，故能利关节，除脚气，治痿弱拘挛湿痹，消水肿疼痛，利小便热淋，亦杀蛔虫。以其微降，故亦治咳嗽唾脓，利膈开胃，以其性凉，故能清热，止烦渴、上气。但其功力甚缓，用为佐使宜倍。

《药品化义》：薏苡仁，味甘气和，清中浊品，能健脾阴，大益肠胃。主治脾虚泄泻，致成水肿，风湿筋缓，致成手足无力，不能屈伸。盖因湿胜则土败，土胜则气复，肿自消而力自生。取其入肺，滋养化源，用治上焦消渴，肺痈肠痈。又取其味厚沉下，培植下部，用治脚气肿痛，肠红崩漏。若咳血久而食少者，假以气和力缓，倍用无不效。

《本草述》：薏苡仁，除湿而不如二术助燥，清热而不如芩、连辈损阴，益气而不如参、术辈犹滋湿热，诚为益中气要药。然其味淡，其力缓，如不合群以济，厚集以投，冀其奏的然之效也能乎哉？

《本草新编》：薏仁最善利水，不至损耗真阴之气，凡湿盛在下身者，最宜用之，视病之轻重，准用药之多寡，则阴阳不伤，而湿病易去。故凡遇水湿之证，用薏仁一二两为君，而佐之健脾去湿之味，未有不速于奏效者也，倘薄其气味之平和而轻用之，无益也。

三、健脾除湿类

苍术

味辛、苦，性温。

【功效】健脾，燥湿，解郁，辟秽，祛风湿，明目。

【应用体会】苍术，苦温辛燥，气味浓烈，较诸白术，祛湿之力尤雄，临床应用于湿邪致病，为治疗湿疹之要药。另外在滋阴凉血方中佐用苍术，服后无中满之弊，可防伤胃。苍术可化阴解凝，痰瘀俱为黏腻之邪，赖阳气以运化，苍术运脾，化湿祛痰逐饮均其所长；化瘀固需行气，根据痰瘀同源以及脾统脏腑的观点，在瘀浊久凝时加苍术常事半功倍。其收敛燥湿，祛风止痒，可治疗汗疱疹、脂溢性皮炎、夏季皮炎等。

【使用注意】阴虚内热、气虚多汗者忌服。

【各家论述】李杲：《本草》但言术，不分苍、白，而苍术别有雄壮上行之气，能除湿，下安太阴，使邪气不传入脾也。以其经泔浸火炒，故能出汗，与白术止汗特异，用者不可以此代彼，盖有止发之殊，其余主治则同。

《珍珠囊》：能健胃安脾，诸湿肿非此不能除。

《医学启源》：苍术，主治与白术同，若除上湿发汗，功最大，若补中焦除湿，力少。《主治秘要》云：其用与白术同，但比之白术，气重而体沉。及胫足湿肿，加白术泔浸刮去皮用。

朱震亨：苍术治湿，上、中、下皆有可用，又能总解诸郁，痰、火、湿、食、气、血六郁，皆因传化失常，不得升降。病在中焦，故药必兼升降，将欲开之，必先降之，将欲降之，必先升之，故苍术为足阳明经药，气味辛烈，强胃健脾，发谷之气，能径入诸药，疏泄阳明之湿，通行敛涩，香附乃阴中快气之药，下气最速，一升一降，故郁散而平。

白术

本品又名于术，味苦、甘，性温。

【功效】健脾益气，燥湿利水，止汗，安胎。

【应用体会】张元素称其功有九："温中一也，去脾胃中湿二也，除胃中热三也，强脾胃进饮食四也，和胃生津液五也，止肌热六也，四肢困倦嗜卧、目不能开、不思饮食七也，止渴八也，安胎九也"，确属经验之谈。皮肤科第一用其燥湿，多与茯苓、苍术联合使用；第二用其健脾，脾为后天之本，气血生化之源，又主统血，运行上下，充周四体，五脏皆受气于脾，若是脾气虚弱，则不能统摄而陷注于下，或渗溢于外，多见湿疹、痤疮、银屑病、过敏性紫癜、淤积性皮炎等。白术益气健脾、收敛止血，颇有殊功，常用于过敏性紫癜后期反复发作迁延不愈。亦可用于瘙痒症。凡脾土本虚，胃强脾弱，耗伤脾阴，或老年脏燥，产后体虚，皆使脾气不得输布，失其转输之能，而使脾阴亏损，症见皮肤干燥瘙痒、消渴便秘，治当补益脾阴，然滋阴之剂仅补其阴液，不能助其生化，唯有白术一味，资其化源，使水液气血运转滋润皮肤。

【使用注意】阴虚燥渴、气滞胀闷者忌服。

【各家论述】《本草汇言》：白术，乃扶植脾胃、散湿除痹、消食除痞之要药也。脾虚不健，术能补之，胃虚不纳，术能助之。是故劳力内伤，四肢困倦，饮食不纳，此中气不足之证也；痼冷虚寒，泄泻下利，滑脱不禁，此脾阳乘陷之证也；或久疟经年不愈，或久痢累月不除，此胃虚失治，脾虚下脱之证也；或痰涎呕吐，眩晕昏眩，或腹满肢肿，面色萎黄，此胃虚不运，脾虚蕴湿之证也。以上诸疾，用白术总能治之。又如血虚而漏下不止，白术可以统血而收阴；阳虚而汗液不收，白术可以回阳而敛汗。大抵此剂能健脾和胃，运气利血。兼参、芪而补肺，兼杞、地而补肾，兼归、芍而补肝，兼龙眼、枣仁而补心，兼芩、连而泻胃火，兼橘、半而醒脾土，兼苍、朴可以燥湿和脾，兼天、麦亦能养肺生金，兼杜仲、木瓜，治老人之脚弱，兼麦芽、枳、朴，治童幼之疳证。黄芩共之，能安胎调气。枳实共之，能消痞除膨。君参、苓、藿、半，定胃寒之虚呕。君归、芎、芍、地，养血弱而调经。温中之剂无白术，愈而复发。溃疡之证用白术，可以托脓。

《本草通玄》：白术，补脾胃之药，更无出其右者。土旺则能健运，故不能食者，食停滞者，有痞积者，皆用之也。土旺则能胜湿，故患痰饮者，肿满者，湿痹者，皆赖之也。土旺则清气善升，而精微上奉，浊气善降，而糟粕下输，故吐泻者，不可阙也。

茯苓

味甘淡，性平。

【功效】渗湿利水，益脾和胃，宁心安神。

【应用体会】本品为多孔菌科真菌茯苓的干燥菌核。将鲜茯苓按不同部位切制，阴干，分别称"茯苓皮""茯苓块"。皮肤科治疗皮肤水湿常用茯苓皮，取其以皮治皮之意。茯苓利水而不伤正气，药性平和，为利水渗湿要药，皮肤病常用其健脾利水功效。

【使用注意】虚寒精滑或气虚下陷者忌服。

【各家论述】《仁寿堂药境》：茯苓，淡能利窍，甘以助阳，除湿之圣药也。味甘平补阳，益脾逐水，生津导气。

《药品化义》：白茯苓，味独甘淡，甘则能补，淡则能渗，甘淡属土，用补脾阴，土旺生金，兼益肺气。主治脾胃不和，泄泻腹胀，胸胁逆气，忧思烦满，胎气少安，魂魄惊跳，膈间痰气。盖甘补则脾脏受益，中气既和，则津液自生，口焦舌干烦渴亦解。又治下部湿热，淋沥水肿。便溺黄赤，腰脐不利，停蓄邪水。盖淡渗则膀胱得养，肾气既旺，则腰脐间血自利，津道流行，益肺于上源，补脾于中部，令脾肺之气从上顺下，通调水道，以输膀胱，故小便多而能止，涩而能利。

四、芳香化湿类

藿香

味辛，性微温。

【功效】快气，和中，辟秽，祛湿。

【应用体会】藿香气味芳香，功能醒脾化湿，为芳化湿浊之要药，故适用于湿阻中焦、脘闷纳呆之证，临床上常与佩兰等同用。可用于痤疮胃肠湿热证，常与茵陈、黄芩等同用。

【使用注意】阴虚火旺者禁用。

【各家论述】《本草正义》：藿香，清芬微温，善理中州湿浊痰涎，为醒脾快胃、振动清阳妙品。《别录》治风水毒肿者，祛除湿浊，自能清理水道也。去恶气者，湿漫中宫之浊气也。霍乱心腹痛者，湿浊阻滞，伤及脾土清阳之气，则猝然撩乱，而吐泻绞病，芳香能助中州消气，胜湿辟秽，故为暑湿时令要药。然性极和平，力量亦缓，只可以治霍乱轻证，而猝然大痛，吐泻并作，肢冷脉绝者，非大剂四逆不为功，断非此淡泊和平，所能独当大任。

佩兰

味辛，性平。

【功效】清暑，辟秽，化湿，调经。

【应用体会】湿为阴邪，秽浊滞腻之气，易困脾阳而引起脘胀纳呆，易化热蕴蒸胃腑使口臭难闻，佩兰能醒脾化湿，是治口臭之良品。功效与藿香相似，治疗湿阻脾胃证，两药往往相须为用。临床可用于口气重、面部油腻之痤疮、银屑病等。

【使用注意】阴虚者慎用。

【各家论述】《本草纲目》：消痈肿，调月经。

《本草纲目》：按《素问》云，五味入口，藏于脾胃；以行其精气，津液在脾，令人口甘，此肥美所发也，其气上溢，转为消渴，治之以兰，除陈气也。王冰注云，辛能发散故也，李东垣治消渴生津饮用兰叶，盖本于此。兰草、泽兰，气香而温，味辛而散，阴中之阳，足太阴、厥阴经药也。脾喜芳香，肝宜辛散，脾气舒，则三焦通利而正气和；肝郁散，则营卫流行而病邪解。兰草走气道，故能利水道，除痰癖，杀蛊辟恶，而为消渴良药；泽兰走血分虽是一类，而功用稍殊，正如赤白茯苓、芍药，补泻皆不同也。

第三节　祛风类

一、祛风寒类

麻黄

味辛、微苦，性温。

【功效】发汗散寒，宣肺平喘，利水消肿。

【应用体会】麻黄功能散寒发表、通络行痹，可祛皮肤寒湿及风邪。常用于皮肤硬节、肌肤麻木、鱼鳞病、银屑病、痈疽初起、皮肌炎、硬皮病、寒冷性荨麻疹、冬季瘙痒症、雷诺病、冻疮等。

【使用注意】凡素体虚弱而自汗、盗汗、气喘者，均忌服。

【各家论述】《本草正》：麻黄以轻扬之味，而兼辛温之性，故善达肌表，走经络，大能表散风邪，祛除寒毒。一应温疫、疟疾、瘴气、山岚，凡足三阳表实之证，必宜用之。若寒邪深入少阴、厥阴筋骨之间，非用麻黄、官桂不能逐也。但用此之法，自有微妙，则在佐使之间，或兼气药以助力，可得卫中之汗；或兼血药以助液，可得营中之汗；或兼温药以助阳，可逐阴凝之寒毒；或兼寒药以助阴，可解炎热之瘟邪；此实伤寒阴疟家第一要药，故仲景诸方，以此为首，实千古之独得者也。今见后人多有畏之为毒药而不敢用，又有谓夏月不宜用麻黄者，皆不达。虽在李氏有云，若过发汗则汗多亡阳，若自汗表虚之人，用之则脱人元气，是皆过用及误用而然，若阴邪深入，则无论冬夏，皆所最宜，又何过之有。此外如手太阴之风寒咳嗽，手少阴之风热斑疹，足少阴之风水肿胀，足厥阴之风痛、目痛，凡宜用散者，唯斯为最。然柴胡、麻黄俱为散邪要药，但阳邪宜柴胡，阴邪宜麻黄，不可不察也。

荆芥

辛，微温。

【功效】解表散风，透疹。

【应用体会】荆芥一药，生用有祛风解表的功效，炒炭则用于止血。荆芥善走血分，常与防风配合应用。二者发表力弱，祛风力强，凡在表之风均可应用。常用于各类皮肤病兼有风邪者，与辛温药共用可发散风寒，与寒凉药共用可驱散风热，且能佐制苦寒药之寒凉。

【使用注意】表虚自汗、阴虚头痛者忌服。

【各家论述】《本草纲目》：荆芥，入足厥阴经气分，其功长于祛风邪，散瘀血，破结气，消疮毒。盖厥阴乃风木也，主血而相火寄之。故风病、血病、疮病为要药。

《本草汇言》：荆芥，轻扬之剂，散风清血之药也。……凡一切风毒之证，已出未出，欲散不散之际，以荆芥之生用，可以清之。……凡一切失血之证，已止未止，欲行不行之势，以荆芥之炒黑，可以止之。大抵辛香可以散风，苦温可以清血，为血中风药也。

防风

味辛、甘，性温。

【功效】解表祛风，胜湿，止痉。

【应用体会】防风解表以祛风为长，既能散风寒，又能发散风热，与荆芥作用相仿，故两药往往配合应用。防风一药，顾名思义，是治风止痛的药物。它既能祛风寒而解表，又能祛风湿而止痛。因它微温而不燥，药性较为缓和，可与荆芥、薄荷、连翘、山栀、黄芩等同用，治疗风热血热之银屑病、玫瑰糠疹、多形红斑等病。荆芥与防风常同用于祛风解表，有如麻黄配桂枝以发汗解表，也是取它相须的作用。但荆、防发散之力不如麻、桂，作用较为缓和。荆、防两药相比，则荆芥发汗之力较强，而防风祛风止痛之功较好。防风炒炭，可温经止血，用于脾胃虚寒之过敏性紫癜。

【使用注意】血虚痉急或头痛不因风邪者忌服。

【各家论述】李杲：防风，治一身尽痛，随所引而至，乃风药中润剂也。若补脾胃，非此引用不能行。凡脊痛项强，不可回顾。腰似折，项似拔者，乃手足太阳证，正当用防风。凡疮在胸膈以上，虽无手足太阳证亦当用之，为能散结去上部风。患者身体拘蜷者风也，诸疮见此证，亦须用之。钱仲阳泻黄散中倍用防风者，乃于土中泻木也。防风能制黄芪，黄芪得防风其功愈大，乃相畏而相使也。

生姜

味辛，性微温。

【功效】解表散寒，温中止呕，化痰止咳。

【应用体会】生姜解表祛邪，调和营卫。健脾和胃，和中防变。生姜能解鱼蟹毒，单用或配紫苏同用，常用于鱼虾蟹过敏患者。生姜性温，与寒凉药配伍可减轻寒凉药对胃肠刺激，防止患者服用寒凉药后腹泻。生姜皮：即生姜的外皮，性味辛凉，有利尿消肿之功效，常用于荨麻疹。

【使用注意】阴虚内热者忌服。

【各家论述】《神农本草经疏》：生姜所禀，与干姜性气无殊，其消痰、止呕、出汗、散风、祛寒、止泄、疏肝、导滞，则功优于干姜。

《神农本草经》：去臭气，通神明。

紫苏

味辛，性温。

【功效】散寒解表，宣肺化痰，行气和中，安胎，解鱼蟹毒。

【应用体会】紫苏可发散风寒，常用于荨麻疹，尤其适用于对鱼虾蟹过敏患者，常联合生姜解鱼虾蟹毒。

【使用注意】温病及气弱者忌服。

【各家论述】《本草正义》：紫苏，芳香气烈。外开皮毛，泄肺气而通腠理；上则通鼻塞，清头目，为风寒外感灵药；中则开胸膈，醒脾胃，宣化痰饮，解郁结而利气滞。今人恒以茎、叶、子三者分主个症。盖此物产地不同，形状亦别，多叶者其茎亦细，而茎秆大者，则叶又少，故分析辨治，尤为精切。叶本轻扬，则风寒外感用之，疏散肺闭，宣通肌表，泄风化邪，最为敏捷。茎则质坚，虽亦中空，而近根处伟大丰厚，巨者径寸，则开泄里气用之，解结止痛，降逆定喘，开胃醒脾，固与开泄外感之旨不同。而子则滑利直下，降气消痰，止嗽润肺，又是别有意味。此今人选药之密，已与宋金元明不同，不可谓非药物学之进境者。

二、祛风热类

桑叶

味甘、苦，性寒。

【功效】疏散风热，清肺润燥，清肝明目。

【应用体会】常用于面部皮炎及皮肤干燥脱屑性皮肤病，如激素依赖性皮炎、老年瘙痒症。其凉血止汗，可用于汗疱疹。

【使用注意】腹部阴寒、内无实热、大便溏泻、风寒咳嗽者忌服。

【各家论述】《本草从新》：滋燥，凉血，止血。

《神农本草经疏》：桑叶，甘所以益血，寒所以凉血，甘寒相合，故下气而益阴，是以能主阴虚寒热及因内热出汗。其性兼燥，故又能除脚气水肿，利大小肠，除风。经霜则兼清肃，故又能明目而止渴。发者血之余也，益血故又能长发，凉血故又止吐血。合痈口，罨穿掌，疗汤火，皆清凉补血之功也。

薄荷

味辛，性凉。

【功效】散风热，清头目，利咽喉，透疹，解郁。

【应用体会】薄荷走表，可清风热，临床常用于面部皮炎，其透疹解表，常用于发疹性病毒疹，另外其善解肝气郁结，常用于肝郁气滞证，如面部黄褐斑。

【使用注意】阴虚血燥、肝阳偏亢、表虚汗多者忌服。

【各家论述】《食性本草》：能引诸药入营卫。疗阴阳毒、伤寒头痛。

王好古：能搜肝气。又主肺盛有余，肩背痛及风寒汗出。

《药品化义》：薄荷，味辛能散，性凉而清，通利六阳之会首，祛除诸热之风邪。取其性锐而轻清，善行头面，用治失音，疗口齿，清咽喉。同川芎达巅顶，以导壅滞之热。取其气香而得窍，善走肌表，用消浮肿，散肌热，除背痛，引表药入营卫以疏结滞之气。

菊花

味甘、苦，性微寒。

【功效】疏风，清热，明目，解毒。

【应用体会】菊花既能散外风又能清内风，外散风热可用于单纯疱疹风热、面部带状疱疹、丹毒，内能祛肝风，可用于面部皮炎肝热证。

【使用注意】气虚胃寒、食少泄泻之病，宜少用之。

【各家论述】《神农本草经疏》：菊花专制风木，故为去风之要药。苦可泄热，甘能益血，甘可解毒，平则兼辛，故亦散结，苦入心、小肠，甘入脾、胃，平辛走肝、胆，兼入肺与大肠。其主风头眩、肿痛、目欲脱、泪出、皮肤死肌、恶风、湿痹者，诸风掉眩，皆属肝木，风药先入肝，肝开窍于目，风为阳邪，势必走上，血虚则热，热则生风，风火相搏故也。腰痛去来陶陶者，乃血虚气滞之候，苦以泄滞结，甘以益血脉，辛平以散虚热也。其除胸中烦热者，心主血，虚则病烦，阴虚则热收于内，故热在胸中，血益则阴生，阴生则烦止，苦辛能泄热，故烦热并解。安肠胃，利五脉，调四肢，利血气者，即除热，祛风，益血，入心，入脾，入肝之验也。生捣最治疗疮，血线疗尤为要药，疗者风火之毒也。

蝉蜕

味甘咸，性凉。

【功效】宣散风热，透疹利咽，退翳明目，祛风止痉。

【应用体会】蝉蜕有很好祛风止痒作用，临床荨麻疹应用较多，其他可用于面部皮炎，或夜间瘙痒性皮肤病。用量宜大。

【使用注意】皮肤干燥患者注意配伍滋阴药物应用。

【各家论述】《本草纲目》：治头风眩运，皮肤风热，痘疹作痒，破伤风及疗肿毒瘤，大人失音，小儿噤风天吊，惊哭夜啼，阴肿。

浮萍

味辛，性寒。

【功效】发汗，祛风，行水，清热，解毒。

【应用体会】浮萍具有祛风止痒的功效，可以很好地缓解荨麻疹皮肤瘙痒的症状。浮萍入肺经和膀胱经，能缓解水肿的现象，它还能起到祛风清热以及利水的作用。浮萍还有发汗、清热、解毒等多种功能，是治疗时行病发热、斑疹透发不畅、风热瘾疹、皮肤瘙痒、疮癣、丹毒、烫伤等疾病的要药。《本草衍义补遗》认为它"发汗尤甚麻黄"。还有古医籍记载，它有良好的解酒和促须发生长的作用，临床可用于酒后荨麻疹及白癜风治疗。

【使用注意】表虚而自汗者勿用。高血压患者注意监测血压。

【各家论述】《神农本草经疏》：水萍，其体轻浮，其性清燥，能祛湿热之药也。热气郁于皮肤则作痒，味辛而气清寒，故能散皮肤之湿热也。寒能除热，燥能除湿，故下水气。酒性湿热，而萍之质不沉于水，其气味辛寒，轻清而散，故能胜酒。血热则须发焦枯而易堕，凉血则营气清而须发自长矣。《别录》主消渴者，以湿热之邪去，则津液自生，而渴自止也。其曰下气，以沐浴生毛发者，亦以寒能除热，凉血之验也。

葛根

味甘、辛，性凉。

【功效】解肌退热，生津，透疹，升阳止泻。

【应用体会】葛根轻清升散，药性升发，升举阳气，鼓舞机体正气上升，津液布行。升发脾胃清阳之气而止渴，故常用于治疗糖尿病相关性皮肤病。俗话说"北有人参，南有葛根"。葛根为皮肤科美容第一要药，具有美白、丰胸等作用。

【使用注意】虚寒患者慎用。

【各家论述】《药品化义》：葛根，根主上升，甘主散表，若多用二三钱，能理肌肉之邪，开发腠理而出汗，属足阳明胃经药，治伤寒发热，鼻干口燥，目痛不眠，疟疾热重。盖麻黄、紫苏专能攻表，而葛根独能解肌耳。因其性味甘凉，能鼓舞胃气，若少用五六分，治胃虚热渴，酒毒呕吐，胃中郁火，牙疼口臭。或佐健脾药，有醒脾之力。且脾主肌肉，又主四肢，如阳气郁遏于脾胃之中，状非表证，饮食如常，但肌表及四肢发热如火，以此同升麻、柴胡、防风、羌活，升阳散火，清肌退热，薛立斋常用剂也。若金疮、若中风、若痉病以致口噤者，捣生葛根汁，同竹沥灌下即醒，干者为末，酒调服亦可。痘疮难出，以此发之甚捷。

三、祛风湿类

羌活

味辛、苦，性温。

【功效】散表寒，祛风湿，利关节。

【应用体会】羌活常用于银屑病及银屑病性关节炎，其祛风散寒力强，常与独活联合使用。

【使用注意】阴虚血燥者慎服。

【各家论述】《本草汇言》：羌活功能条达肢体，通畅血脉，攻彻邪气，发散风寒风湿。故疡证以之能排脓托毒、发溃生肌；目证以之治羞明隐涩、肿痛难开；风证以之治痿、痉、癫痫、麻痹厥逆。盖其体轻而不重，气清而不浊，味辛而能散，性行而不止，故上行于头，下行于足，遍达肢体，以清气分之邪也。

《品汇精要》：主遍身百节疼痛，肌表八风贼邪，除新旧风湿，排腐肉疽疮。

独活

味辛、苦，性微温。

【功效】祛风，胜湿，散寒，止痛。

【应用体会】本药与羌活作用相似，其祛风胜湿力强，两者常联合使用，用于各种皮肤疾病伴风寒湿证，如斑块型银屑病、关节型银屑病。与清热解毒药联合使用可治疗风湿热证之多形红斑、玫瑰糠疹等。

【使用注意】阴虚血燥者慎服。

【各家论述】《本草求真》：独活，辛苦微温，比之羌活，其性稍缓，凡因风干足少阴肾经，伏而不出，发为头痛，则能善搜而治矣，以故两足湿痹，不能动履，非此莫瘥，风毒齿痛，头眩目晕，非此莫攻，因其所胜而为制也。且有风自必有湿，故羌则疗水湿游风，而独则疗水湿伏风也。羌之气清，行气而发散营卫之邪，独之气浊，行血而温养营卫之气。羌有发表之功，独有助表之力。羌行上焦而上理，则游风头痛，风湿骨节疼痛可治，独行下焦而下理，则伏风头痛，两足湿痹可治。二活虽属治风，而用各有别，不可不细审耳。

白芷

味辛，性温。

【功效】散风除湿，通窍止痛，消肿排脓。

【应用体会】白芷常用于色素类疾病，美白常外用，白癜风常内服。其性温，可用于寒性过敏性疾病。其消肿排脓作用较优，可用于痈疽疖肿及痤疮结节囊肿。

【使用注意】阴虚血热者忌服。

【各家论述】《滇南本草》：祛皮肤游走之风，止胃冷腹痛寒痛，周身寒湿疼痛。

雷公藤

味苦、辛，大毒。

【功效】祛风除湿，活血通络，消肿止痛，杀虫解毒。

【应用体会】雷公藤有大毒，有大效，是皮肤科临床解决疑难重症的一把利刃。我科应用雷公藤历史较久，应用范围广泛。临床雷公藤饮片应用较少，因其用法、用量、质量及不良反应不容易控制，目前常用雷公藤多苷片口服。雷公藤多苷片有抗炎及抑制细胞免疫和体液免疫等作用，常与糖皮质激素合用能增强作用并减少不良反应，对皮肤科过敏性疾病（如皮炎湿疹、慢性荨麻疹、过敏性紫癜等）、结缔组织病（如红斑狼疮、皮肌炎等）、银屑病、白癜风、斑秃、血管炎、大疱病等有较好疗效，也用于类银屑病性关节炎、白塞综合征等。

【使用注意】

（1）儿童、育龄期有孕育要求者、孕妇和哺乳期妇女禁用。

（2）心、肝、肾功能不全者禁用；严重贫血、白细胞和血小板降低者禁用。

（3）胃、十二指肠溃疡活动期患者禁用。

（4）严重心律失常者禁用。

【各家论述】《湖南药物志》. 杀虫，消炎，解毒。

第四节　凉血类

一、凉血解毒类

大青叶

味苦，性寒。

【功效】清热解毒，凉血消斑。

【应用体会】本品清热凉血消斑力强，常用于各类皮肤病急性期皮疹色鲜红之血热证，尤其是急性湿疹、急性接触性皮炎、急性进展期银屑病、玫瑰糠疹、红皮病等。本品寒凉，中病即止。脾胃不足者应用本品时常佐以干姜及山药。

【使用注意】脾胃虚寒者忌服。

【各家论述】《本草正义》：蓝草，味苦气寒，为清热解毒之上品，专主温邪热病，实热蕴结，及痈疡肿毒诸证，可以服食，可以外敷，其用甚广。又能杀虫，疗诸虫毒螫者，盖百虫之毒，皆由湿热凝结而成，故凡清热之品，即为解毒杀虫之品。又凡苦寒之物，其性多燥，苟有热盛津枯之病，苦寒在所顾忌，而蓝之鲜者，大寒胜热而不燥，尤为清火队中驯良品也。

玄参

味甘、苦、咸，性微寒。

【功效】清热凉血，滋阴降火，解毒散结。

【应用体会】玄参为凉血常用药，其兼有滋阴解毒功效，常用于银屑病伴热毒证者。玄参用量可用到30g，但注意部分脾胃虚弱患者用后容易腹泻。

【使用注意】脾胃有湿及脾虚便溏者忌服。

【各家论述】《本草正义》：玄参，禀至阴之性，专主热病，味苦则泄降下行，故能治脏腑热结等证。味又辛而微咸，故直走血分而通血瘀。亦能外行于经隧，而消散热结之痈肿。寒而不峻，润而不腻，性情与知、柏、生地近似，而较为和缓，流弊差轻。玄参赋禀阴寒，能退邪热，而究非滋益之品。《别录》

所称补虚益精等辞，已觉言之过甚，乃《日华》竟称其补劳损，而景岳直谓其甘能滋阴，濒湖且谓与地黄同功，俗医遂用之于阴虚劳怯，则无根之火岂宜迎头直折，速其熄灭？且当时并不显见其害，甚且浮游之火受其遏抑，而咳呛等症，亦或少少见瘥，昧者方且归功于滋阴降火，而不知一线生阳，已渐消灭，从此不可救疗矣。此阴柔之害，与肆用知、柏者相等，则滋阴二字误之也。疗胸膈心肺热邪，清膀胱肝肾热结。疗风热之咽痛，泄肝阳之目赤，止自汗盗汗，治吐血衄血。

二、滋阴凉血类

生地黄

味甘、苦，性微寒。

【功效】滋阴清热，凉血补血。

【应用体会】鲜地黄清热凉血作用大，干生地滋阴凉血作用大，生地黄炭可凉血止血并清血分毒热。鲜生地黄配金银花、连翘等可清热解毒凉血，治疗痈疖丹毒等感染性皮肤病；干生地配青蒿、地骨皮等可滋阴凉血，清血分毒热，用于严重皮肤病后低热不退及面部潮红等敏感皮炎；配侧柏叶、生荷叶可凉血止血用于银屑病、玫瑰糠疹、过敏性紫癜、急性湿疹等血热毒盛皮肤发斑；配黄芩、牡丹皮用于急性湿疹、急性皮炎等红斑类皮肤病；配玄参、麦冬可用于热盛伤阴引起的红皮病、干燥综合征、红斑狼疮等。现代药理研究发现，本品含甘露醇、葡萄糖、地黄素、生物碱等物质，在试管内对一些浅部真菌有一定抑制作用。《备急千金要方》中之犀角地黄汤（犀角、生地黄、芍药、牡丹皮），清热凉血、解毒散瘀，专清血分之热，可治血热炽盛的皮肤病。

【使用注意】脾虚泄泻、胃虚食少、胸膈多痰者慎服。

【各家论述】《本经逢原》：干地黄，内专凉血滋阴，外润皮肤荣泽，患者虚而有热者宜加用之。戴元礼曰，阴微阳盛，相火炽强，来乘阴位，日渐煎熬，阴虚火旺之证，宜生地黄以滋阴退阳。浙产者，专于凉血润燥，患者元气本亏，因热邪闭结，而舌干焦黑，大小便秘，不胜攻下者，用此于清热药中，通其秘结最佳，以其有润燥之功，而无滋腻之患也。

《神农本草经百种录》：地黄，专于补血，血补则阴气得和而无枯燥拘牵之疾矣。古方只有干地黄、生地黄，从无用熟地黄者。熟地黄乃唐以后制法，以之加入温补肾经药中，颇为得宜，若于汤剂及养血凉血等方，甚属不合。盖地黄专取其性凉而滑利流通，熟则腻滞不凉，全失其本性矣。又仲景《伤寒》

一百十三方，唯复脉用地黄。盖伤寒之病，邪从外入最忌滋滞，即使用补，必兼疏拓之性者方可入剂，否则邪气向里，必有遗害。

石膏

味甘、辛，性大寒。

【功效】生用解肌清热，除烦止渴。

【应用体会】石膏，中药名。为含水硫酸钙（$CaSO_4 \cdot 2H_2O$）的矿石。生用具有清热泻火、除烦止渴之功效；煅用具有敛疮生肌、收湿、止血之功效，临床常与黄柏配伍制成油调散外用治疗未溃之疖肿、痤疮。生石膏善清皮肤热，是治疗皮肤发斑要品，常用于过敏性皮肤病及发热性皮肤病，用量30~60g，重症可用到120g。

【使用注意】脾胃虚寒及血虚、阴虚发热者忌服。

【各家论述】《神农本草经疏》:《名医别录》除时气头痛身热，三焦大热，皮肤热，肠胃中膈气，解肌发汗，止消渴烦逆，腹胀暴气，喘息咽热者，以诸病皆由足阳明胃经邪热炽盛所致，唯喘息咽热，略兼手太阴病，此药能散阳明之邪热，降手太阴之痰热，故悉主之也。甄权亦用以治伤寒头痛如裂，壮热如火。《日华子》用以治天行热狂，头风旋，揩齿。东垣用以除胃热肺热，散阳邪，缓脾益气者，邪热去则脾得缓而元气回也。洁古又谓止阳明经头痛发热恶寒，日晡潮热，大渴引饮，中暑及牙痛者，无非邪在阳明经所生病也，理阳明则�不济矣。足阳明主肌肉，手太阴主皮毛，故又为发斑发疹之要品。若用之渺少，则难责其功，世医罔解，兹特表而著之。石膏本解实热，祛暑气，散邪热，止渴除烦之要药。温热二病，多兼阳明，若头痛、遍身骨痛而不渴不引饮者，邪在太阳也，未传阳明不当用。七八日来，邪已结里，有燥粪，往来寒热，宜下者勿用。暑气兼湿作泄，脾胃弱甚者勿用。疟邪不在阳明则不渴，亦不宜用。产后寒热由于血虚或恶露未尽；骨蒸劳热由于阴精不足，而不由于外感；金疮、下乳，更非其职；宜详察之，并勿误用。

知母

苦、甘，寒。

【功效】滋阴降火，润燥滑肠。

【应用体会】知母的清热作用，颇为显著。其特点有三：一是既能清热泻火，又能滋阴润燥。这是与黄芩等苦燥药的明显不同之处。常用知母与生地相配，以滋阴清热，治疗面部激素性皮炎、银屑病等皮肤干燥症；治疗糖尿病多发疮疖，可与银花同用，银花有解毒作用，二者为伍，相得益彰。二是既能退实热，也能退虚热，这与白薇仅退虚热，龙胆草单泻实火又有区别。如发热性皮肤病，风温邪入气分，可用知母合石膏、银花、连翘、黄芩、山栀等以清气退热。如热邪伤阴，骨蒸潮热，可用知母合银柴胡、白薇、青蒿等以清虚热，除骨蒸，常用于红斑狼疮等伴慢性发热性疾病。三是既能清上焦肺火，又能清中焦胃火，泻下焦肾火。临床上治疗面部激素性皮炎、痤疮、酒渣鼻之面部潮红，知母常合黄芩、牡丹皮、白茅根以清热凉血。桂枝、川乌、赤白芍、知母、生地等寒温并投，治疗关节型银屑病效果较好。

【使用注意】脾胃虚寒、大便溏泄者忌服。

【各家论述】《医学衷中参西录》：知母原不甚寒，亦不甚苦，尝以之与黄芪等份并用，则分毫不觉凉热，其性非大寒可知。又以知母一两加甘草二钱煮饮之，即甘胜于苦，其味非大苦可知。寒、苦皆非甚大，而又多液，是以能滋阴也。有谓知母但能退热，不能滋阴者，犹浅之平视知母也。是以愚治热实脉数之证，必用知母，若用黄芪补气之方，恐共有热不受者，亦恒辅以知母。

三、凉血活血类

赤芍

味苦，性微寒。

【功效】清热凉血，活血祛瘀。

【应用体会】赤芍能清血分实热，散瘀血留滞。本品功能与丹皮相近，故常与丹皮相须为用。但丹皮清热凉血的作用较佳，既能清血分实热，又能治阴虚发热；而赤芍只能用于血分实热，以活血散瘀见长。二者合用常用于皮肤病血热证，如面部激素依赖性皮炎、银屑病等。

【使用注意】血虚无瘀之证及痈疽已溃者慎服。

【各家论述】《药品化义》：赤芍，味苦能泻，带酸入肝，专泻肝火。盖肝藏血，用此清热凉血。入洞然汤，治暴赤眼；入犀角汤，清吐衄血；入神仙活命饮，攻诸毒热壅，以消散毒气；入六一顺气汤，泻大肠闭结，使血脉顺下。以其能主降，善行血滞，调女人之经，消瘀通乳；以其性禀寒，能解热烦，祛内停之湿，利水通便。较白芍味苦重，但能泻而无补。

茜草

味苦，性寒。

【功效】凉血，止血，祛瘀，通经。

【应用体会】常用于既有血热又有瘀血之过敏性紫癜及血管炎，用其既能凉血又能活血之力。茜草能凉血化瘀以消散疮痈，治热毒疮疡或乳痈，常配蒲公英、金银花、紫花地丁等药；治痔疮肿痛，常配大黄、虎杖、地榆等药。皮肤科临床配紫草、白茅根治疗血热引起的皮肤病（见紫草）；配大蓟、小蓟、牡丹皮重在凉血止血，可治疗出血性疾患、紫癜、血管炎等；配桃仁、红花、赤芍可活血通络，治疗皮肤肿痛及结节性红斑、风湿性红斑等。

【使用注意】脾胃虚寒及无瘀滞者慎服。

【各家论述】《药鉴》：茜草，疗中多蛊毒，治跌扑损伤。吐下血如烂肝，凝积血成瘀块，虚热崩漏不止，劳伤吐衄时来，室女经滞不行，妇人产后血晕，治之皆愈。大都皆血家药也，故血滞者能行之，血死者能活之。痘家红紫干枯者，用之于活血药中甚妙。外证疮疖痈肿者，用之于排脓药中立效。其曰除乳结为痈者何？盖乳者血之所为也，用此剂以行之，则血行而痈自散矣。

牡丹皮

味苦、辛，性微寒。

【功效】清热凉血，活血化瘀。

【应用体会】牡丹皮善清血，而又活血，因而有凉血散瘀的功效，使血流畅而不留瘀，血热清而不妄行，故对血热炽盛、肝肾火旺及瘀血阻滞等证，都为要药。本品配鲜生地，能清热凉血；配大生地，则滋肾泻火；配山栀，则清肝泄热；配赤芍、桃仁，则活血散瘀；配侧柏叶、鲜茅根，则凉血止血。

治血热妄行，常与鲜茅根、侧柏叶、山栀等同用治疗过敏性紫癜急性期。对于疮痈肿毒、带状疱疹等症，可配合清热解毒药，如金银花、连翘、地丁草之类。皮肤科临床配犀角（水牛角代）、赤芍、生地黄治疗血热炽盛，皮肤发斑的疾病，如红皮病、药疹、系统性红斑狼疮急性发作、皮肌炎急性发作等；配青蒿、地骨皮可治热伏血分、夜热早凉或低热缠绵的皮肤病，如白塞综合征、系统性红斑狼疮后期等；配桂枝、桃仁、茯苓可活血行瘀，用于血管炎、结节性红斑、硬红斑等。

【使用注意】血虚有寒、孕妇及月经过多者慎服。

【各家论述】《神农本草经疏》：牡丹皮，其味苦而微辛，其气寒而无毒，辛以散结聚，苦寒除血热，入血分，凉血热之要药也。寒热者，阴虚血热之候也。中风瘛疭、痉、惊痫，皆阴虚内热，营血不足之故。热去则血凉，凉则新血生、阴气复，阴气复则火不炎而无因热生风之症矣，故悉主之。痈疮者，热壅血瘀而成也。凉血行血，故疗痈疮。辛能散血，苦能泻热，故能除血分邪气，及癥坚瘀血留舍肠胃。脏属阴而藏精，喜清而恶热，热除则五脏自安矣。《别录》并主时气头痛客热，五劳劳气，头腰痛者，泄热凉血之功也。甄权又主经脉不通，血沥腰痛，此皆血因热而枯之候也。血中伏火，非此不除，故治骨蒸无汗，及小儿天行痘疮，血热。东垣谓心虚肠胃积热，心火炽甚，心气不足者，以牡丹皮为君，亦此意也。

紫草

味甘、咸，性寒。

【功效】凉血，活血，解毒透疹。

【应用体会】紫草功能凉血活血、清热解毒透疹，长于清理血分之热，可治一切血热妄行之实火病，一般用量10~15g。紫草主要化学成分为以紫草素为主的多种萘醌类化合物，药理研究发现其有抑菌、抗病毒作用，抗肿瘤作用，抗炎与调节免疫作用，抗生育与降血糖作用。皮科临床主要用于清血热，配赤芍、槐花、白茅根、生地黄，更加强凉血之功效，常用于血热型银屑病、结节性红斑、过敏性紫癜、玫瑰糠疹等红斑出血性疾患。配大青叶、板蓝根可治扁平疣。配金银花、连翘、蒲公英可凉血解毒，用于疮痈疖肿等皮肤感染性疾患及丹毒；配山豆根、牛蒡子可治疗咽喉肿痛。而其他病毒性、炎症性、免疫失调性皮肤病，也可以根据紫草的药理研究灵活应用。若治皮肤糜烂结痂，可用本品以植物油浸泡，滤取油液，外涂患处，或配黄柏、丹皮、大黄等药，麻油熬膏外搽。

【使用注意】胃肠虚弱、大便滑泄者慎服。

【各家论述】《本草正义》：紫草，气味苦寒，而色紫入血，故清理血分之热。古以治脏腑之热结，后人则专治痘疡，而兼疗斑疹，皆凉血清热之正旨。杨仁斋以治痈疡之便闭，则凡外疡家血分实热者，皆可用之。且一切血热妄行之实火病，及血痢、血痔、溲血、淋血之气壮邪实者，皆在应用之例。而今人仅以为痘家专药，治血热病者，治外疡者，皆不知有此，疏矣。

凌霄花

味甘、酸，性寒。

【功效】清热凉血，化瘀散结，祛风止痒。

【应用体会】可治血热生风之瘙痒，一般用量5~10g。皮肤科临床配鸡冠花、玫瑰花可凉血活血泻血热，治疗酒渣鼻、痤疮及颜面红斑类皮肤病；配白茅根、紫草可加强凉血之效，治疗玫瑰糠疹、日光性皮炎等。方剂选用：凌霄花、栀子同用可治疗皮肤瘙痒；凌霄花研细末配密陀僧面等份外涂亦可治酒渣鼻。

【使用注意】气血虚弱及孕妇忌服。

【各家论述】《本经逢原》：凌霄花，颏痛血闭，血气刺痛，厉风恶疮多用之，皆取其散恶血之功也。

四、凉血止血类

槐花

味苦，性微寒。

【功效】凉血止血，清肝泻火。

【应用体会】功能清热凉血止血，长于清大肠热，一般用量 15~30g。皮肤科临床配生地黄、紫草可加强清热凉血作用，多用于血热性皮肤病如急性银屑病、过敏性紫癜、多形红斑、玫瑰糠疹等；配黄芩可清肺经之热，治疗急性皮炎、急性湿疹等；配荆芥穗可治紫癜。现代药理学研究本品含芸香苷、槐花二醇、葡萄糖和葡萄糖醛酸及鞣质，可减少毛细血管通透性；有抗炎作用，可使毛细血管致密，抑制渗出。本品在试管内对病毒及浅部真菌有抑制作用。槐花散：槐花、柏叶、荆芥穗、枳壳，清热止血、疏风利气，可治皮肤紫癜及其他出血性皮肤病。

【使用注意】脾胃虚寒者慎服。

【各家论述】《本草正》：凉大肠，杀疳虫。治痈疽疮毒，阴疮湿痒，痔漏，解杨梅恶疮，下疳伏毒。

侧柏叶

味苦、涩，性寒。

【功效】凉血止血，祛风湿，散肿毒，生发乌发。

【应用体会】治疗出血性紫癜常炒炭用，外用制成酊剂主要治疗白发及脱发。

【使用注意】阴虚肺燥、因咳动血者勿用。

【各家论述】《本草汇言》：侧柏叶，止流血，去风湿之药也。凡吐血、衄血、崩血、便血，血热流溢于经络者，捣汁服之立止；凡历节风痹周身走注，痛极不能转动者，煮汁饮之即定。唯热伤血分与风湿伤筋脉者，两病专司其用。但性味苦寒多燥，如血病系热极妄行者可用，如阴虚肺燥，因咳动血者勿用也。

如痹病系风湿闭滞者可用，如肝肾两亏，血枯髓败者勿用也。

白茅根

味甘，性寒。

【功效】凉血，止血，清热，利尿。

【应用体会】白茅根多生在水湿之地，其根深入土壤深层，药性甘寒，凉血药中不可多得的上品，尤其鲜白茅根凉血力大，皮肤科血热证均可应用，尤其适于儿童血热证，不易伤正。

【使用注意】脾胃虚寒、溲多不渴者忌服。

【各家论述】《本草正义》：白茅根，寒凉而味甚甘，能清血分之热，而不伤干燥，又不黏腻，故凉血而不虑其积瘀，以主吐衄呕血。泄降火逆，其效甚捷，故又主胃火哕逆呕吐，肺热气逆喘满。且甘寒而多脂液，虽降逆而异于苦燥，则又止渴生津，而清涤肺胃肠间之伏热，能疗消谷燥渴。又能通淋闭而治溲血下血，并主妇女血热妄行，崩中淋带。又通利小水，泄热结之水肿，导瘀热之黄疸，皆甘寒通泄之实效。然其甘寒之力，清泄肺胃，尤有专长，凡齿痛龈肿，牙疳口舌诸疮，及肺热郁窒之咽痛腐烂诸证，用以佐使，功效最著，而无流弊。

第五节　活血类

大黄

味苦，性寒。

【功效】泻热通肠，凉血解毒，逐瘀通经。

【应用体会】大黄在中医临床应用广泛。皮肤科生大黄用于实热便秘痤疮、湿热酒渣鼻、血热紫癜、痈肿疔疮，外治水火烫伤；酒大黄善清上焦血分热毒，用于面部痤疮、皮炎、带状疱疹及面部丹毒。熟大黄泻下力缓，泻火解毒，用于火毒疮疡。大黄炭凉血化瘀止血，用于血热有瘀紫癜及血管炎。皮肤科外用大黄机会较多，临床常配硫黄制成颠倒散外用于痤疮等皮肤结节性疾病。

【使用注意】凡表证未罢，血虚气弱，脾胃虚寒，无实热、积滞、瘀结，以及胎前、产后，均应慎服。

【各家论述】《神农本草经》：味苦寒。主下瘀血，血闭，寒热，破癥瘕积聚，留饮，宿食，荡涤肠胃，推陈致新，通利水谷，调中化食，安和五脏。生山谷。

《药鉴》：气寒味苦，气味俱浓，无毒，沉也，阴中阴也。属水与火，入手足阳明经，酒浸入太阳，酒洗入阳明。通闭结灵丹，驱邪实效方。与桃仁同用，则导瘀血。与枳壳同用，则除积气。入痰火药，更能滚痰。入消食药，即能推陈。生用则通肠胃壅结热，熟用则治诸毒疮疡，久不收口。盖以诸毒疮疡，皆属心火，大黄熟用，则能泻心火，且宣气消肿，而除结热之在上者。其性沉而不浮，其用走而不守，有推陈致新之功，有斩关夺将之能，故名之曰将军。

丹参

味苦，性微寒。

【功效】活血祛瘀，调经止痛，养血安神，凉血消痈。

【应用体会】丹参是临床最常用活血化瘀药，可用于一切瘀血证，尤其适用于兼有血热之瘀血证，另外其有养血和血之功，可用于疾病后期热邪伤血证，临床常用其提取物丹参酮注射液治疗各种血瘀证，如银屑病、带状疱疹、慢性湿疹。

【使用注意】无瘀血者慎服。

【各家论述】《日华子本草》：养神定志，通利关脉。治冷热劳，骨节疼痛，四肢不遂；排脓止痛，生肌长肉；破宿血，补新生血；安生胎，落死胎；止血崩带下，调妇人经脉不匀，血邪心烦；恶疮疥癣，瘿赘肿毒，丹毒；头痛，赤眼，热温狂闷。

桃仁

味苦、甘，性平。

【功效】破血行瘀，润燥滑肠。

【应用体会】桃仁质润，常用于湿疹、瘙痒症、银屑病、脂溢性皮炎等血瘀血燥证。

【使用注意】孕妇忌服。

【各家论述】《药品化义》：桃仁，味苦能泻血热，体润能滋肠燥。若连皮研碎多用，走肝经，主破蓄血，逐月水，及遍身疼痛，四肢木痹，左半身不遂，左足痛甚者，以其舒经活血行血，有祛瘀生新之功，若去皮捣烂少用，入大肠，治血枯便闭，血燥便难，以其濡润凉血和血，有开结通滞之力。

红花

味辛，性温。

【功效】活血通经，祛瘀止痛。

【应用体会】红花性偏温燥，善上行，临床常与桃仁配伍，桃仁性润质重善下行，故两者配伍可增强活血之力，减少红花温燥之不良反应。另外红花用于面部皮炎，一取其花性善上行，二取其性温可佐制寒性药物，防止寒性凝滞。

【使用注意】孕妇忌服。

【各家论述】《药品化义》：红花，善通利经脉，为血中气药，能泻而又能补，各有妙义。若多用三四钱，则过于辛温，使血走散。同苏木逐瘀血，合肉桂通经闭，佐归、芍治遍身或胸腹血气刺痛，此其行导而活血也。若少用七八分，以疏肝气，以助血海，大补血虚，此其调畅而和血也；若只用二三分，入心以配心血，解散心经邪火，令血调和，此其滋养而生血也；分量多寡之义，岂浅鲜哉。

鸡血藤

味苦、甘，性温。

【功效】补血，活血，通络。

【应用体会】鸡血藤既可活血又能养血，故有和血之功。本品为豆科植物密花豆（大血藤、血风藤、三叶鸡血藤、九层风）的干燥藤茎，藤类有活血舒筋、调畅经络气血作用，可用于风湿诸症，常用于下肢坏死性血管炎及结节性红斑等血管炎性皮肤病。

【使用注意】阴虚火亢者慎用。

【各家论述】《本草纲目拾遗》：活血，暖腰膝，已风瘫。

益母草

味苦、辛，性微寒。

【功效】活血调经，利尿消肿。

【应用体会】本品味苦性微寒，功能活血清热，解毒利湿。治皮肤痒疹、湿疮，可单用煎汤外洗，或鲜品捣烂外敷，亦可配地肤子、白鲜皮、苦参等同用。本品苦泄辛行，功能活血祛瘀，治面斑，可单用，或配伍柴胡、香附、郁金等疏肝、活血药同用，或配伍当归、白芍、川芎等补血活血调经同用。此外，还治粉刺、蛇虫咬伤等。益母草的果实名茺蔚子，能活血调经，外用可祛斑。

【使用注意】阴虚血少者忌服。

【各家论述】《神农本草经》：主瘾疹痒。

《本草求原》：清热，凉血，解毒。

《本草汇言》：益母草，行血养血，行血而不伤新血，养血而不滞瘀血，诚为血家之圣药也……又疮肿科以之消诸毒，解疔肿痈疽，以功能行血而解毒也。

第六节　化痰类

半夏

味辛，性温，有毒。

【功效】燥湿化痰，降逆止呕，消痞散结。

【应用体会】本品味辛性温而燥，为燥湿化痰、温化寒痰要药，尤善治脏腑湿痰，可用于素体痰湿体质或者后期湿热煎熬成痰见斑块型银屑病、结节性痒疹患者。本品外用能消肿散结止痛，可用于痈疽肿毒，毒蛇咬伤。

【使用注意】一切血证及阴虚燥咳、津伤口渴者忌服。

【各家论述】《汤液本草》：半夏，俗用为肺药，非也。止吐为足阳明，除痰为足太阴，小柴胡中虽为止呕，亦助柴胡能主恶寒，是又为足少阳也，又助黄芩能去热，是又为足阳明也。往来寒热，在表里之中，故用此有各半之意，本以治伤寒之寒热，所以名半夏。经云，肾主五液，化为五湿，自入为唾，入肝为泣，入心为汗，入脾为痰，入肺为涕。有涎曰嗽，无涎曰咳，痰者因咳而动，脾之湿也。半夏能泄痰之标，不能泄痰之本，泄本者泄肾也。咳无形，痰有形，无形则润，有形则燥，所以为流湿润燥也。

白芥子

本品又名辣菜子，味辛，性温。

【功效】利气豁痰，温中散寒，通络止痛。

【应用体会】白芥子主要治疗寒痰证，其味辛，能祛皮里膜外、胁旁的寒痰结聚，可用于因寒痰结滞而起肿块、皮色不变、不热、不痛、不易移动的阴疽。还是穴位贴敷疗法中三伏贴的主要药物。

【使用注意】肺虚咳嗽、阴虚火旺者忌服。

【各家论述】《本草纲目》：利气豁痰，除寒暖中，散肿止痛。治喘嗽反胃，痹木脚气，筋骨腰节诸痛。

《本草分经》：辛温入肺。通行经络，发汗散寒，温中利气，豁痰。痰在胁下及皮里膜外者，非此不行。煎太熟则力减。

威灵仙

味辛、咸，性温。

【功效】祛风湿，通经络，消痰涎，散癖积。

【应用体会】威灵仙善祛十二经络之痰湿，散皮肤沉疴瘙痒之风，威喻其性，灵喻其效，仙喻其神。药威猛功效甚灵。本品生用以利湿祛痰、消诸骨鲠咽为主；酒炙后以祛风除痹、通经止痛为主。与丹参、石菖蒲配伍可治疗皮肤病痒痛，用于湿疹、银屑病、荨麻疹。

【使用注意】气虚血弱，无风寒湿邪者忌服。威灵仙鲜品特别是嫩汁对皮肤、黏膜有强烈的刺激作用。皮肤接触后出皮疹、水疱、溃烂，有人还会有过敏反应。

【各家论述】《本草纲目》：威灵仙，气温，味微辛咸。辛泄气，咸泄水，故风湿痰饮之病，气壮者服之有捷效，其性大抵疏利，久服恐损真气，气弱者亦不可服之。

《本草正义》：威灵仙，以走窜消克为能事，积湿停痰，血凝气滞，诸实宜之。味有微辛，故亦谓祛风，然唯风寒湿三气之留凝隧络，关节不利诸病，尚为合宜，而性颇锐利，命名之义，可想而知，乃唐人著《威灵仙传》竟谓治中风不语，手足不遂，口眼歪斜云云，则人有误会矣。

浙贝母

本品又名大贝，味苦，性寒。

【功效】清热化痰，散结解毒。

【应用体会】浙贝母清热散结化痰作用较强，是治疗痤疮结节的良药，另外皮肤疾病涉及痰热证均可应用浙贝母，如斑块型银屑病、结节性痒疹等。

【使用注意】寒痰、湿痰及脾胃虚寒者慎服。反乌头。

【各家论述】《本草正》：大治肺痈肺痿，咳喘，吐血，衄血，最降痰气，善开郁结，止疼痛，消胀满，清肝火，明耳目，除时气烦热，黄疸淋闭，便血溺血；解热毒，杀诸虫及疗喉痹，瘰疬，乳痈发背，一切痈疡肿毒，湿热恶疮，痔漏，金疮出血，火疮疼痛，较之川贝母，清降之功，不啻数倍。

第七节　疏肝理气类

柴胡

味苦，性微寒。

【功效】解表退热，疏肝解郁，升举阳气。

【应用体会】柴胡少用疏肝，多用清热解表，常用于皮肤科发热性疾病及伴寒热往来之疾病，亦可用于各类皮肤病伴肝气郁结不疏证，如银屑病、面部皮炎、湿疹、结节性痒疹、荨麻疹、瘙痒症等。

【使用注意】真阴亏损、肝阳上升者忌服。

【各家论述】《本草汇言》：银柴胡、北柴胡、软柴胡，气味虽皆苦寒，而俱入少阳、厥阴，然又有别也。银柴胡清热，治阴虚内热也；北柴胡清热，治伤寒邪热也；软柴胡清热，治肝热骨蒸也。其出处生成不同，其形色长短黑白不同，其功用内外两伤主治不同，胡前人混称一物，漫无分理？《日华子》所谓补五劳七伤，治久热羸瘦，与《经验方》治劳热，青蒿煎丸少佐柴胡，言银柴胡也。

郁金

味辛、苦，性寒。

【功效】行气化瘀，清心解郁，利胆退黄。

【应用体会】疏肝理气，常用于热证伴肝气郁结之证。

【使用注意】阴虚失血及无气滞血瘀者忌服，孕妇慎服。

【各家论述】《本草求真》：郁金，辛苦而平。诸书论断不一，有言此属纯阴，其论所治，皆属破气下血之说。有言性温不寒，其论所治，则有疗寒除冷之谓。究之，体轻气窜，其气先上行而微下达，凡有宿血凝积，及有恶血不堪之物，先于上处而行其气，若使其邪、其气、其痰、其血在于膈上而难消者，须审宜温、宜凉，同于他味兼为调治之。如败血冲心，加以姜汁童便；去心疯癫，明矾为丸、朱砂为衣之类。若使恶血、恶痰、恶瘀、恶淋、恶痔在于下部而难消者，俟其辛气既散，苦气下行，即为疏泄，而无郁滞羁留之弊矣。书云，此药纯阴而寒者，因性主下而言也。有云是药性温者，因气味辛香，主上而言也。各有论说不同，以致理难划一耳，因为辨论正之。

枳壳

味苦、辛、酸，性温。

【功效】理气宽中，行滞消胀。

【应用体会】枳壳理气作用明显，皮肤科用其止痒机会较多，顽固性瘙痒可用 20~30g。

【使用注意】气虚者及孕妇慎用。

【各家论述】《本草思辨录》：枳壳，乃枳实之老而壳薄者。既名枳壳，须去瓤核用之，壳、实古原不分，性用亦无少异。若治胸膈痞塞，枳壳较枳实少胜。然何如以枳实协辛温轻扬之橘皮、桂枝，为奏功尤大乎。唯《本经》主大风在皮肤中如麻豆苦痒，除寒热结，则唯去瓤核之枳壳为宜。盖痒为风，寒热结为痹，于皮肤中除风除痹，用枳实则易走里，难与枳壳争能。此《证类本草》枳壳所以主风痒麻痹也。

佛手

本品又名佛手柑，味辛、苦、酸，性温。

【功效】疏肝理气，和胃止痛。

【应用体会】佛手理气作用平和，常用于肝胃不和、气血瘀滞之证。

【使用注意】阴虚有火、无气滞症状者慎服。

【各家论述】《滇南本草》：补肝暖胃，止呕吐，消胃寒痰，治胃气疼痛，止面寒疼，和中行气。

《本草纲目》：煮酒饮，治痰气咳嗽。煎汤，治心下气痛。

《本经逢原》：专破滞气。治痢下后重，取陈年者用之。

《本草再新》：治气舒肝，和胃化痰，破积，治噎膈反胃，消癥瘕瘰疬。

《随息居饮食谱》：醒胃豁痰，辟恶，解酲，消食止痛。

川楝子

本品又名金铃子，味苦，性寒，有小毒。

【功效】舒肝行气止痛，驱虫。

【应用体会】本品除湿热、清肝火、止痛、杀虫，常用于带状疱疹疼痛。

【使用注意】脾胃虚寒者忌服。

【各家论述】《本经逢原》：川楝，苦寒性降，能导湿热下走渗道，人但知其有治疝之功，而不知其荡热止痛之用。

《神农本草经》：主温疾烦狂，取以引火毒下泄，而烦乱自除。其杀三虫利水道，总取以苦化热之义。古方金铃子散，治心包火郁作痛，即妇人产后血结心疼，亦宜用之。以金铃子能降火逆，延胡索能散结血，功胜失笑散，而无腥秽伤中之患。昔人以川楝为疝气腹痛、杀虫利水专药，然多有用之不效者。不知川楝所主，乃囊肿茎强木痛湿热之疝，非痛引入腹、厥逆呕涩之寒疝所宜。此言虽迥出前辈，然犹未达至治之奥。夫疝瘕皆由寒束热邪，每多掣引作痛，必需川楝之苦寒，兼茴香之辛热，以解错综之邪，更须察其痛之从下而上引者，随手辄应，设痛之从上而下注者，法当辛温散结，苦寒良非所宜，诸痛皆尔，不独疝瘕为然。

川芎

味辛，性温。

【功效】活血行气，祛风止痛。

【应用体会】皮肤科凡与气滞血瘀相关疾病均可应用。其行气开郁、祛风燥湿、活血止痛，治风冷头痛眩晕、胁痛腹疼、寒痹筋挛、痈疽疮疡。皮肤科常用于带状疱疹疼痛、雷诺病、各类头痛。

【使用注意】阴虚火旺、上盛下虚及气弱之人忌服。

【各家论述】朱震亨：川芎味辛，但能升上而不能下守，血贵宁静而不贵躁动，四物汤用之以畅血中之元气，使血自生，非谓其能养血也。即痈疽诸疮肿痛药中多用之者，以其入心而散火邪耳。又开郁行气，止胁痛、心腹坚痛、诸寒冷气疝气，亦以川芎辛温，兼入手、足厥阴气分，行气血而邪自散也。

第八节　止痒类

白鲜皮

味苦，性寒。

【功效】清热燥湿，祛风解毒。

【应用体会】白鲜皮为皮肤科止痒经验用药，凡瘙痒性皮肤疾患常用其除湿止痒，临床用于湿疹、荨麻疹、疥癣疮癞等。

【使用注意】虚寒证忌服。部分患者大剂量应用容易出现肝功能异常。

【各家论述】《本草求真》：白鲜皮，阳明胃土，喜燥恶湿，一有邪入，则阳被郁不伸，而热生矣。有热自必有湿，湿淫则热益盛，而风更乘热至，相依为害，以致关节不通，九窍不利，见为风疮疥癣、毛脱疸黄、湿痹便结、溺闭阴肿、咳逆狂叫、饮水种种等症，治宜用此苦泄寒咸之味，以为开关通窍，俾水行热除，风息而症自克平。奈世不察，猥以此为疮疡之外用，其亦未达主治之意耳。然此只可施于脾胃坚实之人，若使素属虚寒，切勿妄用。

地肤子

本品又名扫帚苗，味辛、苦，性寒。

【功效】清热利湿，祛风止痒。

【应用体会】地肤子为皮肤科止痒之要药，尤其适合湿热瘙痒及虫痒。

【各家论述】《本草求真》：地肤子，治淋利水，清热，功颇类于黄柏。但黄柏其味苦烈，此则味苦而甘，黄柏大泻膀胱湿热，此则其力稍逊。凡小便因热而见频数，及或不禁，用此苦以入阴，寒以胜热，而使湿热尽从小便而出也。但虚火偏旺，而热得恣，固当用以清利，若不佐以补味同入，则小水既利而血益虚，血虚则热益生，热生则淋益甚矣。故宜佐以牡蛎、山药、五味收涩之剂，俾清者清，补者补，通者通，涩者涩，滋润条达而无偏胜为害之弊矣。且能以治因热疝，并煎汤以治疮疥。至书所谓益精强阴，非真具有补益之能，不过因其热除，而即具有坚强之意耳。

刺蒺藜

本品又名白蒺藜，味苦辛，性温。

【功效】平肝，解郁，祛风明目。

【应用体会】本品为皮肤科祛风止痒之要药，与白鲜皮、地肤子并称"止痒三剑客"。

【使用注意】

（1）血虚气弱及孕妇慎服。

（2）《本草汇言》 阴虚不足，精髓血津枯燥至疾者，俱禁用之。

（3）《得配本草》 肝虚，受孕，二者禁用。

（4）用量注意不宜大，注意监测肝功能。

【各家论述】《名医别录》：主身体风痒，头痛，咳逆伤肺，肺痿，止烦，下气；小儿头疮，痈肿阴痨，可作摩粉。

《本草再新》：镇肝风，泻肝火，益气化痰，散湿破血，消痈疽，散疮毒。

蛇床子

味辛、苦，性温，有小毒。

【功效】温肾壮阳，燥湿，祛风，杀虫。

【应用体会】本品性温，善于治疗下焦寒湿及虫痒，对阴囊湿疹及外阴瘙痒有较好疗效。

【使用注意】下焦有湿热，或肾阴不足，相火易动以及精关不固者忌服。

【各家论述】《神农本草经疏》：蛇床子，味苦平，《别录》辛甘无毒，今详其气味，当必兼温燥，阳也。故主妇人阴中肿痛，男子阴痿湿痒，除痹气，利关节，恶疮。《别录》温中下气，令妇人子脏热，男子阴强，令人有子。盖以苦能除湿，温能散寒，辛能润肾，甘能益脾，故能除妇人男子一切虚寒湿所生病。寒湿既除，则病去，性能益阳，故能已疾，而又有补益也。

花椒

味辛，性温。

【功效】温中散寒，除湿，止痛，杀虫，解鱼腥毒。

【应用体会】花椒常做皮肤科外用止痒洗剂，可用于真菌性疾病，常用花椒配伍野菊花煎水外洗治疗银屑病，能祛风止痒、除湿，能发汗、开腠理，引外邪从皮肤而出。

【使用注意】本品有一定刺激性，渗出明显或热邪较重患者忌用。

【各家论述】《神农本草经》：主风邪气，温中，除寒痹，坚齿发，明目。主邪气咳逆，温中，逐骨节皮肤死肌，寒湿痹痛，下气。

苍耳子

味辛、苦，性温；有毒。

【功效】散风寒，通鼻窍，祛风湿，止痒。

【应用体会】本品性温，善清风湿，其形周身带刺，皮肤科可用其止痒，尤其适用于兼有鼻炎的皮肤疾患。

【使用注意】《本草从新》：散气耗血，虚人勿服。

【各家论述】《玉楸药解》：消肿开痹，泄风去湿。治疥疬风瘙瘾疹。

第九节 安神类

茯神

本品又名茯神木，甘、平。

【功效】宁心，安神，利水。

【应用体会】常用于夜间瘙痒性皮肤病，本品安神止痒，兼有利湿作用，尤其适用于神经性皮炎湿热证。

【使用注意】肾虚小便不利或不禁、虚寒滑精者慎用。

【各家论述】《别录》：疗风眩、风虚、五劳、口干。止惊悸、多恚怒、善忘。开心益智，养精神。

酸枣仁

味甘、酸，性平。

【功效】养肝，宁心，安神，敛汗。

【应用体会】皮肤疾病常因瘙痒影响睡眠，酸枣仁可安神，用于瘙痒伴有心烦不得眠的患者。

【使用注意】凡有实邪郁火及患有滑泄症者慎服。

【各家论述】《本草纲目》：酸枣仁，甘而润，故熟用疗胆虚不得眠，烦渴虚汗之证；生用疗胆热好眠。皆足厥阴、少阳药也，今人专以为心家药，殊味此理。

柏子仁

味甘，性平。

【功效】养心安神，止汗，润肠。

【应用体会】柏子仁质润，适合皮肤干燥脱屑或者伴有大便干燥患者，可用于银屑病、神经性皮炎等血虚风燥证。

【使用注意】便溏及痰多者忌服。

【各家论述】《本草纲目》：柏子仁，性平而不寒不燥，味甘而补，辛而能润，其气清香，能透心肾，益脾胃，盖上品药也，宜乎滋养之剂用之。

磁石

本品又名灵磁石，味咸，性寒。

【功效】潜阳纳气，镇惊安神。

【应用体会】磁石重镇安神止痒，常用于皮肤病夜间瘙痒。另外常用于皮肤各种疣的治疗，利用其祛风软坚作用。

【使用注意】《本草从新》：重镇伤气，可暂用而不可久。

【各家论述】《神农本草经疏》：磁石，《本经》味辛气寒无毒，《别录》、甄权咸有小毒，大明甘涩平，藏器咸温，今详其用，应是辛咸微温之药，而甘寒非也。其主周痹风湿、肢节中痛、不可持物、洗洗酸者，皆风寒湿三气所致，而风气尤胜也。风淫末疾，发于四肢，故肢节痛，不能持物。风湿相搏，久则从火化，而骨节皮肤中洗洗酸也。辛能散风寒，温能通关节，故主之也。咸为水化，能润下软坚，辛能散毒，微温能通行除热，故主大热烦满，及消痈肿。鼠瘘颈核、喉痛者，足少阳、少阴虚火上攻所致，咸以入肾，其性镇坠而下吸，则火归元而痛自止也。磁石能入肾，养肾脏。肾主骨，故能强骨。肾藏精，故能益精。肾开窍于耳，故能疗耳聋。肾主施泄，久秘固而精气盈益，故能令人有子。小儿惊痫，心气怯，痰热盛也，咸能润下，重可去怯，是以主之。诸药石皆有毒，且不宜久服，独磁石性禀冲和，无猛悍之气，更有补肾益精之功，大都渍酒，优于丸、散，石性体重故尔。

牡蛎

味咸，性微寒。

【功效】重镇安神，潜阳补阴，软坚散结。

【应用体会】本品常与磁石联合应用治疗皮肤疣。其收敛安神，用于夜间盗汗、瘙痒。

【使用注意】本品多服久服易引起便秘和消化不良。

【各家论述】《汤液本草》：牡蛎，入足少阴，咸为软坚之剂，以柴胡引之，故能去胁下之硬；以茶引之，能消结核；以大黄引之，能除股间肿；地黄为之使，能益精收涩、止小便，本肾经之药也。

第四章

流派经典方剂

中医离不开中药，专科专病建设更不能没有特色制剂，辨证应用的院内中药制剂及协定处方是中医临床特色的体现和支撑。中医药要想老树开新花，唯一的出路就是创新，中医药的发展史就是一部创新史。为此，盛京皮科流派不断提高、传承，充分发挥中医药的优势，提高中药制剂配制水平，提升临床疗效和使用率。几十年来，科内几代老专家大力研发院内中药制剂和协定处方。他们根据具体疾病特点，结合中医理论辨证分型，经过临床实践与探索，创立 8 种院内制剂，22 首协定处方，用法涵盖口服、外用，其中内服药物又包含颗粒剂、丸剂、代煎剂等不同剂型。

第一节　颗粒剂

湿疹 1 号颗粒

【组成】黄芩颗粒 10g，柴胡颗粒 10g，苦参颗粒 10g，栀子颗粒 10g，茵陈颗粒 10g，黄柏颗粒 10g，炒白术颗粒 10g，茯苓颗粒 10g，泽泻颗粒 10g，当归颗粒 10g，白鲜皮颗粒 10g，甘草颗粒 10g。

【用法】每次 1 包，一天 2 次，100ml 温水冲。

【功用】清热利湿，除湿止痒。

【主治】湿疮之湿热蕴结肌肤证。发病急，病程短。皮损局部潮红，可见丘疱疹，瘙痒剧烈，搔抓后滋水浸润成片，伴心烦、口渴、大便干、小便黄赤，舌质红苔黄腻，脉滑。

【来源】陈晴燕教授经验方。

【方解】中医学认为湿热蕴结型湿疮源于先天禀赋薄弱、正气不足，后天嗜食辛辣、刺激之物，伤及脾胃，脾失健运，湿热内生，又兼外感风湿热邪，湿热相搏，浸淫肌肤所致。《诸病源候论》对湿疹的记录为"内热外虚，为风湿所乘，湿热相搏，故头面身体皆生疮"。治疗应当利湿、清心、导赤。本方黄芩、黄柏为君，味苦、性寒，具有清热燥湿之功，黄芩具有抗炎、抗感染、调节免疫等功效，黄柏对肺炎球菌、痢疾杆菌、金黄色葡萄球菌、枯草杆菌、甲型链球菌等多种细菌具有较强的抑制作用。茵陈、苦参、白鲜皮为臣，善于清热、燥湿、止痒。苦参对金黄色葡萄球菌、大肠埃希菌、痢疾杆菌、链球菌、变形杆菌等多种病原微生物均具有较好的抑制作用，并具有显著的抗炎、消肿、止痛作用。白鲜皮能够有效抑制多种致病性真菌的生长和繁殖，并能发挥显著的抗炎作用，对二甲苯引起的小鼠耳肿胀具有较好的治疗作用，此外，白鲜皮还具有较好的止痒作用。佐以炒白术、茯苓、泽泻健脾利湿，助脾胃运化，除湿而不伤阴。同时湿疹早期病机多与心、肝、肺有关，方中柴胡、栀子疏肝解郁、宁心安神；当归养肝和血；甘草健脾燥湿，既扶正祛邪，又调和诸药，防寒凉之药损伤脾胃。诸药合用，有清热燥湿、健脾疏肝、养血宁神之功效。

皮炎颗粒

【组成】菊花颗粒 15g，桑叶颗粒 15g，黄芩颗粒 10g，赤芍颗粒 12g，炒白术颗粒 10g，茯苓颗粒 10g，当归颗粒 12g，陈皮颗粒 10g，炒桃仁颗粒 10g，红花颗粒 10g，白鲜皮颗粒 10g，甘草颗粒 10g。

【用法】每次 1 包，一天 2 次，100ml 温水冲服。

【功用】疏风止痒，清热利湿，凉血化斑。

【主治】脂溢性皮炎、桃花癣、过敏性皮炎、激素依赖性皮炎、酒渣样皮炎等过敏性疾病证属血热风盛兼血瘀。主要症状为皮肤瘙痒、零散的小红丘疹、红斑及轻度水肿，重者弥漫性红斑、水肿，大小不等的水疱，甚至渗液糜烂。

【来源】马在墀教授经验方。

【方解】皮炎多因先天禀赋不足，正气不足，营卫之气失固，或后天脏腑功能失调，复感外邪侵袭，浸淫血脉，内不得疏泄，外不得透达，湿热上蒸，郁结于皮肤，发为该病。方中桑叶、菊花为君，桑叶味甘苦性微寒，善于散风热而泄肺热，润燥、清肝、明目、消脂、祛斑。菊花性质轻扬上升，清上焦毒热，其挥发油含有黄酮类、萜类成分，对大肠埃希菌、金黄色葡萄球菌、白色念珠菌等多种细菌具有显著抑制作用，并具有显著的抗炎和镇痛作用，也有一定的免疫抑制作用。黄芩、赤芍为臣，集中力量清热解毒。肺主皮毛，与大肠相表里。黄芩性寒味苦，清热燥湿，凉血解毒，可以泻肺清大肠之火，以利皮肤湿热；佐以炒白术、茯苓、陈皮、白鲜皮健脾利湿，助脾胃运化，除湿而不伤阴，且能去滞化脂。白术挥发油具有抗炎抗菌、调节免疫的作用。桃仁、红花、当归合用增强活血破瘀止痛之功效。甘草健脾燥湿，既扶正祛邪，又调和诸药，防寒凉之药损伤脾胃。甘草有"国老"之美称，主要含甘草酸、甘草甜素等三萜皂苷和甘草素等多种黄酮类，具肾上腺皮质激素样作用，有抗炎及抗变态反应的作用，对免疫功能亦有调节作用。诸药合用，正中病机，收效显著。

荨麻疹 1 号颗粒

【组成】黄芪颗粒 25g，炒白术颗粒 12g，防风颗粒 10g，荆芥颗粒 10g，石菖蒲颗粒 10g，当归颗粒 12g，陈皮颗粒 10g，香附颗粒 10g，白鲜皮颗粒 10g，桂枝颗粒 10g，枳壳颗粒 10g，甘草颗粒 10g。

【用法】每次 1 包，一天 2 次，100ml 温水冲服。

【功用】固表祛风，理气燥湿。

【主治】瘾疹之气血不足证。主要症状为皮疹反复发作，多见于午后或者夜间加重，兼见面色苍白、畏寒肢冷、手足麻木、头晕目眩，舌质淡苔薄白，脉濡细。

【来源】陈晴燕教授经验方。

【方解】荨麻疹属中医学"瘾疹"范畴，又称"痦瘰""鬼风疙瘩"。中医学认为荨麻疹多由风邪致病，风为百病之长，易与他邪相合。风邪与寒湿之邪相搏结，客于肌腠之间，加之患者素体禀赋不足、气血虚弱、肌肤腠理不固，失其"卫外而为固"之功，玄府多开，外邪易于侵袭，而发为瘾疹。慢性荨麻疹多兼有虚证，可从气血不足、血虚受风、心脾两虚等论治。其缠绵难愈，与"湿"同样密切相关。故治疗上应注意祛湿、补虚，兼祛风、调和营卫。本方由玉屏风散加减而成。柯韵伯解玉屏风散曰："夫以防风之善驱风，得黄芪以固表，则外有所卫；得白术以固里，则内有所据。风邪去而不复来，此欲散风邪者，当倚如屏，珍如玉也。故名玉屏风。"研究显示玉屏风散能抑制 IgE 的产生，抑制肥大细胞释放生物活性介质，从而对慢性荨麻疹起到治疗作用。玉屏风散中防风遍行周身，为风药中之润剂，上清头目七窍，内除骨节痛痹，外解四肢挛急，治风独取此味，任重功专，更助芪、术益气之功。白术补气之源，健脾固本。卫气者温分肉而充实皮肤，肥腠理而司开阖，唯黄芪能补三焦而实卫，为玄府御风之关键，尤其善于补脾气，脾胃为后天之本，五脏六腑皆赖后天之滋养。而脾胃之气不足，则易累及肺气，正如"脾气散精，上归于肺"，脾气充足则肺气自得充养。肺合皮毛，肺气不足则腠理失其护卫之职，腠理不固则易自汗而生瘾疹。黄芪得白术以固里，则内有所据，风邪去而不复来。黄芪虽有一定的补脾益肺以实卫的功能，而其作用偏于和缓，故配以防风做舟楫之用载之而出皮表。东垣谓"黄芪得防风而功愈大"，指出黄芪配防风可以发挥更大的实卫功能。臣以荆芥、当归、桂枝，共奏疏风、和营坚表之功。佐以石菖蒲，味辛性温，具有"补五脏""通九窍"之功效；陈皮、枳壳、香附，理气化湿。白鲜皮能祛风燥湿止痒。使药甘草，既扶正祛邪，又调和诸药。方中荆芥祛风解表、防风祛风解表，胜湿止痛，两者合用，可增强疏风解表之效，控制瘙痒效果显著，是治疗麻疹、风疹的常用药物配对。诸药合用，正中病机，相得益彰。

牛皮癣 1 号颗粒

【组成】赤芍颗粒10g，板蓝根颗粒15g，金银花颗粒10g，土茯苓颗粒20g，黄芩颗粒10g，当归颗粒10g，红花颗粒10g，炒桃仁颗粒10g，乌梅颗粒12g，白鲜皮颗粒10g，生地黄颗粒10g，甘草颗粒10g。

【用法】每次1包，一天2次，100ml温水冲服。

【功用】清热凉血，祛风止痒。

【主治】白疕之风热血热证。皮疹多呈点滴状，发展迅速，颜色鲜红，层层银屑，瘙痒剧烈，抓之有点状出血，伴口干舌燥、咽喉疼痛、心烦易怒、大便干燥、小便黄赤，舌质红苔薄黄，脉弦滑或数。

【来源】马在墀教授经验方。

【方解】此型患者多因素体阳热，复感毒邪，从而化热，蕴结肌肤而发，亦可由饮食不节，损伤脾胃，郁热化毒而发，抑或是七情内伤，心火内生，毒邪伏于营血而发。从发病病机来说，血热是银屑病发病基础，血热为先，血虚、血燥、血瘀、血寒在后，血毒是疾病的恶性发展，血瘀贯穿在疾病的全过程中。本方赤芍、板蓝根、金银花为君药，清热、凉血、解毒。臣以黄芩、生地黄、当归，加强清热凉血、养血和血之功效。热必伤阴血，故加入生地黄、当归以生津、养血、敛阴。佐以乌梅、土茯苓、白鲜皮，其中乌梅性酸涩温，无毒，具有敛精气、解毒、祛痰杀虫、祛腐生新的作用。土茯苓其性平而凉，善利湿通淋，清热解毒，"能入络搜剔湿热之蕴毒"，《本草正》谓之"疗痈肿喉痹，除周身寒湿恶疮"。土茯苓与乌梅同用，可起到解毒软坚、清热利湿的功效。白鲜皮除湿止痒。血热久留，"血受热则煎熬成块"，瘀热不化而成瘀血之证，形成热结血瘀，故用药方面选择少量既有活血又有凉血作用的佐药红花、桃仁，方中红花、桃仁与当归合用具有活血化瘀之功效。使药甘草健脾燥湿，既扶正祛邪，又调和诸药。诸药合用，正中病机，相得益彰。现代实验研究表明，土茯苓可选择性地抑制T淋巴细胞释放细胞因子后的炎症过程，即选择性地抑制细胞免疫反应。生地黄、甘草、当归、赤芍可有效抑制上皮细胞有丝分裂，具有调节银屑病表皮细胞异常增生的作用。赤芍在不同浓度下还有双向调节表皮增殖作用。有研究报道黄芩苷除对成纤维细胞有抑制作用外，对一氧化氮相关的炎性因子亦有作用。

牛皮癣 2 号颗粒

【组成】桃仁颗粒 10g，红花颗粒 10g，生地黄颗粒 15g，赤芍颗粒 12g，白鲜皮颗粒 10g，当归颗粒 12g，鸡血藤颗粒 15g，丹参颗粒 15g，玄参颗粒 12g，陈皮颗粒 10g，茯苓颗粒 12g，甘草颗粒 6g。

【用法】每次 1 包，一天 2 次，100ml 温水冲服。

【功用】养血润燥，活血化瘀。

【主治】白疕之血虚风燥证。皮损基底暗淡或暗紫，层层脱鳞屑，瘙痒明显，搔刮后点状出血现象不明显，大便正常或秘结，舌质暗或淡，苔薄，脉弦细。

【来源】陈家惠教授经验方。

【方解】此型特点为风燥日久，营血亏虚，毒热未尽，伤阴耗血，化燥生风，肌肤失养而发皮疹。方中当归补血活血、活血润肤，治诸痛，其提取物具有美白、清除自由基的功效。生地甘、苦寒，能清热凉血、养阴生津。赤芍入肝经血分，有清肝泻火、凉血活血之功效。现代研究赤芍具有扩张冠状动脉、增加冠脉血流量的作用。上述药味配伍养血活血，可达"治风先治血，血行风自灭"之效，能滋肝阴、补肝血、润肝燥。方中臣药红花、桃仁，能活血化瘀通络，使血气畅通，且桃仁为果仁，含有油脂，具有滋润肌肤、润肤止痒的功效。方中佐药玄参，甘、苦、咸寒，能清热养阴解毒。白鲜皮祛风止痒。同时病久必瘀，故加入鸡血藤、丹参，性平和而走血，能活血、补血、通络，祛瘀生新，善驱风散结、疗风痹去结积。茯苓、陈皮健脾，防滋腻太过。使以甘草，清热解毒、调和诸药。上述药味共奏养血、补血、活血、润燥、疏风、止痒之效。

痤疮颗粒

【组成】浙贝母颗粒 10g，夏枯草颗粒 15g，牡蛎颗粒 30g，生地黄颗粒 15g，赤芍颗粒 10g，黄芩颗粒 10g，金银花颗粒 15g，连翘颗粒 15g，红花颗粒 10g，炒桃仁颗粒 10g，丹参颗粒 15g，川芎颗粒 10g，甘草颗粒 10g。

【用法】每次 1 包，一天 2 次，100ml 温水冲服。

【功用】活血化瘀，消痰软坚。

【主治】肺风粉刺之痰瘀互结证。皮损主要为结节及囊肿，可见脓疱，反复发作，易形成瘢痕，大便干结，舌质淡暗，或者有瘀点、瘀斑，苔腻，脉滑或涩。

【来源】高立岩教授经验方。

【方解】痤疮之病迁延难愈,责之痰瘀互结也。"百病皆由痰作祟",痰是体内津液结聚之病理产物,多因外感六淫,或饮食不节、内伤七情等,导致脏腑失其气化功能,脾胃虚弱,津液不能正化,痰湿内生,痰饮停滞阻碍气机,导致血行不利,发为血瘀,痰瘀胶结积于面部,难以消散,故生痤疮,反复发作。方中丹参为君药,功用四物,性平和而走血,具有活血调经、凉血消痈、清心安神功效。既凉血又活血,能清泄瘀热而消痈肿,故能治疗疮疡痈肿、癥瘕积聚。《神农本草经》谓其"主寒热积聚,破癥除瘕"。《重庆堂随笔》指出:"丹参,降而行血,血热而滞者宜之。"由是观之,一味丹参紧扣粉刺"痰瘀互结不散"之病机,故取效甚捷。现代药理研究表明:丹参根的乙醚提取物丹参酮对革兰阳性菌有抑制作用,并且有抗雄性激素和温和的雌性激素作用,这与西医学痤疮病因病理中的雄性激素分泌过多,毛囊、皮脂腺的慢性炎症契合。故无论从中医或西医治疗本病的机制出发,丹参均是首选药物。连翘质轻而浮,为疮家圣药;夏枯草散结解热、补肝血,治一切肝经郁热。浙贝母清肝散结、化痰消肿。牡蛎散结化痰。上药为臣药,协助君药共奏散结消肿化痰之功效。桃仁苦辛甘温,能泄能散能通行而缓肝,红花、川芎活血化瘀,金银花、黄芩、生地、赤芍加强清热解毒之功效,上药共为佐药。甘草既扶正祛邪,又调和诸药。方中祛瘀与养血药物同施,则活血而无耗血之虑,行气又无伤阴之弊。

祛白 1 号颗粒

【组成】白芷颗粒 10g,炒白芍颗粒 12g,赤芍颗粒 12g,生地黄颗粒 12g,川芎颗粒 10g,黄芪颗粒 15g,制何首乌颗粒 12g,枸杞子颗粒 12g,当归颗粒 12g,桂枝颗粒 9g,炒蒺藜颗粒 10g,红花颗粒 10g。

【用法】每次 1 包,一天 2 次,100ml 温水冲服。

【功用】补益气血,通络,疏散风邪。

【主治】白癜风之气血两虚证。皮损表现白斑颜色较淡,边缘模糊不清,发展缓慢。常伴有神疲乏力、面色苍白、手足不温,舌质淡、苔薄、脉细弱无力。

【来源】陈光发教授经验方。

【方解】白癜风的病名首见于隋《诸病源候论·白癜候》,认为白癜风的病机为"风邪搏于皮肤,血气不和所生也"。本病病因有虚有实,初发多属实证,久则由实转虚,或虚实夹杂,但总括不外乎"风""虚""瘀"。风为百病之长,善行而数变,且易兼邪致病。风邪是本病的主要病因之一,其又分为外风与内风。外风致病责之于先天禀赋不足,卫外不固,风邪乘虚侵袭,气血失和。白癜风发生的病机气血失和是关键。方中君药为四物汤加减而成。当归、川芎、白芍、生地、何首乌为主，起到调和气血、养血活血功效，其中川芎对酪氨酸酶的具有激活作用。臣以黄芪补气固表，可促进黑素细胞黏附。红花可诱导黑素细胞迁移，与当归为伍，可益气生血。血虚则生风，故加用桂枝，取其疏通经脉、助养血活血之功，配合白芍调和营卫。刺蒺藜，可祛血中之风。佐以枸杞子黑色入肾，补益肝肾。在补益气血、通络同时还需活血散瘀，故使以赤芍、红花活血散瘀。诸药合用，可获得较好的临床疗效。

抗敏灵颗粒

【组成】鱼腥草颗粒15g，板蓝根颗粒15g，金银花颗粒15g，连翘颗粒15g，黄连颗粒10g，黄柏颗粒10g，制乌梅颗粒12g，五味子颗粒6g，天花粉颗粒15g，柴胡颗粒10g，防风颗粒10g，威灵仙颗粒9g，白鲜皮颗粒10g，青风藤颗粒10g，黄芪颗粒15g，蝉蜕颗粒6g，甘草颗粒10g。

【用法】每次1包，一天3次，100ml温水冲服。

【功用】清热解毒，凉血活血，疏风利湿。

【主治】用于急性或亚急性湿疹、过敏性皮炎、多形红斑，证属血热风盛兼血瘀。主要症状为皮肤瘙痒、零散的小红丘疹、红斑及轻度水肿，重者弥漫性红斑、水肿，大小不等的水疱，甚至渗液糜烂。

【来源】马在墀教授经验方。

【方解】本病多因先天禀赋不足，正气不足，营卫之气失之于固；或后天脏腑功能失调，复感外邪侵袭，浸淫血脉，内不得疏泄，外不得透达，湿热上蒸，郁结于皮肤而致病。本方具有清热凉血、疏风解毒之功效，临床上多用于过敏性疾病的治疗。方中鱼腥草、板蓝根、金银花、连翘为君，大力清热解毒。黄连、黄柏、白鲜皮为臣，清热解毒，燥湿利湿。佐以防风、威灵仙、青风藤、蝉蜕，疏风止痒。制乌梅、五味子、天花粉养阴生津。"气行则血行，气滞则血瘀"，运用黄芪、柴胡益气行血，气血充足，则经络得养。使以甘草缓和药性，能够协调诸药。诸药合用，共奏清热解毒凉血、利湿、疏风之功效。

第二节 饮片类

柴胡汤1号

【组成】甘草10g，醋制延胡索9g，盐泽泻10g，柴胡10g，川木通5g，钩藤 12g, 鸡血藤 15g, 金银花 15g, 菊花 10g, 红花 10g, 川楝子 10g, 炒桃仁 10g。

【用法】水煎服, 每日 2 次。

【功用】清泻肝胆, 利湿解毒, 通络止痛。

【主治】带状疱疹之肝胆郁热证。皮损鲜红, 疱壁紧张, 灼热刺痛, 口苦咽干, 烦躁易怒, 大便干或小便黄, 舌质红苔薄黄或黄厚, 脉弦滑数。

【来源】陈晴燕教授经验方。

【方解】中医学将带状疱疹纳入"缠腰火丹""蛇串疮"等范畴。本病发生多与肝气郁结及情志不畅、郁而化火等因素有关。或饮食不节, 导致脾失健运, 且湿浊内生郁而化热, 内蕴湿热, 外感毒邪, 造成火毒蕴结肌肤, 湿热毒邪无法外泄产生水疱。气血凝滞, 经脉闭阻, 气机不畅, 进而产生疼痛。在辨证施治上, 清热利湿解毒以治其因, 化瘀通络理气以治其果。方中柴胡为君, 清热疏肝、理气止痛; 川楝子泻肝利气止痛, 延胡索行气活血, 散瘀止痛, 一偏行气、一偏活血, 二药配伍为臣, 既可以疏肝清热, 又擅长活血行气止痛, 使气血畅, 肝热消, 则疼痛自止。佐以金银花、菊花、红花、炒桃仁加强清热解毒、活血化瘀之效果。鸡血藤性味苦、微甘、温, 归于肝经, 具有行血、补血、舒筋活络之功效。川木通、泽泻合用, 清热利湿, 使湿热从水道而解; 钩藤清热平肝。甘草缓和药性, 不仅能够协调诸药, 同时可以发挥良好缓急止痛效果。全方清利肝经郁热, 通肝经瘀滞, 解毒行气止痛。

湿疹汤 2 号

【组成】绵萆薢 10g, 麸炒白术 12g, 炒薏苡仁 30g, 扁豆 15g, 盐泽泻 10g, 茯苓 15g, 赤芍 12g, 生地黄 15g, 当归 15g, 川芎 10g, 白鲜皮 10g, 甘草 10g。

【用法】水煎服, 每日 2 次。

【功用】健脾除湿, 解毒止痒。

【主治】湿疹之脾虚湿蕴证。发作时间较长, 病程久, 反复多次发作。局部皮色微红, 丘疹多, 水疱较多。皮损肥厚粗糙, 瘙痒剧烈, 抓破有糜烂、渗液、结痂, 病情顽固, 伴有口不渴、乏力倦怠、纳差, 舌质淡红苔白, 脉细无力。

【来源】陈晴燕教授经验方。

【方解】湿疹属于中医学"湿疮""浸淫疮""血风疮"等范畴, 根据皮损的不同部位, 有"旋耳疮""肾囊风""四弯风"等名称。高秉均《疡科心得集·辨湿毒疮肾脏风论》曰: "湿毒疮……又或因暴风疾雨, 寒湿暑热侵入肌肤所致。"吴谦在《外科心法要诀·胫部》中指出："此证生在两腿弯、脚弯，每月一发，形如风癣，属风邪袭入腠理而成。"其基本病机多因恣食肥甘厚腻，伤及脾胃，脾虚失运乃至湿热内生，浸淫肌肤而致。《脾胃论》中云："盖疮全赖脾土。"脾属土居中州，运化水液，患者素体禀赋不足或后天失养，外感风、寒、湿、热之六淫邪毒，导致脾失健运，运化失常，湿邪内盛，与外风合邪，外蕴肌肤，浸淫肌肤而发为湿疹，尤其中焦脾胃功能强弱程度直接关系到本病的症状轻重。治疗当健脾治本，清热化湿治标，使脾运复常，湿邪自除，肌肤得润，病获痊愈。方中炒白术健脾止泻、益气生血、燥湿利尿，为健脾第一要药，能增强细胞免疫功能，茯苓渗湿利水，健脾和胃，宁心安神，二者合用益气健脾渗湿为君，使水湿有出路，则脾可健，湿可除。臣药并用绵萆薢、白扁豆、薏苡仁、泽泻助白术、茯苓以健脾渗湿。白鲜皮清热燥湿、祛风解毒，可解湿热疮毒。现代药理研究显示，不同浓度白鲜皮提取液均可显著抑制湿疹模型小鼠的炎症应答。湿疹病程日久，湿热化燥，伤阴耗液，故佐以赤芍、生地黄、当归、川芎滋阴养血润燥，并防大剂清热利湿伤正之弊。其中当归补血活血，生地清热凉血、养阴生津，能镇静、抗炎、抗过敏，赤芍清热凉血、散瘀止痛，可以消肿止痛。甘草补脾益气调和诸药，抗炎、抗过敏，有类似糖皮质激素样作用，为使药。诸药合用，正中病机，故可获速愈。

生青汤

【组成】板蓝根 15g，生地黄 15g，大青叶 15g，赤芍 12g，紫草 10g，牡丹皮 12g，炒薏苡仁 30g，炒牛蒡子 12g，蝉蜕 6g，白鲜皮 10g，丹参 15g，甘草 10g。

【用法】水煎服，每日 2 次。

【功用】清热凉血透疹，消风止痒。

【主治】血热郁滞所致的玫瑰糠疹。皮损鲜红，泛发周身，伴有烦躁、口渴，舌质红苔薄黄干，脉数。

【来源】陈光发教授经验方。

【方解】玫瑰糠疹多因七情内伤，气机壅滞，郁久化火，致心火亢盛，加之心主血脉，故致热伏营血；或饮食失节，过食肥甘厚腻生冷之品，损伤脾胃，致脾失健运，枢机不利而壅滞，内生湿邪，蕴而化热，导致血热内生。同时复感六淫邪气之首的风邪，夹热、湿、寒客于肌肤，郁而发热，闭塞腠理，外发肌肤而成。风邪久羁则生热化燥，内耗阴血，以致血枯而肌肤失养。热盛则脉络充盈，表现为红斑；风袭肌腠，则瘙痒；风热燥盛，肌肤失养则搔之屑起。

本方采用凉血消风、清热解毒之法。方中君以丹参、生地黄、牡丹皮、赤芍、紫草为君，凉血活血、清肝泻火。其中生地黄清热养血，主要化学成分为环烯醚萜类，可通过促进红细胞及血红蛋白的恢复以及促进造血干细胞的增生而起到生血的作用，此外生地黄还具有抗炎、止血、降糖的功效。臣以板蓝根、大青叶，清热、泻火、退斑，善解血中热毒。佐以炒牛蒡子、蝉蜕疏风透邪、透疹止痒，白鲜皮、炒薏苡仁清热除湿、祛风止痒。甘草健脾和中，调和诸药，为使药。以上诸药合用，共奏祛风止痒、清热解毒、凉血活血之功，又可达到清热不伤阴、凉血不留瘀之目的，标本兼顾，使风邪得散，热毒得清，血脉调和则痒止疹消。

消斑汤

【组成】茵陈 15g，赤芍 10g，菊花 10g，夏枯草 15g，丝瓜络 10g，薏苡仁 15g，珍珠母 20g，茯苓 15g，甘草 5g，生地黄 15g。

【用法】水煎服，每日 2 次。

【功用】清热利湿，活血化瘀。

【主治】黄褐斑之湿热瘀阻证。面色黧黑，斑色灰褐，伴有纳呆、便秘、溲赤，舌质暗红苔黄腻，脉滑数。

【来源】陈光发教授经验方。

【方解】《诸病源候论》曰："五脏六腑十二经血，皆上于面，夫血之行俱荣表里，或痰饮渍脏，或腠理受风，致气血不和，或涩或浊，不能荣于皮肤，故变生黑皯。"《普济方》记载："妇人月水不通，年月深远，面上皯暗，黑如喫墨……""由脏腑有痰饮，或皮肤受风邪，致令气血不调，则生黑皯"，指出肝郁、脾弱、肾虚，导致瘀血痰饮，引起气血凝滞、面生色斑。且其中脾弱除影响生化之源造成血虚上不荣面外，其运化功能的失调，易生痰饮、水湿阻碍气血运行，致气血失和，痰湿郁久化热，上蒸于面，煎熬阴血，瘀血形成，不荣于面。另外，外感湿热，日久不化，入里蕴结中焦，湿热内困脾胃，或饮食不节，损伤脾胃，运化失健，湿邪内生，郁而化热，湿热交蒸肝胆，循经上熏颜面，也可面生褐斑。方中使用薏苡仁健脾渗湿，薏苡仁含有大量的蛋白质、脂肪，总氨基酸量超过大米，富含多种微量元素；茯苓淡渗利湿、养心安神；茵陈清热利湿，为君药。地黄、菊花、赤芍、丝瓜络、夏枯草清热、活血通络为臣。现代药理研究表明赤芍有改善微循环的作用。珍珠母性寒，味甘、咸，归心肝经，具有润泽肌肤、解毒敛阴、化腐生肌之功效，为佐。它富含多种氨基酸，有利于营养、滋润皮肤。甘草补脾和中，调和诸药。诸药合用，正中病机，故可获速愈。

润肤止痒汤

【组成】白芍 10g，川芎 10g，当归 12g，党参 10g，黄芪 15g，鸡血藤 15g，防风 10g，首乌藤 15g，苦参 9g，甘草 10g，白鲜皮 10g，炒蒺藜 10g。

【用法】水煎服，每日 2 次。

【功用】养血祛风，滋阴润燥。

【主治】风瘙痒之血虚风燥证。多见于体质虚弱及老年人，病程缠绵，痒无定处，入夜尤甚，皮肤干燥脱屑，舌质淡或者淡红，苔薄，脉细数或弦缓。

【来源】陈晴燕教授经验方。

【方解】皮肤瘙痒症属于中医学"风瘙痒"范畴，是一种常见且较难根治的皮肤病。从中医角度来说，皮肤瘙痒与情志、风邪等因素有关。郁闷不舒，会引起脏腑失调、气血运行受阻，久郁生热，凝滞皮肤，耗伤阴血，肌肤得不到滋养而导致瘙痒。《丹溪心法》云"痒证不一，疥癣作痒，当求之疮疥症，血虚皮肤燥痒者，宜四物汤"，指出了血虚是产生瘙痒症的主要原因之一。又云"有脾虚身痒，本无疥癣，素非产蓐，洁然一身，痒不可任，此乃脾虚所因"，指出治痒健脾是关键。中医常采用健运脾胃、祛风止痒、清热止痒、解毒凉血、养阴润燥等方法进行治疗。在祛外风的同时，更重视内风和消除内风产生的条件，充分体现了前人朱丹溪"治风先止血，血行风自灭"论述的精髓。上方君药以四物汤加减而成，方中当归补血活血、养血之阳，白芍养血柔肝、敛阴和营，川芎行气活血，三药相伍，阴阳相济，气旺血生，共为君药，以治血虚之本。臣药辅以党参、黄芪益气健脾以滋后天生化之源，防滋腻太过。鸡血藤、首乌藤合用，宁心宁神，兼养血通络以止痒。佐以苦参清热利湿，防风、白鲜皮、炒蒺藜祛风止痒。甘草缓和，养血健脾，解毒矫味。诸药合用，正中病机，故可获速愈。

荨麻疹 2 号汤

【组成】丹参 10g，当归 12g，甘草 10g，姜皮 10g，防风 10g，麻黄 10g，桂枝 10g，荆芥 10g，浮萍 10g，炒苦杏仁 10g，陈皮 10g，白鲜皮 10g。

【用法】水煎服，每日 2 次。

【功用】祛风散寒，调和营卫。

【主治】荨麻疹之风寒证。风团颜色比较淡，淡白或者淡红，遇寒加重，得暖减轻，无汗，口不渴，舌质淡胖，苔薄白，脉浮紧、迟或者濡缓。

【来源】陈晴燕教授经验方。

【方解】本型荨麻疹主要是外感风寒加正虚，遇冷风或冷水后，病情会有所加重，遇热则会缓解。在治疗过程中一定要注意养血和祛风散寒。唐代医学家王肯堂在《诸病源候论》中记载："邪气客于肌表，与风寒相搏，外发瘾疹，则为痒也。"本病多为气血虚弱、肺卫不固，加之风寒之邪，从而导致皮肤风团而发。辨证为风寒束表、肺卫失宣。因此，治疗大法为疏风散寒、益气固表、化瘀止痒。本方以麻黄汤加减而成，方中麻黄辛性温，归肺和膀胱经，善开腠发汗，祛在表之风寒，宣肺平喘，开闭郁之肺气，故用为君药；桂枝透营达卫为臣药，解肌发表，温通经脉，助麻黄解表，二药相须为用；炒苦杏仁降利肺气，与麻黄相伍，一宣一降；佐以干姜皮配合桂枝，可以疏风散寒、宣肺温经；杏仁辛温宣肺开腠理，推邪外出；防风、荆芥疏散风邪，其中荆芥透疹止痒，有研究证明荆芥具有较强的止痒功效，可抑制皮肤过敏反应；浮萍、白鲜皮走表散寒湿；丹参、当归养血润肤、和血止痒；陈皮配伍姜皮能理气开胃、醒脾化湿，内外兼治；姜皮配伍麻黄，又能缓和麻黄辛温透达之性，以免大汗伤正；甘草既能调和麻、杏之宣降，又能缓和麻、桂相合之峻烈。诸药合用，可达祛邪而不伤正、散中有补的效果，既可驱邪，又能扶正。共奏散风、活血、除湿、止痒之功效，对风寒所致的荨麻疹有较好疗效。

荨麻疹 3 号汤

【组成】生地黄 10g，熟地黄 15g，白芍 10g，当归 12g，川芎 10g，麸炒白术 12g，丹参 15g，地骨皮 15g，钩藤 10g，炒蒺藜 10g，防风 10g，甘草 10g。

【用法】水煎服，每日 2 次。

【功用】养血祛风，润燥止痒。

【主治】荨麻疹之血虚风燥证。风团色淡红，反复发作，迁延数月或者数年，午后或者夜间加剧，伴心烦易怒、手足心热、口干，舌质红少津，脉沉细。

【来源】高立岩教授经验方。

【方解】慢性荨麻疹在中医学上被归为"瘾疹"范畴，该病久病不愈导致阴血损耗，血虚而生风。中医论治多从风论，"痒自风来，止痒必先疏风""治风先治血，血行风自灭"。疏风则外风去，治血则内风息，内外风消散，肌肤自和则瘙痒可退。方中用生地黄为君清热凉血滋阴，丹参凉血、养血。由于本病病因主要在于气血不足，故予熟地黄、白芍、当归、川芎为臣，变四物汤养血调经之意而为养血润燥、活血祛风之用。熟地黄性微温，滋阴补血，益精填髓，主在补益。白芍养血敛阴，柔肝潜阳，能改善因肝阳太过而致内风致病的可能。

川芎为血中气药，行气、活血、祛风一药而三用。当归辛、甘、温，入心、脾、肝经，《景岳全书》称其为血中之气药，亦为血中之圣药，能补血活血，润燥止痒，川芎与当归配伍，使补血而不滞血。蒺藜，又称沙苑子，主入肝经，平肝祛风，增强防风的祛风之力。防风，辛温发散，疏风达表，祛全身上下之风。地骨皮、钩藤，平肝清热。炒白术健脾益气，加强生血之力。甘草缓和、解毒矫味、调和诸药。诸药配伍，使养血活血而不滞血，固表祛风防外风内扰，同时抑制内风形成，健脾生血补生化之源。

掌跖脓疱汤

【组成】生地黄 15g，赤芍 10g，牡丹皮 10g，紫花地丁 15g，金银花 10g，蒲公英 15g，连翘 15g，黄芩 10g，重楼 10g，黄芪 12g，甘草 9g。

【用法】水煎服，每日 2 次。

【功用】清热解毒，凉血除湿。

【主治】痛疮之热毒证。皮损基底潮红或者绛红，上布小而密集的脓疱，瘙痒剧烈，常伴全身不适、烦躁口渴、大便干燥，舌质红绛苔黄厚，脉滑数。

【来源】陈光发教授经验方。

【方解】多数掌跖脓疱病患者本为血热体质，火气壮实，热胜则肉腐生脓，故见脓疱。掌跖脓疱病是一种复发性炎症性皮肤病，本病多发生于中年女性，近年有增长趋势。其临床特点与中医古代文献所载"痛疮"大致相同。《诸病源候论痛疮候》记载："痛疮者，由肤腠虚，风湿之气，折于血气，结聚所生。多着手足间，递相对，如新生茱萸子。痛痒，抓搔成疮，黄汁出，浸淫生长，坼裂，时瘥时剧，变化生虫，故名痛疮。"多因七情内伤，气机郁滞，久郁化火，心火亢盛，毒热伏于营血引营血两燔；或因饮食失节，过食肥甘厚味之品，伤及脾胃，脾胃失和，气机不畅，郁久化热，复受风热毒邪而发病。本方重用金银花、连翘为君药，取"银翘散"之意，既能透热达表，又能清里热而解毒。银翘散出自《温病条辨》："太阴风温、温热、瘟疫、冬温初起……但恶热，不恶寒而渴者，辛凉平剂银翘散主之……风淫于内，治以辛凉，佐以苦甘；热淫于内，治以咸寒，佐以甘苦。"连翘味苦、平，入心、肝、胆经，可清热解毒、散结消肿，为"疮家之要药"，可防止风温邪气逆传心包。金银花与连翘共奏清热解毒之功，清里热而防外邪侵入。黄芩清热燥湿、泻火解毒，在治疗热毒疮疡时，与金银花、连翘同用共为君药。紫花地丁为治疗毒要药，通用于痛疮肿毒；蒲公英清热解毒、消散痛肿；重楼清热解毒、消肿止痛，三药合用辅助君药加强治疗热毒内蕴之脓毒肿痛的主症，故为臣药。丹皮、生地黄、赤芍专于凉血解毒化瘀，为佐药，可协助君、臣药加强治疗作用，起到既清营卫之毒又凉血分之热的作用。黄芪可托毒排脓、敛疮生肌。具有甘、温之性的黄芪，能使气血得以生化，并能减缓君药、臣药的寒凉之性。甘草为使药，调和诸药，使其合力驱邪。上药合用，使湿热毒邪得祛，诸症得愈。

紫癜汤

【组成】赤芍 10g，天花粉 15g，板蓝根 15g，白茅根 30g，地榆炭 10g，木瓜 10g，茜草 10g，地黄炭 10g，蒲黄炭 10g，槐花 10g，金银花炭 15g，紫草 10g，牡丹皮 12g，甘草 10g。

【用法】水煎服，每日 2 次。

【功用】清热解毒，凉血止血。

【主治】葡萄疫之血热妄行证。起病急，皮肤紫癜大小不一，斑色鲜红，心烦口渴，发热面赤，或有大便秘结，可伴鼻衄、齿衄、便血、尿血，舌质红苔黄或黄腻，脉数有力。

【来源】赵炳南教授经验方。

【方解】过敏性紫癜是机体对某些致敏物质发生变态反应，引起广泛的小血管炎，属中医学"血证"范畴。病因为感受风热毒邪，热毒郁蒸肌肤，与气血相搏，血热灼伤脉络，以致血不循经，泛溢于肌肤，留积于皮下而发。发病先期多为实证、热证，后期多为虚实夹杂或气阴两虚证。本方针对血热证。赵老强调"热不除则血不止，热既清则血自安"，故以凉血五根汤加减。方中君以紫草、茜草、白茅根凉血活血，三药凉血止血又不蓄瘀，其中紫草根活而不散，凉而不滞，且能补中益气，白茅根味甘性寒，善清肺、胃之热，因它有利水作用，故能导热下行。茜草根含萘醌类化合物，能缩短凝血时间。板蓝根、栝楼根清热解毒而凉血。现代临床研究发现，早期应用凉血化瘀之中药可阻断变态反应对组织造成的直接或间接破坏，调节免疫功能紊乱。臣以赤芍、牡丹皮、槐花，清热凉血、活血散瘀。蒲黄炭、地黄炭、地榆炭、金银花炭等炒炭类药物有凉血止血、解毒祛瘀的作用，正所谓"大抵血热则行，血冷则凝，见黑则止"。地榆酸苦微寒，性沉寒入下焦，既能清降，又能固涩，但清而不泄，泄而不滞，为凉血之要药，特别是下肢紫癜常可加减使用。佐以木瓜舒经通络，防止热邪阻滞经络。使以甘草调和诸药。诸药合用，共奏清热凉血、解毒消斑之功效。

治疣汤

【组成】板蓝根 15g，大青叶 15g，败酱草 10g，马齿苋 15g，紫草 10g，赤芍 10g，夏枯草 15g，红花 10g，炒桃仁 10g，牡蛎 30g（先煎），薏苡仁 30g。

【用法】水煎服，每日 2 次。

【功用】清热解毒，软坚散结，化瘀。

【主治】扁瘊、刺瘊之肝郁血瘀证。病程较长，皮疹深褐，日久不消，常伴心烦易怒、胸胁痞满、口苦咽干，舌质暗红或者有瘀点，苔薄黄，脉弦细。

【来源】陈晴燕教授经验方。

【方解】中医药对疣治疗有一定的疗效，值得重视。中医学认为本病多为风热毒邪搏于肌肤而成；或因七情内伤，怒动肝火，肝旺血燥，筋气不荣，肌肤不润所致。方中君药板蓝根、大青叶、马齿苋、败酱草具有清热解毒之功效，其中马齿苋性味酸、寒，能清热解毒、散血消肿。早在《本草纲目·菜部第二七卷·菜之二》中就有马齿苋治疗疣的记载，曰"诸肿瘘疣目，捣揩之"。板蓝根更以清热解毒散结见长。现代药理研究表明马齿苋、大青叶有较好的抗病毒作用。紫草、赤芍、红花、桃仁为臣，可以清热解毒、凉血消斑、活血散瘀。现代药理研究表明红花有扩张血管作用，有利于药物的局部吸收。佐以夏枯草、煅牡蛎软坚散结，其中煅牡蛎咸而微寒，还可收敛肝气。薏苡仁排脓、健脾除湿毒，使脉络通畅，同时又兼顾补益正气，标本兼顾。诸药合用，正中病机，故可获速愈。

颜播汤

【组成】牡丹皮 12g，桃仁 10g，紫花地丁 15g，红花 10g，菊花 10g，金银花 15g，皂角刺 10g，蒲公英 15g，赤芍 12g，白芷 10g，麸炒白术 12g，甘草 10g。

【用法】水煎服，每日 2 次。

【功用】清热凉血，散瘀通络，解毒散结。

【主治】颜面雀啄形血风疮之湿毒化火、血瘀阻络证。起病快，病程短，皮疹迅速增多，呈鲜红或紫红色小结节，散在或者部分融合，以眶周、颜部为多，伴有不同程度的灼热及痒感，大便干，舌质红苔黄，脉滑数。

【来源】陈光发教授经验方。

【方解】血风疮的病因病机为患者素为肺肾阴虚之体，加之后天饮食、环境、情绪失调等因素，造成肺热、血热、肠胃湿热，最终导致上焦之头面气血瘀滞、经络阻塞而成丘疹；与痰湿相结形成囊肿，日久形成结节、瘢痕；湿热、血热搏结于面部而发本病。名中医赵炳南认为此病多因身体虚弱，气血不足，外感毒邪，湿痰凝滞血脉而成。本病急性期皮疹红褐色，波及全面部，严重影响了患者的生活及工作，情绪抑郁，致肝郁气滞，易与瘀热相搏结，加重本病，故急性期应着重清热解毒化瘀，从标治之，迅速控制病情发展，并有效缓解红褐色皮疹及肿胀，给患者树立信心；缓解期着重滋阴清热凉血，从本治之，兼以治标；恢复期着重活血祛瘀，帮助恢复瘢痕。方中紫花地丁、金银花、蒲公英为君清热解毒，金银花解热、抗炎；牡丹皮、桃仁、红花、赤芍为臣，活血散瘀通络以助散结。现代药理研究表明，红花有抗凝、扩血管及增强免疫和抗炎作用；佐以皂角刺、白芷消痛排脓，皂角刺具有抗凝、抗栓塞及扩血管的作用，白芷具有解热、镇痛、抗炎的作用；白术健脾燥湿；菊花引诸药上行于头面部；甘草调和诸药，具有激素样作用及免疫调节作用且能抗炎、抗病毒、抗菌、解毒功效。诸药合用，正中病机，故可速愈。

结节红斑汤

【组成】牡丹皮 12g，桃仁 10g，紫花地丁 15g，红花 10g，菊花 10g，金银花 15g，皂角刺 10g，蒲公英 15g，赤芍 12g，白芷 10g，麸炒白术 12g，甘草 10g。

【用法】水煎服，每日 2 次。

【功用】清热利湿，活血通络。

【主治】瓜藤缠之湿热瘀阻证。发病急骤，皮下结节，略高出皮面，皮疹颜色鲜红，灼热疼痛，压痛明显，伴头痛、咽痛、关节肿痛，大便干，小便黄，舌质红苔腻，脉滑微数。

【来源】陈光发教授经验方。

【方解】结节性红斑一般是由于真皮脉管和脂膜炎症引起的结节性皮肤病，属中医学"湿毒流注""瓜藤缠"范畴。本病因外受湿邪、湿热蕴结，导致脉络阻塞、气血凝滞而发病，或者因脾虚湿不化，兼感寒邪，寒邪凝滞，阻滞血脉而成。湿热瘀阻证多由素体血分蕴热，外感湿邪，湿与热结，阻塞经络，以致气血运行失畅，气滞血瘀，瘀阻经络而发病。治宜清热利湿、活血通络。湿热瘀阻证在清热利湿基础上要加解毒、化瘀之品，因湿热往往夹杂毒或者湿热蕴结日久生毒，故君以紫花地丁、菊花、金银花、蒲公英清热解毒；同时湿热易夹瘀或者生瘀，故臣以桃仁、红花、赤芍、牡丹皮清热凉血、活血化瘀，其中牡丹皮、赤芍具有活血不留瘀之功效。解决本病的关键是结节，其形成因素不外乎湿热、寒湿、痰湿等瘀滞在经脉而引起，最终还是着眼在瘀滞上。从中医学理论来讲，下肢出现紫红色硬结节，也是瘀和热引起，所以用清热凉血化瘀之品对炎症的血管壁通透性紊乱有调节作用，能减少炎症的渗出，并能扩张血管，改善血液循环，促使炎症吸收，从而达到消肿散结的目的。佐以白芷、皂角刺消肿托毒。麸炒白术加强益气健脾利水作用。《脾胃论》曰："人以胃气为本。"胃气一败，百病难施。所以对该病的治疗处处重视顾护人之胃气以护正，又做到补益而不碍邪。甘草调和诸药。全方以清热解毒、活血化瘀为主，兼清热利湿。诸药合用，正中病机，故可获速愈。

第三节　丸剂

加味散结痤疮丸

【组成】黄芩，生地黄，连翘，玄参，桔梗，浙贝母，白芷，牡蛎，珍珠，升麻。

【用法】口服，一次10g（约50粒），日2次。

【功用】清热解毒，化瘀散结。

【主治】痤疮之痰热郁结证。症见红色丘疹、脓疱、疖肿，大小不等，质地或软或硬，病情缠绵，皮疹此起彼伏，伴口臭，便秘溺赤，舌质红，苔黄腻，脉滑数。

【方解】痤疮归于"肺风粉刺"范畴，病性属实热。可由风热火毒蒸腾上行，熏蒸于面，面部肌肤受血热影响而热毒瘀阻不散，加之患者常偏嗜辛辣之品或酗酒，喜食鱼腥肥甘之品，使肺胃积热，中焦运化不周，积热久蕴不解，化热生痰，痰热内生，时日越久则阻滞越甚，痰结热瘀而成丘疹、脓疱、疖肿。方中君以黄芩、生地黄、黄连、玄参，起到清热解毒、凉血护阴之功效。臣以浙贝母、白芷，其中浙贝母苦寒清泄，善于清热化痰软坚；白芷性辛、温，趋向升浮，具有消痈散结、排脓生肌的功效。《本草汇言》云："上行头目，下抵肠胃，中达肢体，遍通肌肤以至毛窍，向利泄邪气。"现代药理研究表明，白芷提取物具有一定的镇痛、抗炎、抑制皮脂腺分泌的作用，对大肠埃希菌、金黄色葡萄球菌、铜绿假单胞菌等细菌均有不同程度的抑制作用。二药合用，有清热化痰、通络消肿之功效。佐以桔梗，舟楫之品，可上达头面宣肺排脓，使得痤疮腐去生新，配合白芷清上焦热，引诸药上达头目，美肌生肤。佐以牡蛎软坚散结、收敛固涩。另外，牡蛎、玄参、浙贝母三味药合为消瘰丸，具有软坚散结、清热滋阴的作用。使药珍珠，味甘、咸，性寒，具有清热解毒、润肤祛斑之功效；升麻辛、微甘、微寒，归经于肺、脾胃、大肠经，具有清热解毒、升举阳气之功效。诸药合用，标本兼治，取得良好疗效。

祛银灵丸

【组成】生地黄，当归，黄芩，栀子，绵萆薢，白鲜皮，土茯苓，薏苡仁，蒲公英，板蓝根，半枝莲，三棱，红花，乌梅，甘草。

【用法】口服，一次 10g（约 50 粒），日 2 次。

【功用】清热解毒，凉血散瘀，利湿止痛。

【主治】银屑病之瘀热湿阻证。症见发病迅速，皮疹鲜红，新生皮损不断增多，基底有点状出血，瘙痒较重，常伴有口干口渴、心烦易怒、大便干、小便黄、舌红苔厚、脉滑数等。

【方解】王清任言："血受热，则煎熬成块。"本病可为邪热与内热相合，血毒炽盛，煎灼津液，耗伤阴血，以致血液运行不畅，瘀阻经络，血得热妄行，溢出脉外，发于体表成为斑疹。方中君药生地黄、黄芩、栀子、蒲公英、板蓝根、半枝莲清热凉血、泻火解毒。臣药红花辛温，可活血通络、散瘀止痛。现代药理研究表明红花具有抗炎镇痛、调节免疫、抗凝血，改善血液动力的作用。三棱能破血行气、消积止痛，其内有效成分具有抗炎镇痛、抗氧化的作用。当归性温，味甘、辛，研究发现其具有抗炎、镇痛功效。佐药土茯苓，具有解毒祛湿功效，其水提物能够选择性地抑制获得性免疫反应；白鲜皮清热燥湿，具有抗菌、抗炎、抗虫、抗过敏、止血、抗氧化等作用；绵萆薢、白鲜皮、薏苡仁均有健脾利湿之功效；乌梅敛阴生津、止痒解毒，能有效缓解皮损瘙痒，《神农本草经》记载乌梅有"去死肌"的作用。使药甘草甘、平，可补脾益气、清热解毒、调和诸药，其内有效成分甘草黄酮类及甘草酸类物质具有抗炎、镇痛、调节免疫的作用。

降白丸

【组成】龙胆，紫草，降香，蒺藜，重楼，白药子，白薇，海螵蛸，红花，桃仁，何首乌，苍术，甘草。

【用法】口服，一次 6g（约 30 粒），日 2 次。

【功用】调和气血，祛风固卫，着色消斑。

【主治】白癜风肝郁气滞，气血失和证。发病前常有情志波动或紧张史，白斑初为淡白，日渐变白、增多，常伴有抑郁或紧张、纳食不香、心烦等。舌淡红，苔薄白，脉弦。

【方解】白癜风是一种皮肤色素减退的常见病，属中医学"白癜""白驳""白驳风"的范畴。"白癜"病名最早见于隋朝《诸病源候论》："白癜者，面及颈项身体肉色变白，与肉色不同，亦不痒痛，谓之白癜。"中医多从肝郁、肝肾不足和血瘀论治。在临床上，本病虚实夹杂、寒热互见也是非常多见的，因此精细辨证，准确用药，是取效的前提。方中白蒺藜为君，白蒺藜是治疗白癜风有效且常用的药物，当辨证为"肝"或"肝经"风邪病变时，白蒺藜是治疗必不可少的要药，用量宜大。因白蒺藜能散肝经之风，平肝经之风，具有良好的驱白复色作用。《本草纲目》"白癜风疾"即有"白蒺藜子六两，生为末，每汤服二钱，日二服。一月绝根，服至半月，白处见红点，神效"的记载。臣药重楼、紫草、白药子、白薇、降香、红花、桃仁，既可活血化瘀，又可凉血中之热，还可以清热解毒。佐以苍术、龙胆草、海螵蛸，其中苍术辛、苦、性温，归脾胃经，芳香燥烈，内可化湿浊之郁，外能散风寒之邪，起到燥湿健脾、祛风除湿之效果；龙胆草苦寒，可清热燥湿、泻肝胆火；海螵蛸咸、温，可除寒湿、收敛止血。使以何首乌、甘草，其中何首乌滋肝肾阴，化精生血，濡养肌肤腠理；甘草补脾益气，清热解毒，缓急止痛，调和诸药。各药协调互补，共奏调和气血、化瘀消斑之功效。

治疣丸

【组成】板蓝根，大青叶，紫草，红花，赤芍，桃仁，败酱草，马齿苋，薏苡仁，夏枯草，牡蛎。

【用法】口服，一次 10g（约 50 粒），日 2 次。

【功用】解毒软坚，消瘀散结。

【主治】寻常疣、扁平疣之毒热瘀结证。症见发病迅速，数目较多，皮疹色红，微痒，伴有口干、心烦、舌红苔黄、脉弦。

【方解】本病因患者腠理不固，外感风热邪毒，邪气客于肌表，郁久后化毒致瘀，阻滞经络，加之气血失和，运行不利，热、毒、瘀结聚，日久不散凝于肌肤所致。故应给予清热解毒、软坚散结、疏风消瘀之品，方能取得良效。

方中以板蓝根、大青叶、夏枯草、马齿苋为君药，其中板蓝根清热解毒；大青叶清热、解毒、凉血；夏枯草清热泻火、散结消肿；马齿苋清热、除湿、解毒。以桃仁、红花、赤芍、紫草为臣药，桃仁可活血祛瘀；红花有活血通经、祛瘀止痛之功；赤芍、紫草凉血、活血、祛瘀。以薏苡仁、败酱草为佐药，薏苡仁功效利水消肿、清热排脓、健脾祛湿，可增强臣药散结化瘀功效，还能健脾益气、扶正固本；败酱草消痈排脓、清热解毒，配合君药加强解毒功效。牡蛎为使药，配合夏枯草软坚散结。全方用药得当、相辅相成，使气行血畅、瘀结消散、毒透疹消而皮损自愈。

消斑丸

【组成】柴胡，当归，白芍，牡丹皮，白芷，泽兰，茯苓，益母草，桃仁，红花，赤芍，甘草。

【用法】口服，一次 10g（约 50 粒），日 2 次。

【功用】疏肝理气，散瘀消斑。

【主治】黄褐斑肝郁气滞证。症见面生褐色斑片，分布弥漫，伴有情绪不畅、烦躁易怒、胸胁胀闷、口苦咽干、女子月经不调，舌质红，苔薄黄，脉弦细。

【方解】本病属于中医学"肝斑""面尘""黧黑斑"范畴，多由情志不畅，肝郁气滞，气滞而血不行产生血瘀，同时气滞化热熏蒸面部而致病。当以疏肝理气、活血化瘀为主要治疗原则。

方中柴胡、当归为君药，其中柴胡具有清热、镇静、和解表里、疏肝解郁的功效，可以缓解患者的不良情绪；当归为补血要药，可补血活血调经、养血活血，使补中有动、行中有补。臣以白芷、茯苓，其中白芷祛风湿；茯苓化湿浊；白芷、茯苓配合，具有美白养容之功。佐药桃仁、红花、赤芍、牡丹皮活血化瘀、清热凉血；益母草、泽兰，活血调经、祛瘀消斑；白芍养血平肝。甘草益气补血、调和诸药为使药。全方共奏疏肝解郁、活血化浊之功。

第四节　外用方

银屑病药疗 1 号

【组成】芒硝、野菊花、花椒、枯矾各 1 袋。

【用法】水煎取汁熏洗患处或者加温水浸浴，每周 2~3 次。

【功用】清热解毒，滋阴润肤。

【主治】银屑病静止期皮损。

【方解】中医药浴疗法治疗皮肤病历史悠久，《礼记》谓"头有创则沐，身有疡则浴"，古人认为药浴之法可外开腠理，内通经穴。吴师机在《理瀹骈文》中则明言，"外治之理即内治之理，外治之药即内治之药，所异者法耳，医理药性无二",认为"变汤证为外治,实开后人无限法门",可补内治疗疾之不足。中药浸浴是中医传统药浴疗法的一种,将中药煎汤注入浴盆中,治疗皮肤病时,患者全身浸入其中泡洗,不仅可以清除痂屑、旧药和分泌物,还可使周身腠理疏通、气血调和、促进浸润吸收。中药药浴具有镇静、安神、止痒等作用,从而减轻症状,使患者感觉舒适,停止搔抓;热水浴可使皮肤毛细血管扩张,血流加快,人体气血畅通,改善全身微循环,促进新陈代谢,加速组织修复。药浴能清除鳞屑。因紫外线的穿透力较弱,大量的鳞屑影响了紫外线到达真皮,从而影响疗效的发挥。药浴后大量的鳞屑被清除,提高了紫外线治疗的效果。同时,也有利于中草药液对皮损的渗透,提高治疗效果。方中芒硝味咸,能软坚散结、清热泻火,《名医别录》谓之"主五脏积聚,久热胃闭,除邪气,破留血,腹中痰实结搏,通经脉,利大小便及月水,破五淋,推陈致新",外用可改善局部循环,促进渗出吸收,减轻炎症反应。野菊花,甘寒,清热解毒,作用温和,无不良刺激,在发挥抗菌、抗病毒作用的同时,也可促进皮肤的新生。花椒,性温,在中药里属于祛寒类药物,能除五脏六腑之寒,且能通血脉,调关节。枯矾收敛生肌、燥湿止痒,收法消之。诸药合用,由外达内,标本兼治。

银屑病药疗 2 号

【组成】防风、丹参、赤芍、芒硝、野菊花、花椒各 1 袋。

【用法】水煎取汁熏洗患处或者加温水浸浴,每周 2~3 次。

【功用】清热凉血解毒,活血化瘀行气,养血滋阴润肤。

【主治】银屑病静止期皮损。

【方解】中药药浴使药物通过腧穴、孔窍经皮肤的毛细血管吸收,有疏通经络、调理气血、消肿止痛、解毒化瘀、杀虫止痒等作用。药浴疗法有独特优势,通过透皮给药系统既可以避免首过效应,使药物的作用持久且不良反应轻微,又增加了药物的生物利用度,发挥了"通达气血,调和营卫"的作用。中药药浴治疗静止期寻常型银屑病正是以上述机制为依据,使药物通过浸浴直接作用于皮损局部,更好地发挥了活血通络、养血润肤的功效。中药药浴已逐渐成为外用治疗皮肤病的常用方法之一,并取得较好疗效。药浴时有效成分直接作用于皮肤,经皮肤吸收可改善局部免疫状态,减少炎症因子等物质的释放,使血管通透性降低,促进组织修复。"外治之药,即内治之药",中药在抗炎、抗菌、抗过敏、镇静及免疫调节等多方面的药理作用均被大量现代临床研究证实。上方选用赤芍、丹参、野菊花清热凉血解毒;丹参活血凉血、祛瘀除烦,有改善皮肤血液循环的作用;热极生风,风盛则痒,故用防风祛风通络止痒;《内经》

云"热淫于内,平以咸寒,佐以苦甘",芒硝是含有硫酸钠的天然矿物经精制而成的固体结晶,能清热解毒、消肿止痛;花椒辛、温、麻,有芳香健脾、温中散寒、除湿止痛、杀虫解毒、止痒解腥之功效。全方具有清热解毒、除湿止痒、润泽肌肤之作用。

皲裂洗剂

【组成】苦参、麸炒白术、麸炒苍术、金银花、红花、芦荟、炒桃仁、牡丹皮、地骨皮各1袋。

【用法】煎水至30℃浸泡患处,每日1~2次,每次20~30分钟。10日为一疗程。一般连用1~3个疗程。

【功用】燥湿止痒,活血化瘀,佐以清热。

【主治】手足部的皲裂性皮疹,一般应用于疾病后期。

【方解】手足部皮肤尤其是掌跖部位角质层较厚,无皮脂腺,冬季汗腺分泌少,容易干燥,加上各种因素如摩擦、外伤、酸、碱、真菌感染等影响,使角质层增厚,变脆变硬,弹性降低,导致皮肤发干或皲裂。中医学认为本病是由于血虚风燥,湿热化火,耗伤阴血,肌肤失去濡养所致。治疗以养血祛风、滋阴润燥、除湿止痒为原则。明代陈实功《外科正宗·手足破裂》:"手足破裂,破裂者干枯之象,气血不能荣养故也……甚者兼服当归饮子为妙。"方中君药苦参性味苦寒,功效清热燥湿、杀虫止痒。臣药有桃仁,活血化瘀,使气血通畅,则淤积日久的湿热邪气可随气血运行排出体外。除此以外,桃仁还含有丰富油脂,不仅可以补充皮脂,还可以预防燥湿祛风药物耗伤气血津液导致的皮肤干燥、皲裂症状。红花,活血化瘀以消除脉络瘀阻。牡丹皮活血化瘀。地骨皮清热凉血、退虚热。佐以金银花清热解毒。现代药理研究表明金银花具有抑菌、抗病毒、抗炎、解热、调节免疫等作用。苍术、白术能治上、中、下湿,能解诸郁,开脾胃之湿郁,疏肝胆之气滞。使药芦荟,功效泻火、解毒、化瘀、杀虫,具有抗炎、杀菌、湿润美容、解毒、抗衰老作用。全方共奏养阴润肤而不留邪、清热祛瘀生新而不伤正之功效。

参芪育发酊

【组成】红参,黄芪,当归,红花,丹参,侧柏叶,何首乌,骨碎补,干姜,菟丝子。

【用法】外用,一日2~3次,15天为一疗程。

【功用】益气,养血,生发。

【主治】斑秃、脂溢性脱发。适用于各证型。

【方解】斑秃中医称"油风"，俗称"鬼剃头"，是一种头部毛发突然发生斑片状脱落，而头皮正常，无自觉症状的常见皮肤病。其发病原因至今尚未完全清楚，多数人认为可能与精神过度紧张、机体过度劳累、遗传等因素有关。近来认为是一种自身免疫性疾病。明代陈实功《外科正宗·油风》曰："油风乃血虚不能随气荣养肌肤，故毛发根空，脱落成片，皮肤光亮。"阐述了气血虚弱为导致斑秃的病因之一。中医学认为肝藏血，发为血之余，肾主骨，其荣在发，肝肾亏虚、气血虚弱不能荣养肌肤，故毛发成片脱落。另外，情志不遂，肝郁血瘀，肌肤失养，也可导致落发。中医外用药物剂型以酊剂居多，因为酊剂渗透力强，可加强药物活血通络作用，另一方面酊剂相对于膏剂、油剂制作较方便，清洁不易污染衣物，患者依从性高，但也存在易挥发不易存放的缺陷。方中骨碎补性味苦温，有活血生新之效，可促进毛发的生长；干姜可活血止痒，净化头皮，疏通毛囊，促进头皮新陈代谢，活化毛囊组织，强化发根；侧柏叶味苦涩、微辛，具有清热凉血、生发乌发功效；当归、丹参、红花具有活血化瘀之功效，可改善血液流变，降低血液的黏稠度，扩张头皮及皮肤的毛细血管，促进血液循环，促进毛发生长；黄芪、红参、菟丝子能益气扶正固本，增强机体细胞免疫功能；何首乌对毛发有明显促生长、抗衰老作用，其含有丰富的锌、锰等元素，可通过神经、内分泌和酶系统起到补肾、乌须发的作用。

补骨脂酊

【组成】补骨脂。

【用法】外用，一日 2~3 次，涂擦后可日光照射。

【功用】温肾助阳，纳气。

【主治】白癜风。适用于各证型。

【方解】白癜风，中医称"白驳风"。中医学认为，白癜风总因气血失和、脉络瘀阻所致，多为素体肝肾虚弱，或亡精失血，伤及肝肾，导致肾精亏虚，加之肝血不足、肝失疏泄，则气血不和、血不养肤，令皮肤失去正常的形态及色泽，色素脱失，酿成白斑。方中单味药物为补骨脂，补骨脂味苦而辛，性大温，善于补肾助阳、固精缩尿、行气行血、活血散瘀，体现了补肝温肾、调气和血、活血散瘀的治疗原则。补骨脂酊临床治疗白癜风效果满意。

第五章

流派特色技法

皮肤科的治疗离不开一些疗效确切的外治疗法，我科在几十年的发展历程中，在中西医外治手段及疗法方面不断探索和创新，形成了一些独具特色的流派技法。

第一节　溻渍疗法

中药溻渍是中医传统疗法之一，历史悠久，在防病治病方面起到重要作用。该疗法操作简单、安全有效、适应证广，盛京流派应用湿毒洗液及痤疮洗液溻渍治疗多种疾病取得良好效果。

中医学认为溻渍疗法具有清热解毒、凉血消肿、活血通络、散瘀止痛、软坚散结、养血润肤、祛风止痒、软痂脱腐、杀虫等功效。《外科精义》指出其作用原理："夫溻渍疮肿之法，宣通行表，发散邪气，使疮内消也。盖汤有荡涤之功，此调疏导腠理，通调血脉，使无凝滞也。"现代研究表明：①本法利用冷或热的物理作用，调整自主神经进而影响末梢血管、淋巴管的舒缩性及通透性，改善局部体液循环，从而达到抑制渗出、止痒、止痛及促进吸收的作用。②覆盖的湿润敷料可软化痂皮，吸收各种分泌物，有保护及清洁作用。③湿敷的液体可使角质细胞膨胀，从而有利于药物吸收。④药物本身的药理作用。中药溻渍的优势：①药物的有效成分直接作用于病变部位，直达病所，疗效显著且迅速。②避免肝脏的"首过效应"，降低患者肝肾功能的损伤，尤其适于慢性病和老年性疾病的治疗。③方法简便，易于操作。④价格低廉。

（一）适应证

主要用于潮红、肿胀、糜烂、渗出明显的皮损。如：急性湿疹、接触性皮炎、特应性皮炎、颜面再发性皮炎、口周样皮炎、激素依赖性皮炎、脂溢性皮炎、痤疮、酒渣鼻、药物性皮炎、剥脱性皮炎、丹毒、带状疱疹、足癣伴感染、痈、丹毒、蜂蜇伤、毛虫皮炎、多形红斑、日晒伤、多形性日光疹、变应性皮肤血管炎、脓疱疮、结节性红斑、天疱疮、大疱性类天疱疮、红斑狼疮、皮肌炎等。

（二）禁忌证

（1）不能配合者。

（2）药物过敏者，皮肤对中药过敏者。

（3）皮肤温、痛觉异常者。

（4）孕妇或妇女月经期。

（三）操作常规

我流派应用的溻渍疗法属于开放性溻渍法，本疗法是用药物煎剂浸润敷布，敷于患处的一种疗法，叫清热凉血、解毒消肿、收敛止痒。

（1）患者取合理体位，暴露溻渍部位，注意保暖和遮挡。下垫橡胶单或中单。

（2）遵医嘱配制药液，药液温度适宜（15~20℃），并倒入容器内，敷布在药液中浸湿后，用镊子取出稍加拧挤至不滴水为度，抖开，敷于患处。

（3）轻压敷布使之与皮损处紧密接触，敷布大小宜与患处相当。

（4）一般每日溻渍 2~3 次，每次 20~30 分钟。

（5）操作完毕后，去除敷布，局部自然干燥或软布轻轻擦拭。

（四）常用溻渍处方

1. 湿毒洗液

组成：黄连，黄柏，马齿苋，金银花。

作用：清热凉血，利湿止痒。

方法：煎汁外敷，每次 20 分钟，每日 2~3 次。

2. 痤疮洗液

组成：金银花、连翘、茵陈、丹参、黄芩、大黄、枇杷叶、当归、黄连。

作用：清热凉血，解毒消肿。

用法：煎汁外敷，每次 20 分钟，每日 2~3 次。

（五）注意事项

（1）溻渍药液一定要新鲜。

（2）充分暴露治疗部位，注意保暖及保护隐私。

（3）药液温度适宜，特别是老人和儿童。

（4）操作时要将纱布用药液全部浸湿，然后挤去药液，干湿度适中，以不滴水为宜。

（5）溻渍材料必须密切接触皮损面，特别是耳后、头面部、肛周、外阴、指（趾）间等部位应注意贴敷紧密。

（6）颜面部溻渍时，要防止药液流入眼、耳、口、鼻中。

（7）颈、胸、腹部溻渍时，下铺中单，以防止药液浸湿床单、衣被等。

（8）治疗过程中观察局部皮肤反应，如出现苍白、红斑、水疱、痒痛等症状时，立即停止治疗，并积极处理。

（六）不良反应和处理

（1）过敏　局部出现红斑、丘疹、甚至水疱等，瘙痒为主。处置：停用，口服抗组胺药，局部涂擦糖皮质激素类药膏（面部除外）。

（2）药物刺激作用　局部红肿，或瘙痒或刺痛。处置：停止使用，局部凉水清洗。

第二节　药浴疗法

中药药浴疗法是中医重要的外治法之一，具有清洁、滋润、散寒、止痒、止痛等多种功效。我流派应用药浴治疗银屑病、荨麻疹、慢性湿疹、神经性皮炎、结节性痒疹、瘙痒症等疾病取得良好疗效。

中药药浴是在中医整体观念指导下，根据辨证论治原则，选取适当的中草药，经加工制成中药浴液，进行全身、半身沐浴、熏蒸或局部浸浴（如坐浴、足浴、面浴、目浴等），以达到预防和治疗疾病的一种中药外治疗法。药浴作用于肌腠，药气通过腧穴行于经络，内达脏腑，由表及里，发挥行气血、调阴阳效应，达到治疗疾病的目的。药浴所用药物多为芳香走窜、辛散通阳、活血通络之品。此类药物气味俱厚，经煎煮及热水浸泡，药气极易逸出，从肌肤腠理进入人体，发挥"通经走络，行气活血，开结行滞，直达病所"等多重功效。无论是因邪致病，或者因病生邪，凡造成玄府闭郁、气液塞滞不通病理机制的任何病证，都可以运用汗法治疗。热浴本身就出汗，药力相助，毛孔大开，则发汗更为透彻，邪随汗出，邪去正安，从而达到康复目标。

（一）适应证

银屑病、慢性湿疹、神经性皮炎、痒疹、结节性红斑、疣、冻疮、皮肤瘙痒症、毛发红糠疹、硬皮病、鱼鳞病、药疹（恢复期）、痱子、剥脱性皮炎、天疱疮、大疱性类天疱疮、疥疮、扁平苔藓、玫瑰糠疹等。

（二）禁忌证

①血压过高者。②高热大汗者。③皮肤有开放性伤口者。④严重心脏病患者。⑤对中药过敏者。⑥皮肤化脓性疾病患者。⑦急性皮炎患者。⑧有出血（咳血）倾向者。⑨活动性肺结核患者。⑩精神病患者。

（三）常用药浴方法

1. 熏蒸疗法

全身熏蒸采用中药汽疗仪进行治疗。在患者治疗前 30 分钟预热舱温；打开汽疗仪底座箱门，取出煎药锅，加水 1500~2000ml，再置于加热盘上，盖上锅盖，顺时针旋转松紧旋钮，顶紧锅盖；或倒入煎好的药液 500ml；在控制器上按加热键。当温度显示 33℃时请患者进治疗舱；在控制器上设定治疗温度（37~42℃）、治疗时间（15~20 分钟）；治疗到达设定时间，打开舱盖，协助患者出舱。治疗完毕，嘱患者擦干皮肤即可，更衣后休息片刻再到室外。

2. 熏洗疗法

将室温调节至 20~24℃，根据皮损辨证，选用适当的药浴处方。把煎好的中药液倒入木桶或浴缸中，加适量开水，药液与水的比例为 3∶10，使患者将躯体及四肢（或患处）浸泡于药液中，当药液温度继续下降时，应添加热水，并使药液温度始终控制在 38~45℃之间，每次熏洗 20~30 分钟，以出汗为宜，1 次 / 日。

（四）常用中药药浴处方

1. 白疕（银屑病）进展期

处方：川椒、野菊花、朴硝、枯矾。

功用：清热解毒，止痒。

2. 白疕（银屑病）静止期

处方：川椒、野菊花、朴硝、丹参、赤芍、防风。

功用：活血凉血，祛风止痒。

3. 白疕（银屑病）寒湿阻络

处方：川椒、秦艽、羌活、丹参、赤芍、防风。

功用：活血通络，祛风止痛。

4. 瘾疹（慢性荨麻疹）

处方：香樟木、蚕沙、苍耳草、艾叶、冬瓜皮。

功用：祛风合营，固表止痒。

5. 湿疮（慢性湿疹）

处方：地肤子、菖蒲、白芷、苦参、蛇床子。

功用：润肤止痒。

6. 皮肤瘙痒症

处方：防风 30g，羌活 25g，荆芥 20g，地肤子 40g，蛇床子 60g，苍耳子 35g，浮萍 30g，生地 30g。

功用：疏风燥湿止痒。

7. 剥脱性皮炎

（1）淀粉浴　淀粉或面皮 1000~2000g 或玉米粉适量，先将淀粉或面粉以适量水调成糊状，放入浴盆中，再加适量温水做全身浴；或将淀粉或面皮盛于布袋内，放入浴盆中，用热水在袋上冲，然后加温水适量做全身浴，水温在 30~45℃之间。洗浴时常捏布袋，或以布袋代浴巾。若用玉米粉浴，可将玉米粉先用冷水调和，再加热水煮成糊状，然后加温水适量稀释做全身浴，治疗时间为 20~60 分钟。

（2）麦饭石浴　颗粒状麦饭石与水按 1∶5 的比例煮沸 30 分钟，灌入浴桶，加水调至 38~45℃，全身浸浴。

（五）操作要点

1. 熏蒸疗法

机器要先预热；治疗过程中注意温度，不宜过高（最好低于 40℃）；时间不宜过长（15~20 分钟）；工作人员做好巡视，注意患者状态，尤其是老年人。如有不适，迅速处理或停止治疗。

2. 熏洗疗法

药液要新鲜，温度适中，时间以不超过 30 分钟为宜。老年人熏洗时，桶内液体尽量不要没胸。出浴桶时注意避免滑倒，立即擦拭干燥或马上温水淋浴。工作人员做好巡视，注意患者状态，尤其是老年人。如有不适，迅速处理或停止治疗。

（六）注意事项

（1）药液温度适宜，不宜过烫，以免灼伤皮肤。

（2）过饥、过饱，或极度疲劳、酒醉后不宜药浴。饭前、饭后半小内不宜进行全身药浴。饭前药浴，由于肠胃空虚，洗浴时出汗过多，易造成虚脱。饭后立即药浴，可造成胃肠或内脏血液减少，血液趋向体表，不利消化，引起胃肠不适，甚至恶心呕吐。

（3）药浴时患者如出现恶心、气促、心悸、头晕、乏力等不良反应，可暂停药浴。

（4）因药浴引起皮肤过敏，应立即停止药浴。

（5）药浴后应休息 0.5~1 小时。

（6）全身药浴后应慢慢从浴盆中起身，以免出现体位性低血压，造成一过性脑部缺血而眩晕。

（7）洗浴时间不可太长，尤其是全身热水浴。由于汗出过多，体液丢失量大；皮肤血管充分扩张，体表血液量增多，造成头部缺血而发生眩晕或晕厥。

（8）临睡前不宜进行全身热水药浴，以免影响睡眠。

（9）药浴时，室温不应低于20℃，局部药浴时，应注意全身保暖，夏季应避风，预防感冒。

（10）药浴后饮适量温水以补充水分。

（七）不良反应和处理

（1）过敏反应　用药后出现红斑、丘疹者，立即停止治疗。口服抗组胺药，外涂糖皮质激素类药膏。

（2）晕厥　如一旦发生晕厥，应及时将患者扶出浴盆，平卧在休息室床上，同时给患者喝些白开水或糖水，补充体液与能量。或用冷水洗脚，使下肢血管收缩，头部供血充足。

第三节　脐疗法

脐疗法体现了中医的整体观念和生物全息理论。人们对神阙穴的认识，促进了脐疗法的发展。我学术流派应用脐疗法治疗多种疾病特别是过敏、瘙痒性疾病疗效显著。

脐疗，是通过将药物直接敷贴或用艾灸、热敷等方法施治于患者脐部，激发经络之气，疏通气血，调理脏腑，用以预防和治疗疾病的一种外治疗法。脐疗法以中医经络学说为理论依据，在辨证论治理论指导下，利用药物对脐的刺激，达到行气活血、疏通经络、调整脏腑功能、治疗疾病的目的。这种方法可以避免肝脏首过效应及胃肠道对药效的干扰，增加病灶局部有效药物浓度，具有药效作用发挥快、作用时间长、给药频率和剂量少、生物利用率高、血液浓度较稳定持久等优点。

（一）作用机制

1. 经络传导作用

经脉是人体组织结构的重要组成部分，是沟通表里和上下的独特系统，内与五脏六腑相连接，外与皮肤肌腠、四肢百骸相连接。经络学说认为脐通过奇经八脉与十二正经相连，奇经八脉中任、督、冲、带四脉皆直接与脐相连。根据"脐全息论"，选用相应的药物敷脐，既可以对穴位进行刺激，又能够通过经络传导，让药物充分发挥功效，疏通经络，调理气血，补虚泻实，对脏腑的阴阳进行调理，使机体失调的状态慢慢趋于平衡，达到祛除疾病的目的。

2. 局部皮肤透入作用

脐在胚胎发育过程中是腹壁的最后闭合处，表皮角质层最薄，因此屏障功能较差，并且脐下没有脂肪组织，皮肤筋膜与腹膜直接相连接，渗透性很强，药物分子容易透过脐部皮肤的角质层，进入细胞间质，然后进入血液中，随着血液循环散布到全身。在脐上敷药的最大优点是，脐下腹膜有着丰富的静脉网，与门静脉相连接，从而让药物能够通过此捷径到达肝脏，提高药物的利用度，避免对胃肠道造成影响。

3. 神经调节作用

对脐（神阙穴）不断地刺激，能够让脐部皮肤上的各种神经末梢进入活动的状态，从而促进人体的神经、体液调节作用，提高免疫功能，对各个组织器官的功能活动进行改善，达到防病治病的目的。

4. 药物本身的治疗作用

清代名医徐大椿对包括脐疗等外治方法的作用进行叙述时，曾经说道："汤药不足尽病，用膏贴之，闭塞其气，使药性从毛孔而入腠理，通经贯络，或托而出之，或攻而散之，较服药尤为有力。"现代研究也证明，药物敷脐，药物分子可以透过脐部皮肤的渗透和吸收作用，散布到人体中，通达全身。

（二）适应证

脐疗法适应证包括病毒感染性疾病（单纯疱疹、带状疱疹、疣）、细菌感染性疾病（毛囊炎、疖、丹毒、蜂窝织炎）、变态反应性疾病（荨麻疹、湿疹、接触性皮炎、特应性皮炎、药疹、丘疹性荨麻疹、多形性日光疹）、结缔组织性疾病（皮肌炎、红斑狼疮、硬皮病）、血管炎性疾病（过敏性紫癜、白塞综合征、结节性红斑、雷诺病、变应性血管炎）、大疱性皮肤病（天疱疮、大疱性类天疱疮）、丘疹鳞屑性皮肤病（银屑病、扁平苔藓、玫瑰糠疹、毛发红糠疹、掌跖脓疱病）、色素性皮肤病（黄褐斑、黑变病、白癜风）、皮肤附属器疾病（痤疮、酒渣鼻、脂溢性皮炎、斑秃）、神经精神障碍性皮肤病（痒疹、神经性皮炎、皮肤瘙痒症）等。

（三）禁忌证

①处在怀孕期、哺乳期、月经期的女性。②相关药物过敏者。③脐部皮肤有炎症、破损、溃烂者。④严重心血管疾病、血压过高者、体质特别虚弱者。⑤精神分裂症、抽搐、高度神经质及不合作者。⑥腹部手术2个月内。⑦产后3

个月内。⑧内脏出血者，患有白血病、血小板减少等血液性疾病者。⑨6岁以下儿童。

（四）常用脐疗法

敷脐疗法

敷脐疗法是用药末或用生药捣研后（或兑入不同性质的液剂，摊成饼状、糊状、膏状等剂型）直接敷于脐上，使药效由局部至内脏从而起到防治疾病目的的脐疗法。临床实践也证明，药物制成糊状填敷，其疗效要优于粉末状。此外，用闭式敷料（如用胶布固封）可促进药物吸收。脐疗方法众多，我学术流派临床上主要应用敷脐疗法，该疗法安全、便捷、廉价、有效。

（1）操作过程

①本法一般在室内进行，要求室内温度适宜，空气流通，清洁卫生。

②治疗前先用75%医用酒精或0.5%~1%碘伏的棉球按常规消毒法对脐及周围皮肤消毒，以免发生感染。

③术者消毒：医者双手可用肥皂擦拭，后用水清洗干净，再用75%医用酒精棉球擦拭。

④根据治疗需要选取适当的剂型（散剂、膏剂、糊剂、丸剂等），视病情分别采用水、酒、醋、油、生姜汁、蜜等调匀敷脐，或新鲜的植物茎叶、根茎捣碎，制成药饼，直接或烘热敷脐上。

⑤取仰卧位，充分显露脐部，用药后外敷纱布或胶布贴紧，也可用宽布带固定，覆盖于脐部，以防药物脱落。

⑥脐部敷药，一般贴敷4~6小时去除或每日更换，或隔日更换，连续贴敷7~10次为一疗程，连用3个疗程。每疗程间可停2~3日，以减轻脐部皮肤刺激。

（2）操作要点

①药物与脐部皮肤贴合紧密。

②为减少药物干结，延长用药时间，药上可敷塑料薄膜或油纸。

③外固定要牢固，避免脱落。

④注意敷药时间，夏天短，冬天可稍长些。

⑤注意患者敷药后不良反应，如有不适迅速处理或停止治疗。

（五）常用脐疗药物及功用

1. 五味消毒饮

组成：金银花，野菊花，蒲公英，紫花地丁，天葵子。

功用：清热解毒，消散疗痈。

适应证：热毒炽盛证均可应用，如毛囊炎、疖、疖病、痤疮、丹毒等。

2. 消风散

组成：当归、生地、防风、蝉蜕、知母、苦参、胡麻、荆芥、苍术、牛蒡子、石膏、甘草、木通。

功用：疏风养血，清热除湿。

适应证：风湿热证均可应用，如荨麻疹、湿疹、多形红斑、银屑病、瘙痒症、玫瑰糠疹等。

3. 多塞平软膏

组成：盐酸多塞平。

功用：抗过敏，止痒。

适应证：过敏性疾病、瘙痒性疾病均适用。

（六）注意事项

（1）脐疗前仔细询问患者病史，有皮肤过敏者，不宜采用刺激性较强的药物。

（2）本法宜在室内进行，注意保暖，以免患者受凉，体虚者、老年人、小儿尤应注意。

（3）脐部皮肤娇嫩，如药物刺激性较强，宜在用药或治疗前先在脐部涂一层凡士林，儿童尤应注意。

（4）本法用于儿童时应妥善护理，嘱其不能用手搔抓或擦拭，以防敷药脱落。同时儿童肌肤娇嫩，不宜使用剧性药物，贴药时间也不宜过久。

（5）辨证用药方能提高疗效。

（6）由于脐疗药物吸收较快，故用药开始几天个别患者会出现腹部不适或隐痛感（尤其用走窜或寒凉药时），一般几天后可自行消失，不必紧张。

（7）脐疗验方中有一些有毒、峻烈的药物，如巴豆、甘遂等，应在医师的指导下使用。

（8）通常用药剂量不宜过大，更不应长期连续用药。治疗轻症，病愈则去药；慢性病或预防保健宜间断用药，一般1~2天换药一次，需用药3次以上者，每两次用药之间要间歇3~7小时，每个疗程可休息3~5天。

（9）治疗中出现不良反应，如疼痛、过敏反应、病情加重等，应立即去药。

（10）用药后宜用消毒纱布、蜡纸、宽布带盖脐，外以胶布固封，个别患者会对胶布等过敏，可改用绷带或宽布。

（11）久病体弱及有严重心脏病患者，用药量不宜过大，敷药时间不宜过长，病愈即去药，最好在医生指导下用药。

（12）对急症、急性病，在未确诊前不宜敷脐止痛，以免延误病情，确诊后再采取相应治疗措施。

（13）月经期慎用。

（七）不良反应和处理

1. 过敏反应

（1）对胶布过敏　去掉胶布，改用宽布或绷带，过敏处局部外涂糖皮质激素类软膏，严重者加服抗组胺药物。

（2）对药物过敏　敷药后出现局部红肿、痒痛等过敏现象，可揩去药物，局部外涂糖皮质激素类软膏，严重者加服抗组胺药物。如出现头晕、胸闷、恶心呕吐、肢体发软、冷汗淋漓，甚则瞬间意识丧失等，应立即去除药物，清理干净，宽松衣物，平卧，注意血压、心率变化，口服抗组胺药物，严重者按过敏性休克处理。

2. 局部起水疱

（1）小水疱　任其自然干燥吸收。

（2）大水疱　外涂碘伏消毒后，行疱液抽取术，无菌纱布包扎。

（3）水疱破溃　消毒后，外涂抗生素软膏。

3. 腹泻

（1）如因药物寒凉所致，更改药物。

（2）如因受凉所致，注意保暖。

第四节　火针疗法

火针疗法在我国已有数千年历史，随着历代医家的临床应用与研究，火针疗法得到不断发展与完善，成为针灸疗法中一个独特的体系。其特点是将针体加热后，刺入人体一定的腧穴或部位，借助火力以助阳扶正，温通经络，祛邪引热。盛京皮科流派应用火针治疗囊肿型痤疮、白癜风、硬皮病、斑秃、斑块性银屑病、神经性皮炎、结节性痒疹都取得惊人疗效。

火针疗法是用特制的火针针具，经针体加热，采用一定的手法刺入人体相应的腧穴或皮损部位，以达到防治疾病的一种独特的针灸治疗方法。这种古老而独特的针灸疗法，是针法和灸法的有效结合。《内经》中即有记载；汉晋唐宋时期，有关火针的论述已打破了《内经》的范围，对火针的刺法、适应证及禁忌证均有发展；明清时期火针达到成熟阶段。

（一）作用机制

火针疗法是指借"火"之力而取效。火针是集针刺激发经气、火气及温阳散寒的功效于一体，通过借火助阳、温通经络、开门驱邪、以热引热等功效而发挥作用。具体作用机制如下：①火针疗法可改善病变部位的血液循环，使血流速度加快，组织代谢增强，从而促进损伤修复。②火针疗法是一种良性刺激，能促进白细胞对坏死组织的吞噬。③火针疗法可清除体内自由基，对抗组织氧化，促进炎症组织的修复。④火针疗法能提高损伤组织的微量元素含量。⑤火针疗法可通过调节外周血白细胞、血小板计数，达到控制感染的作用。⑥火针可止痛、止痒、止麻、止挛、解毒、祛腐、散结、止泻、止咳、助阳。

（二）适应证

带状疱疹、带状疱疹性神经痛，慢性湿疹、神经性皮炎、结节性痒疹、白癜风、扁平疣、寻常疣、软纤维瘤、痤疮、酒渣鼻、皮肤疖肿、斑秃、银屑病、局限性硬皮病、皮肤淀粉样变等疾病。

（三）禁忌证

①精神紧张、对火针恐惧者。②饥饿、劳累、醉酒者。③合并严重内科疾病者：严重心脏疾病、出血性疾病、水电解质失衡、糖尿病等，精神疾病发作期、癫痫未控制、高血压危象、晕厥休克等。④孕妇。⑤瘢痕体质者。⑥有诊断不明的体表包块肿物者。

（四）常用火针疗法

（1）点刺法　用火针点刺单个腧穴或病灶的治疗方法。可以辨证取穴，或者以痛点作为阿是穴，火针点刺，具有温经通阳、扶助阳气之功，可用于痈疽等疾病，排出脓血，泻热排毒。

（2）散刺法　在特定病变部位，分散地刺入多支火针的治疗方法，针间距约为2cm，供热能力强于点刺法，可温经通络、活血散郁、止痒、止痛、止麻，可用于银屑病、神经性皮炎等疾病的治疗。

（3）密刺法　在特定病变部位，密集地刺入多支火针的治疗方法，针间距不超过1cm，供热能力较散刺法更强，温通之力更强，可用于角化性皮肤病、白癜风等疾病的治疗。

（4）围刺法　在特定病变部位，围绕病灶刺入多支火针形成闭合环路的治疗方法，刺入点一般位于病灶与正常部位交界处，多用于带状疱疹的治疗。

（5）割治法　以火针烧灼切割体表赘生物的治疗方法，选用三棱针为佳，多用于丝状、有蒂的皮肤赘生物的治疗。

（6）快针法　是进针后快速出针的火针刺法，具有过程短、刺激小、痛苦少的优点，也是最常用的刺法，单次供热能力较小，可多处多次进针，多用于轻证、表证、热证。

（7）慢针法　是进针后留针一段时间再出针的火针刺法，一般留针3~5分钟，特点是过程长、刺激大、痛苦大、供热能力较快针法强，多用于重症痼疾、里证、寒证、虚证等。

（五）操作要点

（1）火针针具　选用火针疗法专用针具，需要多次淬火的针具最好选用钨基硬合金材质，普通针灸毫针只可淬火一次，不可重复使用，以免针体弯曲或者断裂造成意外伤害。火针规格，包括针具的长度、直径、头型等特征，可根据病情及治疗所需刺激量大小选择，如面部多用细火针或毫火针，头部毛囊炎多选用粗火针。

（2）烧针火源　一般选用止血钳夹持酒精棉球或酒精灯作为烧针工具。

（3）体位　一般选择卧位最好。

（4）针刺部位　多为皮损处或配合辨证取穴。

（5）施术环境　选择温度适宜、光线柔和、安静、整洁的诊室，注意避风，以免影响火焰稳定。

（6）消毒　环境消毒，一般选择医用紫外线定期杀菌消毒即可；医者的消毒主要是手部消毒；患者的消毒包括皮肤卫生和针刺部位消毒，前者注意洗澡，避免汗渍污垢即可，后者一般用医用酒精或碘伏棉签消毒就可。

（7）执针方法　执针如执毛笔，要做到"手指实、手心虚、手背圆"，注意运用腕部的力量和灵活性。

（8）施针　"红、准、快"是操作的关键。

红：烧得红透的针（甚至白亮，600~800℃），进针时针不弯，入皮时不痛，出针时顺利，不粘针、不滞针，轻快滑利，无痛感。出针后，针孔与周围皮肤平整无突起，局部微红，仅有短暂的微痒，甚或不痒。针身烧得温度越高，刺激量越强，疗效就越好。明·杨继洲《针灸大成》："频以麻油蘸其针，针上烧令通红，用方有功。若不红，不能去病，反损于人。"不红：针若未烧得红透，针刺入皮下，则进针涩滞，痛感强烈。出针时则粘针，针体与紧粘着的皮肤一同拔起，形成白色小丘疹，可逐渐发红、高突、瘙痒等。

准：①取穴定位或寻找反应点的位置要准。②进针落点要准。③进针深浅要准。

快：进针、出针速度要快（闪电般，1/10秒）。烧红的针离开火焰，到针体刺入穴位，这一连串的动作在1/10秒内完成。只有这样，才能使患者减少痛苦或无痛苦。要点：①将火源尽量靠近针刺部位烧针，尽量缩短针具离开火焰的距离。②要熟练掌握基本功，要有一定的腕力和指力。

（9）留针　留针时间可根据刺法和治疗需要调节，可以快速出针，也可以留针3~5分钟以加强刺激，当用毫火针时，可适当延长留针时间。

（10）出针　出针时需要用无菌干棉球或棉签按压针孔，有助于封闭针孔，减少渗出和预防感染；如果是可重复使用针具，出针后应再次烧灼消毒。

（11）针刺后护理　针处施术后5~7天避免接触水。

（六）注意事项

（1）正确使用火源，避免烧伤烫伤和火灾发生。

（2）避免副损伤　避开血管、肌腱、神经干及内脏器官，以防损伤。

（3）火针治疗前，应和患者进行充分的沟通，保证患者充分理解、认真配合。

（4）评估患者对火针疗法的耐受度，合理控制火针的刺激量，应循序渐进，根据患者的耐受性逐步调节刺激量。

（5）严格控制火针刺络法的放血量。

（6）施针过程中注意观察患者变化，安抚患者情绪，并确保患者舒适，告知患者勿动。

（7）针对火针治疗中可能出现的意外情况做好应急预案，并备好处理及抢救药物及设备。

（8）对于白癜风等一些皮肤病的火针治疗，要掌控好深度，不宜过深，以免结瘢。

（七）不良反应和处理

（1）滞针　指出针不顺或者针拔不出的情况。此时，切勿强行拔针，应用手指轻轻叩击或者揉按针体周围，使紧张的肌肉和皮肤逐渐舒缓后再出针。

（2）断针　断针时，首先安抚患者情绪，嘱咐患者勿变动体位。如果针体仍有露出，可用手术钳小心夹住针体拔出；如果针体完全陷入皮肤，可以采用局部麻醉下手术取针。

（3）弯针　弯针时，应顺着弯针的方向，变捻转边将针取出，切勿用力拔针，对患者体位变换造成的弯针，可让患者缓慢恢复原来体位后再尝试拔针。

（4）晕针　晕针是针灸过程中突发的头晕、出冷汗、恶心、胸闷、心慌、面色苍白、甚至出现晕厥、血压下降、四肢厥冷、脉微欲绝等休克症状。此时，应立即出针，让患者平卧，适当抬高下肢，给清醒患者适当饮用温水或糖水；对昏迷患者，应立即予以吸氧、建立静脉输液通道、检测生命指征，给予相应抢救措施。

（5）出血和血肿　火针治疗中，偶有少量出血或皮下血肿，属正常现象，用干棉球压迫止血即可；对出血不止者，可考虑纱布加压包扎止血，如仍不能止血，需检查出凝血功能、血小板等，并针对性用药。

（6）感染　火针治疗可能会造成局部轻微的红肿热痛，为正常现象。如局部出现红肿热痛、化脓、破溃，应局部外涂抗生素软膏或配合口服抗生素。

第五节　激光疗法

随着 1984 年选择性光热作用理论的提出，基于该理论的脉冲激光技术、强脉冲光技术、射频技术、点阵性光热作用技术和光动力技术等新技术手段层出不穷。相关光电设备在皮肤科临床的应用也越来越广泛。我院自 20 世纪 90 年代引进第一台连续性 CO_2 激光器以来，经过多年的努力，陆续引进了数十台光电设备，在色素性皮肤病、血管性皮肤病、痤疮、酒渣鼻、白癜风、脱毛等疾病的光电治疗方面填补了本地区空白。其中对痤疮、白癜风光电治疗的体会及领悟颇深。

痤疮的激光治疗

痤疮是一种累及毛囊皮脂腺的慢性炎症性皮肤病，好发于面、胸、背、肩等部位。初起为毛囊口处的粉刺，加重后可发展为炎性丘疹、脓疱，进一步发展可形成结节和囊肿，此时极易形成瘢痕，影响患者容貌。

由于目前常用口服或外用药物存在起效时间长、有不良反应、疗效有限等问题，我们在中西医药物联合治疗痤疮的基础上，依据痤疮 Pillsbury 分级，参考患者经济情况，给予适当的物理治疗，在疗效增强的基础上增加患者的依从性和信任感。

表 1 各级痤疮物理治疗项目

分级	体征	治疗项目	备注
Ⅰ级（轻度）	粉刺	痤疮综合治疗 果酸	中药面膜＋倒模＋粉刺祛除术＋红蓝光
Ⅱ级（轻至中度）	粉刺、炎性丘疹	痤疮综合治疗 红蓝光 果酸 脉冲染料激光 420nm 强脉冲光	中药面膜＋倒模＋粉刺祛除术和（或）火针＋红蓝光
Ⅲ级（中度）	粉刺、炎性丘疹、脓疱	痤疮综合治疗 果酸 红蓝光 脉冲染料激光 420nm 强脉冲光 5- 氨基酮戊酸光动力（ALA-PDT）	中药面膜＋倒模＋粉刺祛除术或（和）火针＋红蓝光
Ⅳ级（重度）	粉刺、炎性丘疹、脓疱、结节、囊肿、瘢痕	脉冲染料激光 420nm 强脉冲光 ALA-PDT	
瘢痕	痤疮印 增生性瘢痕、凹陷性瘢痕	强脉冲光（IPL/DPL） 脉冲染料激光 非剥脱性点阵激光 CO_2 点阵激光	

（一）红蓝光、强脉冲光、激光治疗痤疮

417±10nm 蓝光、420nm 强脉冲光、595nm 脉冲染料激光（PDL）治疗痤疮，特别是Ⅱ级以上的痤疮均可取得较好的疗效。420~950nm 波段强脉冲光还可利用光热效应来减少皮脂腺分泌，促进局部微循环，促进炎症的吸收。而 595nm 脉冲染料激光同时可以促进转化生长因子（transforming growth factors, TGF）–β 的表达，抑制炎症反应，促进细胞修复。它可通过选择性光热作用，作用于靶组织–氧合血红蛋白，破坏由痤疮炎症反应引起的扩张的血管，增加靶部位缺血缺氧的程度，减轻炎症反应，减少瘢痕形成。强脉冲光（420~950nm）及 PDL 治疗大多数炎性丘疹、脓疱一次治疗即可消退，结节及囊肿需要多次治疗，3~5 次可达到理想效果。

1. 适应证与禁忌证

（1）适应证　Pillsbury 分类法中 Ⅱ – Ⅳ 级的痤疮患者。

（2）禁忌证　①有光敏史、光敏性疾病或正在服用光敏药物的患者。②近 1 个月有使用维 A 酸类药物。③ 1 个月内暴晒史。④孕妇及哺乳期妇女。

2. 治疗方法

（1）红蓝光　设备采用 LED 治疗仪，蓝光波长为 $417 \pm 10nm$，输出功率 $25~120mW/cm^2$。红光波长为 $633 \pm 10nm$，输出功率 $20~100mW/cm^2$。蓝／红光交替治疗照射 30 分钟，光斑距离面部皮损 8cm。每周照射 2 次，8 次为 1 个疗程。

（2）强脉冲光　清洁面部皮肤，使用以色列飞顿公司的新辉煌激光光子工作站 420 手具，波长 420~950nm，光斑面积 $4cm \times 1.6cm$，根据个体耐受性能量控制在 $9~15J/cm^2$，脉宽 30/40ms。用遮光板遮蔽正常部位，单独暴露皮损，进行治疗。痤疮变暗红为治疗终点，治疗后给予面部冷喷 20 分钟，嘱患者术后防晒。每 1 周治疗 1 次，4 次为一个疗程。

（3）脉冲染料激光　脉冲染料激光治疗仪 PDL 波长 595nm，脉宽 1.5ms 或 3ms，能量密度 $7~8.5J/cm^2$，光斑直径 5mm/7mm，动态冷却系统（DCD）：喷射 20ms，间隔 10ms，选择痤疮结节、囊肿部位进行照射治疗，以能使局部皮损处出现轻度紫癜为宜。术后给予冰敷 20 分钟，嘱患者术后防晒。

（二）光动力治疗（PDT）痤疮

当外源性 ALA 进入机体后，打破了合成途径的限速步骤，大量的原卟啉Ⅸ便积聚于上皮细胞、毛囊皮脂腺单元、异常角质形成细胞。在特定波长光源的照射下，ALA 转化的原卟啉Ⅸ及痤疮丙酸杆菌代谢过程中产生的内源性卟啉，被激活生成单态氧，破坏皮脂腺细胞，杀死痤疮丙酸杆菌，抑制皮脂腺分泌，改善毛囊过度角化，减轻局部炎症反应，调节局部免疫，促进皮损愈合。

1. 适应证与禁忌证

（1）适应证　Pillsbury 分类法中 Ⅱ – Ⅳ 级的痤疮患者。

（2）禁忌证　①有光敏史。②卟啉症或已知对卟啉过敏者。③已知对局部用盐酸氨酮戊酸溶液中任何成分过敏的患者。④光敏性疾病或正在服用光敏药物的患者。⑤面部有感染或肿瘤病灶者。⑥孕妇及哺乳期妇女。⑦有系统性疾病、精神类疾病或肿瘤疾病。

2. 治疗方法

将 ALA 用温敏凝胶配成浓度为 5% 的混合物备用。用洁面乳清洁皮肤，将

5% ALA 凝胶涂于面部皮损。避光封包 1 小时后清水清洁面部，用 633nm 红光治疗仪照射，功率密度为 40~100mW/cm²，面部皮损照射距离 10cm，根据患者对光的敏感度不同微调照射距离，总能量密度 72~126J/cm²。照射后给予冷喷 20 分钟，并嘱患者 24~48 小时内避免光照。每 2 周治疗 1 次，共治疗 3~4 次。

3. 联合治疗

我院 ALA-PDT 治疗 II 级以上痤疮有效率达 90% 以上，而治疗 IV 级痤疮的有效率则下降到 66.7%，重度痤疮成为光动力治疗的难点。为了提高有效率，缩短疗程，我们做了很多尝试，取得了良好的效果。联合其他手段治疗中重度痤疮效果较好，有效率可达 73.17%~90.48%。

（1）光动力联合火针治疗　火针是将针体烧红后刺入人体穴位或部位以治疗疾病的方法。我们在 ALA-PDT 治疗前，将火针用于结节囊肿型痤疮，使其直接刺破增厚的囊壁，打开囊肿通道，清除囊肿内脂栓或脓液，便于药物渗入吸收，以提高疗效。且火针具有温热效应，可纠正局部微循环失衡，减少皮损周边炎症的反应，促进皮肤修复，新肉再生，防止或减轻瘢痕形成。使用火针联合 ALA-PDT 治疗重度痤疮有效率可达 92.59%，而且结节囊肿数量明显减少。同时火针费用低廉，操作简单，易被患者接受。但晕针、痛阈低的患者不适用。

（2）光动力联合脉冲染料激光（PDL）治疗　PDL 本身可以治疗轻中度痤疮，且有体外试验证实，在 ALA-PDT 中使用 PDL 作光源，可获得有单线态氧介导的最大细胞毒性作用。我们将其用于光动力治疗后，补充眼周或其他光照不充分的部位，同时在痤疮结节囊肿处使用 PDL 再次照射，使其通过漂白皮损处残留的原卟啉 IX 产生单态氧，起到光动力作用，从而提高治疗效率。我们统计 ALA-PDT 联合 PDL 治疗囊肿型痤疮有效率可达 90%。虽然 PDL 治疗费用相对较高，但联合治疗提高治疗的有效率，减少患者就诊频次，与增加 ALA 浓度比较，其节约了治疗成本，且治疗过程无创、轻微疼痛，适用于火针不能耐受的患者。

4. 疼痛管理

光动力术后疼痛在项目开展初期一直被我们忽略，直到有患者因为照光时疼痛拒绝继续治疗，我们才意识到问题的严重性。在之后的治疗中及治疗后，我们会让患者对疼痛进行评分，0 分为无痛，10 分为极痛，多数痤疮患者的评分在 6~7 分。之后我们做了很多尝试，比如降低红光能量密度、延长照射时间，或者分两次或三次照光，累积达到总能量值。最终我们发现早期低能量 40~60mW/cm² 照射 5 分钟，中期 80~100mW/cm² 照射 10~15 分钟，后期 40~60mW/cm² 照射 5 分钟，患者疼痛评分可降至 1~2 分，依从性得到了提高。

如果患者面部炎症较重、肿胀明显，术后可给予非甾体抗炎药口服，避免因为术后疼痛影响睡眠。

白癜风的激光治疗

白癜风是一种临床常见的色素脱失性疾病，以色素脱失和黑素细胞选择性破坏为特征，好发于颜面、四肢等暴露部位，发病率为0.5%~2%，其发病率与患者年龄、性别均无显著相关性，但可能导致患者生活质量下降及巨大的精神负担。目前白癜风的确切发病机制尚不十分明确。现行的治疗方法多种多样，疗效也千差万别，其中光疗法是最简便有效且易行的治疗方法之一。近年来，我院使用308nm准分子激光及308nm准分子光等光疗设备治疗白癜风取得了较好的效果。

（一）308nm 准分子激光

308nm紫外光的发光介质是氯化氙气体，治疗作用主要体现在促进T淋巴细胞的凋亡。与传统的窄谱中波UVB皮肤病治疗仪（NB-UVB）相比，308nm准分子激光和308nm准分子光可使皮损中浸润的T淋巴细胞发生更为显著的凋亡，通过刺激黑素细胞的增殖和黑素细胞从毛囊向表皮的迁移及降低表皮中H_2O_2的水平，加速皮损的复色。作为一种较新的光疗方法，其具有缩短疗程、减少周围组织及皮损光照量的优势。

1. 适应证与禁忌证

（1）适应证　各型白癜风，特别是皮损面积在2cm×2cm范围内的皮损。

（2）禁忌证　①有光敏史。②皮肤肿瘤。③紫外线照射禁忌证。④有严重系统性疾病或精神疾病者。⑤妊娠期、哺乳期妇女。

2. 治疗方法

治疗前对每例患者进行最小红斑量（MED）测试，24小时后根据受试部位的红斑反应分别确定MED值，根据部位及MED值确定治疗的起始剂量并开始治疗。每次治疗增减剂量按照红斑持续时间而定：红斑持续＜24小时，将治疗能量提高25~50mJ/cm^2；红斑持续24~48小时，达到有效治疗强度，维持原有剂量进行下一次治疗；红斑持续49~60小时，治疗能量需降低25~50mJ/cm^2；红斑持续＞61小时或出现水疱或瘙痒、灼痛等症状，治疗需延期至红斑、水疱或症状基本消退并在下一次治疗时降100mJ/cm^2。治疗中遮盖皮损周围皮肤或嘱患者对正常皮肤涂抹遮光剂，防止其受到不必要的损伤。治疗方案为每周2次，治疗20次为1个疗程。

（二）308nm 准分子光

308nm 准分子光作用机制与 308nm 准分子激光相似，但准分子光应用介质阻挡放电（DBD）氯化氙准分子灯，在电磁波波段（290~320nm）内形成窄带紫外线能量（308nm），即 UVB。虽然二者达到了近似的波长，但是由于光源不同，临床疗效略有差别。

1. 适应证与禁忌证

（1）适应证　各型白癜风，特别是皮损面积在 6cm×3cm 范围内的皮损，或面积在 6cm×3cm 范围内多发皮损。

（2）禁忌证　同 308nm 准分子激光。

2. 治疗方法

同 308nm 准分子激光。

（三）308nm 准分子激光与 308nm 准分子光疗效比较

我们通过临床观察发现，两种设备在治疗白癜风方面表现出较为一致的治疗效果，且通过较少的治疗次数就可以达到较好的疗效，且安全性高，远期治疗风险小。

（四）进展期白癜风的治疗

进展期白癜风由于尚未稳定，一度成为光学治疗禁忌。但我们临床工作中发现，只要在酌情内用激素或有效的抗氧化治疗的基础上，再控制照射剂量，避免出现晒伤和水疱，适当保护周围正常皮肤，308nm 准分子光治疗进展期局限型白癜风也取得了很好的疗效。

（五）红斑反应的影响因素

我们尽量将红斑反应控制在 24~48 小时，但很多因素影响红斑反应的敏感性，比如：①年龄：青壮年最敏感，婴儿、老年人较差。②神经兴奋性：疲劳时，敏感性下降，兴奋性增高时，敏感性上升。③女性月经前、妊娠期，敏感性上升。④季节：春季敏感性最高，夏季逐渐减弱。⑤工作环境：室内工作者比室外工作者敏感等。

（六）疗效欠佳的情况

所有白癜风患者在治疗时均想取得快速良好的效果，但总有一部分患者经过多次治疗，仅可见有限的进展，这部分患者多是皮损发生于口唇、龟头、手足、肘膝伸侧、头皮等部位。我们考虑与皮肤厚、毛发及附属器少有关。这种情况下治疗 3 个月（每周 2 次）无效应停止治疗，考虑其他治疗方法。

第六节　光动力技术治疗鲜红斑痣

鲜红斑痣是一种血管性疾病，既往缺乏有效的治疗方法和手段，虽然采用染料激光治疗，可以取得一定的疗效，但对于一些病例效果却不好，而光动力治疗的独特机制和切入点，使鲜红斑痣的疗效大为提升。我科近年来在省市乃至东北地区率先采用光动力疗法治疗鲜红斑痣，取得了较好疗效，也积累了一些经验。

（一）治疗机制

海姆泊芬光动力治疗鲜红斑痣，是一种药械相结合的治疗方法，为我国首创。三要素分别是光敏剂（海姆泊芬）、特定波长的光源（波长 532nm 的绿光）、氧分子（血管内）。海姆泊芬的有效成分为血卟啉单甲醚，是新一代单体光敏剂。海姆泊芬通过静脉途径进入人体后，迅速被血管内皮细胞吸收和富集，表皮层细胞吸收极少，此时给予特定波长的光源进行照射，激发光敏剂，使氧分子转化成单线态氧等毒性物质，靶向破坏血管壁，使扩张的毛细血管网被破坏，从而达到治疗目的。

（二）适应证

各型鲜红斑痣（红型、紫红型、增厚型），年龄 ≥ 1 岁。

（三）术前准备

（1）常规检查血常规、肝功能、肾功能、心电图，排除严重的心、肝、肾疾病，血液病及感染等不适于治疗的禁忌证。

（2）皮肤 VISA 及皮肤镜检查，对皮损进行直观及微观判断，对治疗效果进行评估，预设能量剂量及照射时间。

（3）向患者交代病情及治疗可能达到的效果，签署知情同意书。

（4）患者自备避光装备（包括遮阳帽、长衣、长裤、眼镜等）。

（5）如果治疗部位位于头皮，要剃除头发，充分暴露皮损。

（6）照像，留存资料，存入电脑。

（7）称体重，预约药物（光敏剂用量 5mg/kg）。

（四）治疗机器及药品

（1）治疗机器　波长 532nm LED-IE 型 LED 治疗仪。

（2）药品　海姆泊芬（血卟啉单甲醚）。

（五）治疗方法

1. 常规治疗

（1）根据术前的评估，设置能量剂量、功率密度及照射时间（后续治疗要根据上次治疗后的个体反应情况，对能量剂量、功率密度及照射时间进行调整）。

（2）静脉穿刺，开通静脉通道，输入配制好的光敏剂。

（3）光敏剂配制　所需光敏剂用生理盐水配制，成人配制成 50ml，儿童配制成 20ml。

（4）患者固定　主要是针对儿童，由于患者不能配合，术前要用腹带等进行固定。

（5）贴胶布、遮盖红黑布　沿皮损边缘贴好胶布，正常皮肤用红黑布进行遮盖，保护正常皮肤不被光照。术中根据情况用胶布及白板笔等对眼睛及内眦、外眦、嘴唇、鼻面沟等处进行遮盖，以免术后有瘢痕形成。

（6）调整治疗光斑照射距离　10cm。

（7）光敏剂输入　利用已开通的静脉通道，成人用 20 分钟输完，儿童用 10 分钟输完。

（8）照射　成人在光敏剂输入 10 分钟时开始照射，儿童在光敏剂输入 3 分钟时开始照射。成人照射 20~22 分钟，儿童照射 18~20 分钟。

（9）术中观察皮损照光时颜色的改变，包括紫癜的形成，以及有无特殊情况的出现，如果颜色灰白时，要及时停止治疗，以免治疗过度。

（10）术中疼痛的处理　通过小电扇以及冷风机进行降温，减轻疼痛。

（11）术后即刻照像，留存资料。

（12）术后冷敷或冷喷处理，减轻疼痛及肿胀。

2. 全身麻醉治疗

对于皮损面积较大或不能耐受疼痛的患者，需采用全身麻醉治疗。麻醉后，治疗操作同上。治疗在手术室进行。

（六）术后注意事项及护理

（1）避光　术后避光 2 周，主要是避强光，如太阳直射光、浴霸光，室内灯光及手机、电脑等可以正常使用，但建议每次不超过半小时。如果出门，做好避光防护。

（2）减少光敏性食物、水果的摄入。

（3）肿胀的处理　术中即可有肿胀出现，术后 2~3 天为最重，一般情况下，用冰袋冰敷即可，3~5 天可消退。冰敷时注意不要时间过长，以免造成冻伤，可间断冰敷。肿胀严重时可口服糖皮质激素。

（4）结痂的处理　如结薄痂，可以涂抗生素软膏，如莫匹罗星或夫西地酸；如结厚痂或痂下感染，需在医生指导下处理。

（5）疼痛的处理　术中即可出现，术后 3 天内为重，3~5 天可消退，冰袋冰敷即可。可配合使用小电扇，如果严重可使用止疼药物口服。

（6）紫癜　10~15 天可自行消退，无须处理。

（7）结痂　术后 3~5 天，少数患者可出现结痂，大多数为薄痂，不要碰水，减少搔抓及摩擦，让其自然脱落，如果为厚痂或者出现痂下感染，要对症处理。

第七节　皮肤外科技术

皮肤外科技术是皮肤科临床上一种重要的治疗疗法，是一些皮肤病治疗不可或缺的重要手段。我院皮肤外科起步较早，在一些技术方面积累了比较丰富的经验和体会。

白癜风表皮移植

白癜风为成人与儿童均可罹患的常见皮肤色素性疾患。其病因尚未明了，治疗方法均不甚满意，有些疾患甚至对传统的内服及外涂用药根本无效。有鉴于此，长期以来，人们一直在寻求用手术等外科手段治疗白癜风。20 世纪 50 年代初期，Spencert 曾将带色素的皮肤移植到白斑部位。其后的几十年中，这方面的研究工作不断开展，从全层皮肤移植到表皮移植，以及黑素细胞的培养和移植。多年的临床实践已证实，使用适当的方法，将带有黑素细胞的皮肤或表皮移植到白斑处，能够使移植后白斑处的色素得以增殖、恢复。这种疗法的兴起，为白癜风的治疗开辟了一条新途径。

目前临床应用较多的是自身表皮移植术。我们在 20 世纪 90 年代起就采用该技术治疗各型静止期白癜风，取得了较好的疗效，也积累了比较丰富的经验。

1. 适应证

各型静止期皮损：全身稳定≥半年，受皮区皮损稳定≥1年。特别是节段型、局限型，尤其是完全性白斑。

2. 禁忌证

瘢痕体质尽量禁用。

3. 自身表皮移植术所需相关器具

（1）负压吸引装置　①市售表皮分离机。②医用普通负压吸引器。

（2）吸引杯　①与表皮分离机一同销售的吸引杯。②自行设计加工的吸引杯：我们所用的是李铁男主任1995年所自行设计加工的有机玻璃吸引杯。③实验室用玻璃漏斗。

（3）手术剪及镊　宜选眼科手术所用的虹膜剪、虹膜镊。

（4）皮肤磨削设备　①专用动力设备或立式牙钻。②钢磨头。

4. 术前准备

（1）术前应向患者讲明治疗方法及治疗效果。尤其应向患者说明此种治疗方法仍有失败的可能，以取得求治者的理解和配合。

（2）对受皮区及供皮区皮肤用清水及中性肥皂清洗干净，以除去表面污物及油腻。

5. 受皮区白斑皮损处理方式

有如下几种处理方式：

①局部PUVA。②液氮冷冻。③负压吸引。④激光磨削（超脉冲CO_2激光或铒激光）。⑤浅层皮片切削。⑥磨削术。我科基本采取的是磨削术处理方式。

6. 供皮区取皮方式及方法

（1）方式　①浅层皮片切削。②负压吸引，用得最多。

（2）方法　①一般选择腹部、大腿、上臂内侧等平坦部位。②选择合适的负压吸引器具及吸引杯。③吸引压力在0.04~0.06Mpa。④发疱时间在1~1.5小时内。

7. 受皮区移植操作

待供皮区水疱形成及大小适宜后开始准备手术具体操作。

（1）在局部麻醉下采用激光或磨削术去除表皮，除皮后一定待创面渗液基本停止后再移植。

（2）用虹膜剪剪开供皮区吸引产生的水疱，把疱皮翻压在普通舌压板上，剥去附着的纤维蛋白后，再平贴在受皮区创面上。

（3）移植皮片间对接要尽量紧密，不留缝隙。

（4）大的移植皮片需扎几个小孔，留作渗液溢出。

（5）移植皮片上覆上凡士林油纱布。

（6）术毕局部一定加厚敷料加压包扎。

8. 疗效判定及术后注意事项

（1）去除敷料时要轻柔，必要时用生理盐水浸透后再揭开。

（2）去除敷料后1周局部禁止洗浴，特别禁用搓澡巾。

（3）疗效于移植术后1个月显现，一般1年后判定疗效。

（4）节段型疗效最好，其次为局限型、散发型，肢端型疗效较差。

酒渣鼻修治术

酒渣鼻又称"玫瑰痤疮""红斑痤疮"。这里讲的酒渣鼻是指主要表现为毛细血管扩张、增生结节、鼻赘、鼻瘤损害，需要采用手术治疗的皮损。近30年来，李铁男主任所率领的皮肤外科团队，采用多种皮肤外科手段治疗形态各异的酒渣鼻，取得了良好的疗效，总结出一套颇具特色优势的诊疗方案，在国内皮肤科领域亦颇具声望。

（一）酒渣鼻切割术

酒渣鼻切割术亦称为划痕术，为上海中医药大学曙光医院石光海教授首创，指采用三锋刀或五锋刀在手术区域做"#"字划痕进行切割。其原理是通过破坏扩张的毛细血管及增生的皮脂腺和结缔组织，使残留的组织因缺血而坏死脱落，由深部的皮脂腺和毛囊的复层鳞状上皮重新上皮化来修复创面，逐渐形成正常或接近正常的表皮，从而达到治疗的目的。

1. 适应证

（1）不伴丘疹、脓疱的单纯性毛细血管扩张。

（2）仅轻度增生的微小结节和鼻赘损害。

2. 术前准备

（1）测血常规及出凝血时间，有血液病者不宜手术。

（2）局部皮肤准备　术前一日理发、刮脸、剃胡须、剪去鼻毛及清洁鼻孔。

3. 手术器具及敷料准备

（1）划切手术刀　由3片或5片两面均有刃口的手术刀片并列组成，上连刀柄，外面有一槽状套壳。此套壳可通过螺丝调节而上下移动，手术时根据扩张的毛细血管粗细程度及鼻部组织增生大小，调节螺丝旋转使刀刃露出套壳的长度，该长度决定刀刃划入皮肤的深度。

（2）小镊子2~3把。

（3）5ml、10ml注射器各一支，6号或7号针头1~2只。

（4）消毒干纱布、干棉球、酒精及盐水棉球若干。

4. 切割操作方法

（1）消毒　以0.1%新洁尔灭或75%酒精棉球消毒术野，鼻孔内用0.1%新洁尔灭棉球消毒后填塞干棉球。术中嘱患者用口呼吸。

（2）麻醉　先用1%利多卡因或0.5%利多卡因内加1∶1000肾上腺素0.1ml对双眶下孔进行神经阻滞麻醉，每侧眶下孔注入药液1ml。然后用0.25~0.5%利多卡因自鼻根两侧向鼻翼及鼻尖部做局部浸润麻醉。

（3）切割　应先根据鼻部毛细血管扩张及皮损肥大增生的程度，调节三锋刀或五锋刀的刀刃长短，一般为0.8~1mm，个别为1.2mm。刀刃露出愈长，切割愈深；刀刃露出愈短，切割愈浅。调节刀刃长短后，术者左手食指、拇指固定鼻部皮肤，右手持刀并使刀锋与鼻部皮损面相垂直，对皮损进行有规律的纵、斜交错切割，反复数次，使刀痕成为菱形，创面似草莓。切割时创面出血较多，以干纱布压迫创面止血。术毕创面彻底止血，待创面基本上无血液渗出后，置含庆大霉素或氯霉素的凡士林纱布于切割后的创面之上。外敷4~6层干纱布，再用胶布粘膏固定。术后7~10天去除敷料，创面光滑、平坦、细嫩。

5. 换药及拆除敷料

（1）术后头3天内根据局部渗出情况进行换药，一般仅需更换外层纱布，大约7~10天创面结痂愈合，此时可去除敷料包扎。

（2）术后头3个月内创面可呈淡红色及淡褐色，以后逐渐变淡直到恢复正常肤色。

6. 手术注意事项

（1）切割前一定要根据鼻部增生肥厚的程度调整好刀锋的长度及术者手部的用力力度，切勿使刀锋过长，用力过大，切割过深，否则术后将留有瘢痕。初学者"宁浅勿深"。

（2）切割方向应纵斜交错，切勿纵横十字切割或环行切割，以免使皮损呈方形或柱状，脱落后造成创面缺损，形成瘢痕。

（3）术毕创面应彻底止血后再置敷料，否则留有积血凝块，易于细菌感染，愈合留瘢。

（4）敷料应固定牢固，以免脱落。

（二）酒渣鼻切削术

酒渣鼻切削术是指利用高频电刀而非手术刀或五锋刀将增生鼻赘或鼻瘤切除，然后用多功能电离子治疗机在创面上进行修整塑形，其间可用接有合适形状钢磨头的牙科电钻对创面进一步磨削，使其创面更加平整。

1. 适应证

主要适用于肥大增生型鼻赘或鼻瘤。

2. 术前准备

基本同切割术。

3. 手术器具

（1）主要是高频电刀。因其切割速度快、止血效果好、切缘整齐等优点，在切割增生的鼻赘时明显优于普通手术刀。高频电刀的工作原理是利用300Hz~500Hz的高频电流与人体组织接触时产生的热效应来达到对组织切割和止血的目的。

（2）其他器具及敷料准备同切割术。

4. 切削操作方法

（1）术前先参照患者病前照片及就诊时鼻孔大小、形状评估出患者大致正常的鼻部形态，设计出鼻部修复后的正常形态及大小，标划出所需切除鼻赘的范围。

（2）常规消毒皮肤后铺巾，1%利多卡因局部浸润麻醉或双侧眶下神经及鼻睫神经阻滞麻醉。

（3）用高频电刀先行切除鼻部增生组织，深度可达真皮深层，通过专用刀柄进行电切与电凝的转换。切削时需逐层割除增生组织，不要一次性过深，以免形成瘢痕。

（4）待鼻部形态大致完成后，用多功能电离子治疗机依次沿鼻背部、鼻尖部、鼻翼部进行修复塑形，微雕勾画出患者鼻部单元结构正常形态，保证创面平整顺畅。多功能电离子治疗机的治疗头较纤细，操作灵活，可以对鼻部形态进行精细的雕塑，从而取得更美观的疗效。

（5）手术过程中可以配合牙科电动台钻驱动钢磨头对创面进一步磨削，使鼻创面更加平坦。

（6）术毕外敷抗生素凡士林纱布，再以厚纱布包扎，术后因创面渗出较多，次日起连续或隔日换药直至创面愈合。

5. 注意事项

（1）虽然高频电刀拥有诸多优势，但如果术中操作不当会带来一定风险，甚至危及生命，所以使用时一定要规范操作，避免事故发生，如应选用带有地线的三孔插座以防电击。

（2）因高频信号会干扰心脏起搏器，故不能应用于带有心脏起搏器的患者。

（3）负极板要与患者的皮肤紧密贴合，保证最大接触面积以免灼伤。

（4）应遵循从小到大原则调节电刀输出功率，切勿盲目增大输出功率而造成危险。

（三）酒渣鼻的射频微雕塑形术

传统的方法虽然疗效比较理想，但仍存在一定缺点。因酒渣鼻的病理基础是毛细血管扩张，其血液非常丰富，应用以上传统方法对增生组织进行切割和磨削时，出血量较大，影响术野，所需手术时间较长，而磨削亦会造成组织碎屑和组织液的飞溅。使用射频电刀可解决以上问题，缩短手术所需时间的同时又能对鼻部形态进行微雕塑形，可以收到更好疗效。

1. 适应证

与切削术相同。

2. 术前准备

基本同切割术和切削术。

3. 手术器械

目前多采用 Ellman 双频射频刀，型号为 RF/120 IEC，工作频率为 4.0/1.7MHz，功率输出设定为 25~30W。

4. 工作原理及优势

4.0/1.7MHz 射频电磁波（而非电流），细胞中的极性水分子在局部高频电磁场的作用下，振荡、撞击、膨胀，大分子化学键断裂，细胞破裂，从而实现切割、消融功能。其优势为：

（1）在切割的同时，组织细胞内的水分子在高速运动的过程中摩擦生热，产生蛋白质变性完成凝血过程。

（2）鼻部组织的血管密度高，术中容易出血，而射频电刀因其优异的止血效果，术中能够保持清晰的视野，看清组织损伤的深度，以便控制合适的深度。

（3）同时配合多种形状的刀头，可以准确精细地修整鼻部。

（4）射频电刀与组织接触时的切割阻力很小，并直接形成很平整的创面，无须磨削机的再磨削修平，大大缩短手术时间。

（5）射频电刀相较于普通电刀对人体组织热损伤小，愈合时间快，术后疼痛症状轻。

5. 手术操作方法

（1）手术开始前根据患者鼻部增生前照片来设计鼻部修复后的正常大小，标划出切除鼻赘范围，用亚甲蓝沿唇珠、鼻小柱、鼻尖画出鼻部正中线，标记鼻翼沟位置。

（2）根据患者鼻赘增生的程度可选择双侧眶下神经及鼻睫神经阻滞麻醉或全身麻醉。需要全身麻醉时，呼吸道插管要固定在下唇的中间部位，防止插管偏向一侧而导致鼻子的不对称，从而影响手术效果。

（3）以环状刀头沿鼻正中线纵行切开增生组织，先修复半侧鼻外形，以环状电刀逐层削除增生组织，深度达真皮浅层，可见点状出血。待鼻大小接近正常大小时，再以环状或菱形刀头依次修复鼻背部、鼻尖部、鼻翼部形态，微雕勾画出患者鼻部单元结构正常形态，保证创面平整顺畅。操作中如有出血，改用细尖刀头或球形刀头进行点状电凝止血。

（4）手术不要一次性切割过深，需逐层切削增生组织。

（5）半侧鼻修复满意后，再同样操作修复另一侧鼻形态。外形满意后创面以抗生素油纱覆盖，厚敷料包扎，术后次日连续或隔日换药直至创面愈合。

6. 注意事项

（1）术中要精细分层，深层次的毛囊皮脂腺单位需要部分保留，以免造成萎缩性瘢痕。

（2）鼻翼边缘和鼻尖因软骨层靠近真皮层，为瘢痕高发区。

（3）年轻患者更容易出现炎症反应和瘢痕风险。

（4）术中可以采取先修复一侧鼻形，再以此为参照修复另一侧，缩短手术时间。

（5）术后护理较重要，要保持创面湿性愈合。

（四）围手术期的护理

1. 术前护理

（1）来选择手术的酒渣鼻患者往往比较关心术后效果，因此术前要做好宣教，简明扼要地介绍酒渣鼻手术的术前注意事项、麻醉方式、术后可能的不适、术后注意事项及术后效果，缓解患者的紧张状态。如果患者有不切实际的对效果的要求，建议不予手术。

（2）术前应最少6小时内不能吃任何东西，充分清洁面部，包括鼻孔内。

注意观察术区是否有炎症性丘疱疹或者感染性病灶，以防止术后并发症的发生。同时做好抗生素试敏。

（3）术前全面了解患者的理化检查情况。凡有血液系统疾病、上呼吸道感染、白癜风活动期、瘢痕体质以及妊娠期、月经期均应暂缓手术。

2. 术后护理

（1）病情观察　因术后的 3 天内创面会有渗出，外层纱布可有较多黄色渗液，属正常现象。术后第一天开始换药，聚维酮碘清洁创面后外敷抗生素油纱，更换敷料纱布，此后可每隔 1~2 天换一次，直至创面愈合。同时避免日光照射，以防产生色沉。

（2）预防感染　告知患者术后保持创面清洁，避免沾水，防止感染。有大量渗出时应及时清除渗出物并更换抗生素油纱及敷料纱布。必要时术后可全身应用抗生素 3~5 天。

（3）疼痛护理　向患者说明术后伤口会有些疼痛，但随时间的推移会逐渐减轻，也可适当使用镇痛剂。手术后可局部加压包扎或用冰袋冷敷以减轻疼痛，加压时压力不易过大，以防压迫鼻孔影响呼吸。

（4）体位护理　术后最好半卧位 24 小时，以减少头部血流对伤口造成的压力，从而减轻疼痛和出血，术后 2 周内尽量不要长时间低头。

（5）饮食护理　加强术后营养，嘱患者清淡饮食，避免食用辛辣及油腻性食物，以防加重皮肤发红，并促进创面早日愈合。

（6）并发症的护理

①水肿：术后若出现水肿现象可不予处理，一般 3~6 周可自行消失。

②粟丘疹：常在术后 2~4 周发生，可消毒后用无菌注射器针头将其刺破，挤出内容物。

③感染：若术后处理不当可发生感染，遵医嘱正确使用抗生素，及时换药，保持创面干燥。

3. 出院指导

酒渣鼻是一种可复发性疾病，虽然病因及发病机制尚不明确，但患者不良的饮食习惯、情绪变化及冷热刺激可诱发和加重此病。因此，出院前要做好健康宣教，嘱患者合理规律饮食，忌食辛辣刺激性及油腻性食物，保持稳定的情绪，避免过冷或过热的环境改变。同时需要定期随访。

第六章

流派优势病种诊治经验

第一节　带状疱疹

（一）疾病认识

带状疱疹是由长期潜伏在脊髓后根神经节或颅神经节内的水痘—带状疱疹病毒（varicella-zoster virus，VZV）经再激活引起的感染性皮肤科常见病，除皮肤损害外，常伴有神经病理性疼痛，以及诸多并发症。发病机制：VZV可经飞沫和（或）接触传播，原发感染主要引起水痘。残余的VZV可沿感觉神经轴突逆行，或经感染的T细胞与神经元细胞的融合，转移到脊髓后根神经节或颅神经节内并潜伏，当机体抵抗力降低时，VZV特异性细胞免疫下降，潜伏的病毒被激活，大量复制，通过感觉神经轴突转移到皮肤，穿透表皮，引起带状疱疹。

带状疱疹是以成簇水疱，沿身体单侧呈带状分布，排列宛如蛇行，有明显疼痛为特征的病毒性皮肤病，相当于中医学"蛇串疮"。多因肝脾内蕴湿热，兼感邪毒所致。本病初起多为湿热困阻，中期多为湿毒火盛，后期多为火热伤阴，气滞血瘀或脾虚湿阻，余毒不清。湿邪郁积化热阻于经络肌肤而引起成簇水疱、疼痛灼热。火为热之盛，湿热之邪化火化毒，壅阻经络而致水疱大而鲜红，痛如火燎。病之后期，邪毒渐去，经络受损，血行不畅，气滞血瘀，痛如针刺，入夜尤甚，日久不止。

（二）辨证思路

带状疱疹，中医称之为"缠腰火龙""缠腰火丹"，俗称"蜘蛛疮""蛇丹"。关于其中医病因病机，很多医家形成了大致相似的认识，或因情志内伤，兼感毒邪，肝郁化火，火毒外泛肌肤所致；或因饮食不节，脾失健运，湿蕴化热，复感毒邪，以致湿热火毒蕴积肌肤而发。本病病位在肌肤，与肝、脾有关；其病性以火、湿、热、瘀实证为主，部分兼夹有气虚、阴虚。治疗上要辨别热毒、湿热与血瘀证。皮损鲜红，疱壁紧张，灼热刺痛，多为热毒证；皮损颜色较淡或晦暗，疱壁松弛，易破，糜烂渗液，疼痛较轻，多为湿热证；皮损暗红，或血疱，或皮损消退后疼痛不消，多为血瘀证。根据热毒、湿热、血瘀证的不同，选择针对性的治疗方法。由于本病多伴有气机阻滞，故应在辨证用药时适当加以理气化郁的药物。由于发病与年老或体弱有关，故在祛邪的同时应适当加以扶正。从西医学角度看，带状疱疹是一种急性感染性皮肤病，部分患者被感染后可无症状。由于病毒具有亲神经性，感染后可长期潜伏于脊髓神经后根神经节的神经元内，当抵抗力低下或劳累、感染、感冒时，病毒可再次生长繁殖，并沿神经纤维移至皮肤，使受侵犯部位产生强烈的炎症。

带状疱疹的治疗以缓解疼痛、缩短病程、防止继发感染为主。带状疱疹的后遗神经痛是治疗难点，应在发病早期予以重视并积极解决。中药及一些中医治疗手段对带状疱疹的治疗有确切疗效，对缓解疼痛也有较好效果。急性期采用中西医结合治疗，后遗神经痛采用中医治疗为主、西医治疗为辅的原则。

（三）治疗方案

1. 一般治疗

（1）保持心情舒畅。

（2）注意休息，避免过劳。

（3）多饮水。

（4）穿清洁柔软的棉制内衣，以减轻摩擦和刺激。

2. 中医治疗

（1）辨证论治

1）肝胆郁热证

主症：皮疹色鲜红，水疱疱壁紧张，密集成片，灼热疼痛，伴口苦咽干、烦躁易怒、小便短赤、大便干结。舌质红，苔黄，脉弦滑或弦数。

治法：清泻肝胆，利湿解毒。

方药：柴胡汤1号加减。

参考处方：龙胆草6g，柴胡10g，栀子10g，黄连5g，当归10g，泽泻10g，连翘15g，金银花15g，延胡索10g，川楝子10g，丹皮10g，砂仁6g，野菊花10g，玫瑰花6g，甘草10g。

加减：火毒重者，加大青叶10g、黄芩10g、生地黄10g、板蓝根10g、赤芍10g、紫草10g等清热解毒；疼痛剧烈者，加乳香5g、没药5g、全蝎5g、蜈蚣5g、钩藤10g、石决明10g等行气活血、平肝清火、通络止痛；大便秘结者，加大黄10g通腑泄热；发于头面者，加桑叶5g、夏枯草10g等；发于肩背、上肢者，加姜黄5g、桑枝等10g；发于躯干者，加白芍10g、陈皮5g；发于下肢者，加川牛膝10g、萆薢10g、黄柏10g等。

分析：肝胆郁热内蕴，外感毒邪，湿热火毒外溢肌肤，故见皮疹色鲜红，水疱疱壁紧张；毒热炽盛，故自觉灼热疼痛；肝胆有热，故见口苦咽干；肝气不舒，故见烦躁易怒；热移小肠，见小便短赤；热移大肠，见大便干结。舌脉为肝胆郁热之象。方中龙胆草、栀子清肝胆之热；延胡索、川楝子舒肝理气止痛；黄连、金银花、连翘加强清热解毒之功；甘草调和诸药。

2）脾虚湿蕴证

主症：皮疹色淡红，疱壁松弛，破后糜烂、渗出，疼痛，伴口渴不欲饮、纳差、腹胀、大便溏。舌质淡胖，苔白腻，脉沉滑。

治法：健脾化湿。

方药：除湿胃苓汤加减。

参考处方：白术 10g，茯苓 10g，生薏苡仁 25g，苍术 10g，猪苓 10g，厚朴 10g，陈皮 10g，乳香 5g，没药 5g，板蓝根 15g，黄芩 10g，延胡索 10g，砂仁 6g，柴胡 10g，甘草 10g，枳壳 9g，栀子 10g，草薢 10g。

加减：疼痛甚者，加川楝子 10g、郁金 10g；有血疱者，加大蓟 10g、小蓟 10g、丹参 10g；不思饮食、腹胀便溏、脾虚症状突出者，加党参 10g、山药 10g 等。

分析：由于脾失健运，湿停于内，外泛肌肤，故皮疹色淡红，疱壁松弛，易破，破后糜烂、渗出；湿蕴化热，灼伤经脉，故疼痛；伤津不甚，故口渴不欲饮；脾虚故见纳差、腹胀、大便溏。舌脉均为脾虚湿蕴之象。方中白术、茯苓、生薏苡仁、苍术、猪苓健脾利湿；陈皮、厚朴、枳壳行气止痛；延胡索、柴胡疏肝解郁止痛；乳香、没药活血化瘀止痛；甘草调和诸药。

3）气滞血瘀证

主症：多见于老年人，疱疹基底暗红，疱液基本干涸；或皮疹已完全消退，疼痛剧烈难忍，致夜不安眠、精神不振，伴有胸胁脘腹胀闷；或有痞块。舌质暗红或有瘀斑，脉弦细。

治法：理气活血、化瘀通络。

方药：柴胡汤 2 号加减。

参考处方：黄芪 30g，柴胡 10g，党参 20g，桃仁 10g，红花 10g，钩藤 10g，郁金 10g，鸡血藤 15g，当归 15g，白芍 15g，陈皮 10g，延胡索 10g，川楝子 10g，川芎 10g，丹参 15g，玫瑰花 6g，白豆蔻 6g，甘草 10g。

加减：热毒未尽者，加栀子 10g、连翘 10g、板蓝根 10g；疼痛重者，加全蝎 5g、乌梢蛇 5g、蜈蚣 5g 等药搜风通络止痛，加磁石 10g、珍珠母 10g 等药潜阳息风镇痛；阴血虚者，加生地黄 10g、玄参 10g、麦冬 10g 等；气阴两虚者，加太子参 10g、麦冬 10g、五味子 10g 等；心烦失眠者，加石决明 10g、栀子 10g、酸枣仁 10g；肢体沉重麻木者，加独活 10g、防风 10g、路路通 10g；便秘者，加瓜蒌仁 10g、决明子 5g；瘙痒者，加防风 10g、蝉蜕 5g、乌梢蛇 10g。

分析：老年人体质虚弱，病程迁延，气血瘀滞，故见疱疹基底暗红；气虚血瘀，不通不荣则疼痛剧烈难忍；心神失养，则夜不安眠、精神不振；肝主疏泄条达，肝气不疏，疏泄失常，气机不畅，阻于胸胁脘腹，故见胸胁脘腹胀闷；气郁日久，必生瘀血，阻于肝络，或生痞块。舌脉均为气滞血瘀之象。方中桃仁、红花活血化瘀；延胡索、川楝子、川芎行气、活血、止痛；黄芪、党参益气扶正；甘草调和诸药。

（2）中成药

1）喜炎平注射液 10ml，或热毒宁注射液 20ml，日 1 次静脉滴注，7~10 日为一疗程。适用于急性期。

2）丹参川芎注射液 10ml，日 1 次静脉滴注。适用于带状疱疹后期或带状疱疹后遗神经痛或者肝胆郁热证及脾虚湿蕴证疼痛明显夹瘀者。

3）康艾注射液 5~10ml，日 1 次静脉滴注。适用于肿瘤患者、气血亏虚者。

4）肝胆郁热证可用龙胆泻肝丸及具有清热解毒作用的中成药，如一清胶囊、二丁胶囊、苦木胶囊、黄柏胶囊等。适用于急性期。

5）脾虚湿蕴证可选用参苓白术散或补中益气丸。

6）气滞血瘀证可选用血府逐瘀丸。

7）安络痛片 0.42g/ 次，3 次 / 日，口服；通络止痛。

（3）外治法

1）中药溻渍：采用具有清热利湿、解毒作用的中药煎剂（我院院内制剂湿毒洗液），外敷于有红斑、水疱的皮损，可减淡皮疹颜色，促进水疱吸收、结痂，改善灼热症状。

2）紫草油纱或甘草油纱：油纱敷于结痂糜烂、溃疡处，可清热凉血、祛痂消肿、祛湿解毒，促进结痂脱落，缩短疗程，适用于水疱、糜烂、渗出或干燥、结痂处皮损。

3）针刺：治则：通经止痛。方法：疱疹区局部围针平刺，配远端取穴。头面、上肢配合谷、曲池、手三里；躯干及下肢配血海、足三里、三阴交、委中、太冲。轻症每日 1 次，重症 1~2 次 / 日，留针 15~30 分钟。老年高血压、心脏病患者注意安全性。

4）拔罐：治则：泻火解毒，通经止痛。方法：在疱疹区周围拔罐，或在疱疹愈合区的疼痛部位拔罐，留罐 10 分钟。轻症 1 次 /1~2 日，重症 1~2 次 / 日。

5）耳穴：治则：清热利湿，通经止痛。方法：取神门、胆、肺、内分泌、肾、三焦、脾、皮质下等穴。每次选 5 个穴位，用王不留行籽贴压，3~4 次 / 日局部按压，2~3 天更换一次。

6）梅花针叩刺：治则：通络止痛。方法：皮疹已消退的病变处的皮肤，在可耐受的程度上，采用梅花针叩刺，以轻微出血为度。每次 5~10 分钟，隔日 1

次。适用于带状疱疹后遗神经痛。

7）雷火灸：灸法的一种，比单纯的艾灸效果更强，每日 1 次，对缓解神经痛效果较好。

8）放血疗法：采用耳穴点刺放血方法，从而缓解病痛。每日 1 次或隔日 1 次。

9）火针疗法：选用 22~28 号不锈钢针，针柄用布包裹，以不导热为宜。施术时，在患部及其周围用碘酒、酒精消毒，将针在酒精灯上烧红，左手固定患部，右手持针。迅速刺入患部或其周围，然后立即将针拔出。本法具有温经散寒、通经活络作用，有良好的止痛效果。

10）穴位贴敷疗法：多塞平软膏（或中药脐疗膏）填塞于脐部（神阙穴），每日 1 次，具有镇静、止疼作用。

11）埋针：以特制的小型针具固定于腧穴的皮内或皮下，进行较长时间埋藏的一种方法。埋针疗法能给皮部以弱而长时间的刺激，调整经络脏腑功能，具有较好的止痛效果。留置 1~2 天。每隔 4 小时左右用手按压埋针处 1~2 分钟。

12）浮针：浮针疗法是用一次性的浮针在局限性病痛的周围皮下浅筋膜进行扫散等针刺活动的针刺疗法。每日 1 次或隔日 1 次，具有良好的止痛效果。

3. 西医治疗

（1）系统治疗

1）抗病毒：更昔洛韦 0.25g/ 次静脉滴注，每日 2 次；或阿昔洛韦 0.8g/ 次，5 次 / 日，口服；泛昔洛韦片 0.25g/ 次，3 次 / 日，口服；或伐昔洛伟片 0.3g/ 次，2 次 / 日，口服；连续给药 7~10 天，肾功能异常者、儿童及孕妇慎用。

2）止痛：阿米替林是目前治疗带状疱疹后遗神经痛的首选药物之一，用法：25mg/ 次，每日 2~3 次，有助于改善疼痛所致烦躁失眠等症状；加巴喷丁 0.3g/ 次，3 次 / 日，口服；普瑞巴林 75~300mg/ 次，2 次 / 日，口服；此外还可选用吲哚美辛 25mg/ 次，3 次 / 日，口服；卡马西平 0.1g/ 次，2 次 / 日，口服；曲马多 100~200mg/d 口服。带状疱疹后遗神经痛严重者尚可做普鲁卡因周围神经、肋间神经阻滞局部封闭。

3）糖皮质激素：对老年和耳部受累患者，早期给予中等剂量泼尼松（泼尼松 15~30mg/d 或者复方倍他米松注射液 1ml，肌内注射）有缩短病程、缓解神经痛的作用。注意应短期应用，一般不超过 1 周。在没有系统性抗病毒治疗时，不推荐单独使用糖皮质激素。

4）神经营养剂：维生素 B_{12} 0.5mg/ 次肌内注射，每日 1 次或 50μg/ 次，3 次 / 日，口服；维生素 B_1 10~20mg/ 次，3 次 / 日，口服；维生素 B_6 10~20mg/ 次，

3次/日，口服；甲钴胺片，0.5mg/次，3次/日，口服。疗程1个月。

5）白细胞低者：脱氧核苷酸钠注射液150mg，日1次静脉滴注。

6）免疫球蛋白：丙种球蛋白20g/d静脉滴注，连用3天。对播散型带状疱疹、带状疱疹病毒性脑炎及应用抗病毒药物受限者应及时应用。

7）继发感染者可应用抗生素。

8）眼带状疱疹的治疗：除以上治疗外，应及早请眼科医师协同处理。一般可用3%阿昔洛韦眼膏、更昔洛韦眼凝胶、碘苷滴眼液等局部外用；为防止角膜粘连可用阿托品扩瞳。

9）耳带状疱疹的治疗：除以上治疗外，及时请耳鼻喉科及神经科会诊。急性期应用糖皮质激素，有止痛和加速面瘫恢复的功效。

（2）局部治疗　以消炎、干燥、收敛、防止继发感染为原则。

红斑、丘疹期或水疱未破时可外涂炉甘石洗剂、阿昔洛韦乳膏或喷昔洛韦乳膏；水疱破溃、糜烂期，需酌情以3%硼酸溶液、乳酸依沙吖啶溶液或1：50000呋喃西林溶液湿敷。外涂5%新霉素软膏、莫匹罗星软膏、复方多黏菌素B膏或夫西地酸软膏等可治疗继发感染。

4.物理疗法

（1）窄谱中波紫外线（NUVB）照射　加速血液循环、镇痛。

（2）氦氖激光照射　促进水疱干燥，吸收。

（3）红光治疗仪照射　红光的波长为760~620nm，红光及其相邻的红外线能透入组织10~15mm，红光穿透强，可引起较深组织的血管扩张，血流加快，改善局部组织营养，促进炎症吸收和消肿。同时有镇静和镇痛的作用。

（4）激光疗法　用一定波长的激光照射鼻腔、内关穴、桡动脉，能改善微循环，提高红细胞携氧能力，调节免疫。

（四）案例分析

刘某，男，65岁，2001年3月3日初诊。

主诉：左侧腰腹部起簇集性红斑水疱伴疼痛3天。左腰腹部起簇集性红斑、丘疹、水疱，皮损沿神经走行呈带状分布；疼痛为针刺、刀割样，阵发性，以夜晚为重；伴口苦咽干、小便短赤、大便干结。舌质红，苔黄，脉弦滑或弦数。

中医诊断：蛇串疮。

西医诊断：带状疱疹。

辨证：肝胆湿热，蕴于肌肤。

治法：清泻肝胆，利湿解毒。

处方：龙胆草 6g　　柴胡 10g　　栀子 10g　　黄连 10g

　　　川楝子 10g　　当归 10g　　泽泻 10g　　连翘 15g

　　　延胡索 10g　　丹皮 10g　　砂仁 6g　　　金银花 15g

　　　野菊花 10g　　玫瑰花 6g　　甘草 10g

口服盐酸伐昔洛韦片，0.3g/ 次，2 次 / 日，空腹口服；甲钴胺片，0.5mg/ 次，3 次 / 日，口服。外用湿毒洗液溻渍，2 次 / 日。

二诊：服上方 7 剂后，水疱结痂，仅见暗红痂皮，色沉。疼痛剧烈，舌质暗红或有瘀斑，脉弦细。证属气滞血瘀、经络受阻。治宜理气活血、化瘀通络。

处方：黄芪 30g　　柴胡 10g　　党参 20g　　桃仁 10g

　　　红花 10g　　钩藤 10g　　郁金 10g　　鸡血藤 15g

　　　当归 12g　　白芍 15g　　陈皮 10g　　延胡索 10g

　　　川楝子 10g　　川芎 10g　　丹参 15g　　玫瑰花 6g

　　　白豆蔻 6g　　甘草 10g

继续口服甲钴胺片，0.5mg/ 次，3 次 / 日；复方倍他米松注射液 1ml，肌内注射。用药 15 剂后，疼痛基本消退。

案例点评：患者起病急，初期水疱鲜红，伴口苦咽干，提示肝经湿热，给予龙胆泻肝汤加减，清泄肝胆湿热，联合抗病毒药物。抗病毒药的尽早应用可缩短病程、减少后遗神经痛的发生。后期水疱干涸结痂，疼痛明显，舌质暗红或有瘀斑，脉弦细，提示气滞血瘀、经络受阻。给予活血化瘀、通络止痛。应用药物以疏肝理气、活血化瘀止痛为主，如桃仁、红花、延胡索、川楝子、芍药等。复方倍他米松注射液可有效缓解神经鞘水肿而止痛。

（五）临证经验

带状疱疹发病率高，患者自觉症状重，是我院皮肤科住院三大重点病种之一。皮肤科是国家中医药管理局带状疱疹协作组副组长单位，在这方面积累了很多经验。

1. 关于中医药的应用

中医药在治疗带状疱疹方面有不可替代的作用。疾病早期多为湿热所致，治法或清热利湿或健脾利湿或解毒除湿，方药选用在龙胆泻肝汤基础上加减化裁形成的柴胡汤 1 号。发于头部者，加白芷、白菊花、葛根；发于额面者，加牛蒡子、野菊花；发于上肢者，加姜黄、羌活；发于腹部者，加苍术、黄柏；发于腰胁部者，加青木香、郁金；发于下肢者，加牛膝、独活、黄柏；眼睑肿胀者，加蒲公英、丹参、牡丹皮；形成血疱者，加牡丹皮、赤芍；疼痛明显者，加防己、乳香、没药、白芍、甘草、延胡索。疾病后期多为气滞血瘀，治法或活血化瘀或活血养血或理气化瘀止痛等，方药选用在桃红四物汤基础上配合扶助正气的药物形成的柴胡汤2号。中医的普通针刺、拔罐、雷火灸、火针、埋针、浮针是带状疱疹神经痛、面瘫的重要治疗措施。

2. 关于糖皮质激素的应用

关于糖皮质激素的应用曾有争议。我们认为带状疱疹急性期存在炎症导致的神经水肿，糖皮质激素具有较强的抗炎作用，能迅速减轻神经水肿，缓解疼痛。据我们观察，未发生因应用糖皮质激素导致皮疹泛发的病例。具体方法：复方倍他米松注射液，成人肌内注射1ml，仅1次。或泼尼松片口服，每日20~40mg，逐渐减量，2周内停药。我们建议应用糖皮质激素，且尽早使用。

3. 关于伴随疾病

年龄在60岁以上者，在本病发生的前后半年内常发现肿瘤，如肾肿瘤、膀胱肿瘤、肺癌等，伴随糖尿病、心功能衰竭、结缔组织病者也不在少数。近年来，伴发HIV病例较多。

4. 关于抗病毒的药物

因为阿昔洛韦的生物利用度不高，我们很少应用。尽管更昔洛韦的药品说明书适应证没有提及带状疱疹，但我们的体会是，它治疗带状疱疹有效，有较高的治疗率和较少的不良反应。更昔洛韦属于鸟嘌呤类抗病毒药，主要原理是抑制病毒酶的作用。本品进入细胞内迅速被磷酸化形成单磷酸化合物，然后经细胞激酶的作用转化为三磷酸化合物，在感染巨细胞病毒的细胞内，其磷酸化的过程较在正常细胞中更快。

5. 关于免疫方面指标

带状疱疹患者CD_3^+T细胞降低，CD_4^+T细胞降低，$CD_3^- CD_{16}+56^+NK$细胞升高。带状疱疹患者组CD_8^+T淋巴细胞不升高，可能与病毒亲神经性侵袭神经末梢造成神经痛有关。

一部分带状疱疹患者在治疗前后血清IgE的水平高于正常值，随病情的好转而降低。血清IgE水平增高程度远不及过敏性疾病水平，提示带状疱疹血清IgE水平增高与过敏因素无关，与机体免疫功能缺陷有关。

炎性因子失衡在带状疱疹神经痛的发生过程及预后中具有重要作用。我们的检测结果是治疗后患者的IL-6水平较治疗前降低，IL-10水平均较治疗前升高，差异均具有统计学意义。

6. 关于疼痛

带状疱疹的并发症主要包括后遗神经痛、瘢痕形成、皮肤坏死、急性视网膜坏死综合征、脊髓炎等。其中后遗神经痛最常见，且难控制。防治后遗神经痛是治疗基本原则之一。止痛方面：①给予镇痛剂，如加巴喷丁和普瑞巴林。1~2周内，疼痛明显缓解。但是许多患者出现非常明显头晕的症状。宜从小剂量开始，患者能耐受之后，逐渐加到说明书提及的治疗剂量。②可口服疏肝理气、活血止痛的柴胡疏肝饮加减。③外用辣椒辣素霜对带状疱疹后遗神经痛有较好的疗效。④针刺疗法、激光照射疗法均收到了很好的效果。⑤在坏死和继发感染的皮损，早期外用抗生素可减轻感染症状，有一定预防疼痛作用。

7. 特殊类型的带状疱疹

带状疱疹虽然是常见病，但特殊类型容易导致比较严重的并发症，需引起注意。

（1）腰腹部带状疱疹：发生于腰腹部并由脊髓后跟神经节侵及副交感神经的内脏神经纤维，引起胃肠道及泌尿系统症状，属于内脏带状疱疹。腰腹部带状疱疹并发麻痹性肠梗阻，又称为 ogivlie 综合征，属于急性假性肠梗阻。表现为低位小肠梗阻的症状和体征，临床比较少见。重手法针刺天枢穴并追求天枢穴的针感，是本病治疗的关键，非常有效。

带状疱疹并发腹部膨出少有报道，多为老年人。在老年人肌肉松弛的基础上，水痘 - 带状疱疹病毒致神经受损，腹肌麻痹、肌张力降低所致。应积极治疗，在抗病毒治疗的同时，予维生素 B_1、维生素 B_{12}、针灸、拔罐、中波紫外线治疗等，有助于病情的恢复。治疗后期水疱干燥、结痂，皮疹大部分消退，若腹部膨出仍不能缓解，为避免发生腹壁疝，可用腹带加固腹壁。

（2）血疱性带状疱疹：用中药溻渍疗法收敛，防止继发感染。当血疱较大或相互融合成大疱时，可用注射器抽出内容物减压。

（3）坏疽性带状疱疹：皮损出现坏疽，多为老年人或营养不良的患者，愈后可留瘢痕，一方面要加强营养，改善机体的免疫状态，一方面加大抗病毒的力度和局部换药，积极抗感染治疗。

（4）眼带状疱疹：常见，但失明的病例少。

（5）耳带状疱疹出现面瘫、耳痛及外耳道疱疹三联征的病例常见。带状疱疹性脑膜炎、脑炎少见，可有惊厥，共济失调、神经和精神症状。

（6）播散性带状疱疹：多有基础性疾病，我们有个别病例采用了静脉注射小剂量丙种球蛋白的疗法，疗效满意。

（7）儿童带状疱疹：病例并不少见，病程短，预后尚好。

（8）复发性带状疱疹：也不少见，其中一部分患者的免疫功能基本正常，激发带状疱疹的病因尚未清楚。

（六）零金碎玉

我学术流派运用中医中药及联合西医治疗带状疱疹，有较为丰富的经验。这里介绍治疗本病时使用对药的临床经验及特点。

1. 龙胆草配伍他药

（1）单味功用　龙胆草，苦，寒。归肝、胆经。清热燥湿，泻肝胆火。

（2）伍用经验　本品苦寒沉降，善泻肝胆实火，多配柴胡、黄芩、栀子等药用。

2. 桃仁、红花

（1）单味功用　红花：辛，温。归心、肝经。活血通经，祛瘀止痛。

桃仁：苦、甘，平。有小毒。归心、肝、大肠经。活血祛瘀，润肠通便，止咳平喘。

（2）伍用经验　桃仁与红花常相须为用，红花辛散温通，为活血祛瘀、通经止痛之要药。桃仁味苦，入心肝血分，善泄血滞，祛瘀力强，又称破血药，为治疗多种瘀血阻滞病证的常用药。二者合用，相得益彰。

（七）专病专方

柴胡汤 2 号加减：适用于气滞血瘀证，多见于老年人，疱疹基底暗红，疱液基本干涸；或皮疹已完全消退，疼痛剧烈难忍，致夜不安眠、精神不振，伴有胸胁脘腹胀闷；或有痞块。舌质暗红或有瘀斑，脉弦细。

黄芪 30g	柴胡 10g	党参 20g	桃仁 10g
红花 10g	钩藤 10g	郁金 10g	鸡血藤 15g
当归 12g	白芍 15g	陈皮 10g	延胡索 10g
川楝子 10g	川芎 10g	丹参 15g	玫瑰花 6g
白豆蔻 6g	甘草 10g		

（八）诊疗技术路线

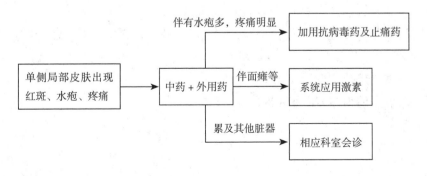

第二节　白癜风

（一）疾病认识

白癜风是一种常见的原发性、局限或泛发性的皮肤色素脱失性疾病，由皮肤和（或）毛囊的功能性黑素细胞减少或丧失而引起。该病在人群中的患病率约为 1%~2%，我国患病率为 0.19%，成人和儿童均可罹患。迄今为止，其病因及发病机制尚未阐明，有如下几种理论：氧化应激学说、免疫学说、遗传学说、黑素细胞凋亡和丢失机制、紫外线损伤机制等。

1. 病期

分进展期和稳定期。进展期判定参考白癜风疾病活动度评分（VIDA 积分）、同形反应、wood 灯。

（1）VIDA 积分　近 6 周内出现新皮损或原皮损扩大（+4 分），近 3 个月出现新皮损或原皮损扩大（+3 分），近 6 个月出现新皮损或原皮损扩大（+2 分）；近 1 年出现新皮损或原皮损扩大（+1 分）；至少稳定 1 年（0 分）；至少稳定 1 年且有自发色素再生（−1 分）。

总分 > 1 分即为进展期，≥ 4 分为快速进展期。

（2）同形反应　皮肤损伤 1 年内局部出现白斑。损伤包括物理性（创伤、切割伤、抓伤）、机械性摩擦、化学性、热灼伤、过敏性（接触性皮炎）或刺激性反应（接种疫苗、文身等）、慢性压力、炎症性皮肤病、治疗性（放射治疗、光疗）等损伤。白斑发生于持续的压力或摩擦部位，或者是衣物、饰品的慢性摩擦部位，形状特殊，明显由损伤诱发。

（3）wood 灯　皮损颜色呈灰白色，边界欠清，wood 灯下皮损面积大于目测面积，提示是进展期。皮损颜色是白色，边界清，wood 灯下皮损面积 ≤ 目测面积，提示是稳定期。

以上 3 条符合任何一条即可考虑病情进展。

可同时参考激光共聚焦扫描显微镜（简称皮肤 CT）和皮肤镜的图像改变，辅以诊断。

2. 白斑面积

手掌面积约为体表面积 1%。

1 级为轻度，< 1%。

2 级为中度，1%~5%。

3级为中重度，6%~50%。

4级为重度，＞50%。

3. 分型

节段型、非节段型、混合型及未定类型白癜风。

（1）节段型白癜风　指沿某一皮神经节段分布（完全或部分匹配皮肤节段）的单侧的不对称的白癜风。少数可双侧多节段分布。

（2）非节段型白癜风　包括散发型、泛发型、面肢端型和黏膜型。

1）散发型：指白斑≥2片，面积为1~3级。

2）泛发型：白斑面积为4级（＞50%）。

3）面肢端型：指白斑主要局限于头面、手足，尤其好发于指趾远端及面部口腔周围，可发展为散发型、泛发型。

4）黏膜型：指白斑分布于2个及以上黏膜部位，可发展为散发型、泛发型。

（3）混合型白癜风　节段型和非节段型并存。

（4）未定类型白癜风　指非节段型分布的单片皮损，面积为1级。

白癜风相当于中医学"白驳风"。中医学认为其发病由七情内伤，肝气郁结，气血不畅，复感风寒，风邪搏于肌肤，气血失和，血不养肤所致。主要有以下几种学说：①风湿致病说：《诸病源候论》提出"风邪搏于皮肤，血气不和所生""风为百病之长""风易夹湿"。认为白癜风的发病主要与风邪和湿邪相关。现代中医家总结认为风邪有以下致病特点：一，风为春季的主气，湿为夏季的主气，风湿夹杂袭人，侵犯四肢头面部而发病，表现为春夏发病较多。二，风性开泄，使皮毛肌肤腠理疏松而开张而致病。三，风邪善动而不居，变化无常，表现在白驳风发病时间迅速，皮损分布范围广。②肝气郁滞说：《医学入门》曰"肝风搏于皮肤，血气不和所生也"。此处肝风属于内风，肝风内动导致气血不和而生白斑。中医学认为，肝为风木之位，藏血之脏，主疏泄和调畅气机；肝风内动可发病，肝血虚则发热，热甚动风，肝主疏泄功能受损则引起气血不和，从而发为白斑，提示了本病的发病特征及规律与情志有关。③气血瘀滞说：清朝陈实功著《外科正宗》认为"紫白癜风乃是一体而分二种也。紫因血滞、白因气滞，总因热体风湿所受，凝滞毛孔，气血不行所致"。当时把白癜风分为紫、白两类，紫可能为现在的粉红色或褐色类型。王清任的《医林改错》曰"白癜风，血瘀于皮里"，认为白癜风发病是因血瘀所致，开启了血瘀致病学说的新纪元。气血瘀滞，阻滞不行，瘀血不去，新血不生，血流不得循环滋养肌肤，导致部分皮肤滋养不足，因此造成白斑。肝肾不足，肝藏血，肾藏精。肾是先天之本，能够藏精。肝肾本同源，若肝脏虚弱，肝藏血功能受损，则患者血气不足，血不化精；若肾精虚弱，精不化血，肝无充足血以贮藏。精血不足，气血逆乱，因此导致白斑的出现。

（二）辨证思路

中医古书称白癜风为"白癜""白驳""白驳风"等，总因气血失和、瘀血阻络而致。主要治疗方法有清利湿热、活血祛风、疏肝理气、温补肝肾、养血祛风。

早期祛风为先，兼养血活血、疏肝理气；后期益气固表、补肾益肺；同时配合外治法，直达病所。具体用药上还可采用取类比象的方法，以药物的外观颜色反其皮损之色，即"以色治色法"，多选用黑色、紫色药物。治疗时还要考虑到患者年龄特点：

（1）儿童多为脾气虚弱，气血生化不足，不能滋养肌肤，腠理疏松，外邪易于乘虚而入，治疗上重在健脾益气、疏散外邪。

（2）青壮年多为肝郁气滞所致，工作、生活压力，情志失调，气机不畅，气血失和，经络不通，血瘀肌肤，治疗上重在疏肝解郁、活血化瘀。

（3）老年人多为肝肾不足，精亏血少，脉络不充，肌肤失荣，腠理失养，故治疗上重在补益肝肾、调和气血。

白癜风虽然不影响生命和健康，但有碍容貌外观，患者迫切求治。且经过治疗的患者远比不治的转归要好。由于白癜风病因、发病机制及皮损处细胞及色素代谢情况的不同，决定了白癜风有不同的预后转归及对各种治疗不同的疗效反应。临床上主张尽早治疗，争取在不完全白斑阶段开始治疗。白癜风的各种治疗方法各有其优缺点。光疗法最常用，但费时，患者难以坚持合作。皮质类固醇激素见效快，但受到长期应用产生局部不良反应的限制。为了提高疗效，应几种方法联合应用，取长补短，并根据疾病的分型和分期用药，才能达到较好的效果。对局限性白癜风首先考虑局部外用药（激素、他克莫司或吡美莫司）配合局部光疗（窄谱 UVB、308nm 激光），对非局限性白癜风（散在性、泛发性、肢端性、节段型）要系统治疗。由于需长期治疗，中药不良反应相对较小，可以减少长期系统应用西药的不良反应，实践证明中西医结合治疗疗效较好。

（三）治疗方案

1. 中医治疗

（1）辨证论治

1）风湿郁热证

主症：初发粉红色白斑，患者有痒感，多见于面颈等暴露部位，起病急、发展快，伴口渴不欲饮、口苦。舌质红，苔白或黄腻，脉浮或滑。

治法：祛风除湿，清热凉血。

方药：祛白汤3号加减。

参考处方：白芷10g，炒白芍12g，赤芍12g，生地12g，川芎10g，制何首乌12g，当归12g，炒蒺藜10g，雷公藤15g，白鲜皮15g，重楼10g，车前子10g，丹参10g，沙苑子10g。

加减：色白者加鸡血藤10g；口干明显者，加麦冬10g、石膏10g、天门冬10g；心烦易怒者加酸枣仁10g、浮小麦5g。

分析：本证因风邪袭于肌表，使肺气不宣，郁于经络，进而影响气的周流，毛窍闭塞而成，故见白斑色粉红，起病急，发展快，境界模糊不清，轻微瘙痒感；湿热伤津液，故口渴不欲饮、口苦。舌红苔黄腻、脉浮数或滑数为风湿郁热之象。方中生地黄清热凉血；赤芍、川芎、丹参清热凉血行气；防风、白鲜皮、重楼、车前子疏风清热，利湿解毒；当归、制何首乌、白芍、沙苑子、养血活血、补益肝肾；雷公藤清湿热之毒。

2）气血两虚证

主症：皮损表现白斑颜色较淡，边缘模糊不清，发展缓慢。常伴有神疲乏力、面色苍白、手足不温。舌质淡，苔薄，脉细弱无力。

治法：补益气血，活血通脉。

方药：祛白汤1号。

参考方剂：白芷10g，炒白芍12g，赤芍12g，生地12g，川芎10g，黄芪15g，制何首乌12g，枸杞子12g，当归12g，桂枝9g，炒蒺藜10g，红花10g。

加减：白斑加重者，加香附10g；舌有瘀斑者，加丹参10g、紫草10g；血虚者加阿胶10g~15g；汗出恶风者加白芍10g。

分析：本证多因久病失治，或误用攻伐药物所致。气血失和故见白斑色淡、伴神疲乏力。舌淡苔薄白、脉细弱为气血两虚之象。方中黄芪、当归、枸杞子益气养血；川芎、白芍、制何首乌、红花行气活血、养血通络；炒蒺藜、白芷、桂枝疏风。

3）肝肾不足证

主症：皮损多为乳白色，局限或泛发，白斑区毛发色白，病程较长，可有家族史；或伴腰膝酸软、皮肤干薄、头晕等。舌淡，苔少，脉细。

治法：补益肝肾，活血化瘀，调和气血。

方药：祛白汤2号。

参考处方：白芷10g，车前子10g，赤芍15g，生地15g，川芎10g，丹参

15g，制何首乌15g，沙苑子20g，当归12g，重楼10g，白鲜皮15g，防风10g，浮萍15g，紫草10g，麸炒苍术10g。

加减：腰膝酸软者，加仙灵脾10g、肉苁蓉10g、补骨脂10g、桂枝5g；有家族遗传病史者加枸杞10g、菟丝子10g；妇人伴月经淋漓不尽者或崩漏者，加阿胶10~15g；心烦明显者加莲子10g。

分析：本证多因久病失调，阴液亏虚，或因情志内伤，肝肾亏虚所致。肝肾亏虚，气阴不足，肌肤长期失于濡养，故见白斑；肾精不足，腰膝失于濡养则腰膝酸软；肾气不足则见皮肤干薄、舌淡、脉细无力。方中何首乌、当归填精益肾；丹参、赤芍、重楼活血化瘀；紫草、浮萍、沙苑子、苍术调和气血。

（2）中成药

1）补骨脂注射液：一次2ml，隔日1次肌内注射。补益肝肾，用药期间注意监测肝功能、肾功能。

2）降白丸（院内制剂）：9g/次，2次/日，口服。调和气血，活血祛风，补益肝肾。

3）白蚀丸:2.5g（约20丸）/次，3次/日，口服。10岁以下儿童服量减半。补益肝肾，活血祛瘀，养血驱风。

4）白灵片：由当归、黄芪、三七、红花、赤芍、牡丹皮、马齿苋、桃仁、防风、白芷、苍术组成。具有活血化瘀、增加光敏作用的功效。1片/次，3次/日，口服。

5）补骨脂酊擦剂（院内制剂）：主要成分为补骨脂、姜黄、黄柏等，2次/日，外用。

6）复方卡力孜然酊，2次/日，外用。

（3）外治法

1）梅花针：取病灶皮肤用左手捏住，右手持梅花针柄轻轻叩打3~5次，稍作休息后继续，反复数次，以局部皮肤微微泛红，少量组织液渗出甚至渗血为宜。此方法能达到祛除外邪、疏通经络、调和气血荣肤之目的。

2）火针：患者取舒适体位，皮损处常规消毒，手持1寸毫针，烧红针尖迅速刺入皮肤白斑区，连续点刺，进针深度不宜过深，间距为1cm左右，1次/周。

2. 西医治疗

（1）药物治疗

1）糖皮质类固醇激素

①对于泛发性或处于进展期的白癜风及伴有自身免疫病者，可系统用激素：口服或肌内注射激素可以使进展期白癜风尽快趋于稳定。可小剂量口服泼尼松

0.3mg/（kg·d），连服 1~3 个月，无效中止。见效后每 2~4 周递减 5mg，至隔日 5mg，维持 3~6 个月。或复方倍他米松针 1ml，肌内注射，1 次 /20~30 天，可用 1~4 次或酌情应用。

②局部治疗：适用于白斑累及面积＜2%~3% 体表面积的进展期皮损。超强效或强效激素如新适确得、卤米松软膏，可连续外用 1 个月，中效激素如丁酸氢化可的松乳膏，主要适用于儿童。

2）甘草酸苷类药物：复方甘草酸苷片（或胶囊）50~75mg/ 次，3 次 / 日，口服。

3）钙调神经磷酸酶抑制剂：他克莫司软膏，一般选择 0.1% 浓度他克莫司软膏外用，或者选用吡美莫司乳膏外用。特殊部位如眶周可首选应用，黏膜部位和生殖器部位也可使用，无激素引起的不良反应，但要注意可引起局部感染如毛囊炎、痤疮出现或加重等。

4）维生素 D_3 衍生物：外用卡泊三醇软膏及他卡西醇软膏可治疗白癜风，每日 2 次外涂。维生素 D_3 衍生物可与 NB—UVB、308nm 准分子激光等联合治疗。也可以与外用激素和钙调神经磷酸酶抑制剂联合治疗。局部外用卡泊三醇软膏或他卡西醇软膏可增强 NB—UVB 治疗白癜风的疗效。

（2）物理治疗

1）308nm 准分子激光：能在短时间内发射高能量，使用较短的疗程和较小的累积量，取得更好疗效。

2）高能紫外光：波长 304nm 的 UVB，通过设备发射高密度光束到皮损部位而正常皮肤避免照射。

3）窄谱 UVB（NB—UVB）：波长 311nm，主要应用于中、重度白癜风的治疗，初始剂量 $0.2J/cm^2$，以后每次增加 20%，直至出现红斑，每周可达 2~3 次，无不良反应，治疗方便。

4）激光治疗：可选 Q755nm、Q694nm、Q532nm 激光。

5）遮盖疗法：用于暴露部位皮损，用含染料的化妆品涂搽白斑，使颜色接近周围正常皮肤色泽。

6）光疗注意事项

①以多次照后出现红斑为宜，应避免出现水疱。

②治疗时注意眼睛及生殖器的防护。

③一般需多次治疗（20~30 次）方可发生色素沉着，治疗半年以上有较好疗效，治疗 3 个月无效应停止治疗。

④经验表明本疗法对于病程短，面、颈部皮损的疗效好于病程长及躯干、

四肢的皮损。对手足皮损几乎无效，而进展期的白癜风亦多无效果，节段型白癜风疗效不佳。

（3）手术疗法　对于一些稳定期白癜风，特别是节段型白癜风，采用手术方法治疗是明智的选择。目前主要以自身表皮移植术最为常用。

1）自身表皮移植术

①适应证：各型静止期皮损：全身稳定≥半年，受皮区皮损稳定≥1年；特别是节段型、局限型，尤其是完全性白斑。

②禁忌证：瘢痕体质尽量禁用。

③自身表皮移植术所用相关器具

A. 负压吸引装置：a. 市售所谓表皮分离机；b. 医用普通负压吸引器。

B. 吸引杯：a. 与表皮分离机一同销售的吸引杯；b. 自行设计加工的吸引杯；c. 实验室用玻璃漏斗。

C. 手术剪及镊：宜选用眼科手术所用的虹膜剪、虹膜镊。

D. 皮肤磨削设备：a. 电动牙钻或专用设备；b. 磨头。

④受皮区皮损处理方式

对于拟移植的红斑皮损处理方式如下：A. 局部 PUVA。B. 液氮。C. 负压吸引。D. 激光磨削（超脉冲 CO_2 激光或铒激光）。E. 浅层皮片切削。F. 磨削术。其中以皮肤磨削术及激光磨削最为常用。

⑤供皮区取皮方式及方法

A. 方式：a. 浅层皮片切削；b. 负压吸引，用得最多。

B. 方法：a. 一般选择腹部、大腿、上臂内侧等平坦部位；b. 选择合适的负压吸引器具及吸引杯；c. 吸引压力在 200~600mmHg；d. 发疱时间在 1~1.5 小时内。

⑥受皮区移植操作：待供皮区水疱形成及大小适宜后开始准备手术具体操作。A. 在局麻下采用激光或磨削术除皮，除皮后一定待创面渗液基本停止后再移植。B. 用虹膜剪剪开供皮区吸引产生的水疱，把疱皮翻压在普通压舌板上，剪去附着的纤维蛋白后，再平贴在受皮区创面上。C. 移植皮片间对接要尽量紧密，不留缝隙。D. 大的移植皮片需扎几个小孔，留作渗液溢出。E. 移植皮片上覆上凡士林油纱布。F. 术毕局部一定用厚敷料加压包扎。

⑦疗效判定及术后注意事项：A. 去除敷料时要轻柔，必要时用生理盐水浸透后再揭开。B. 去除敷料后 1 周局部禁止洗浴，特别禁用搓澡巾。C. 疗效于移植术后 1 个月呈显，一般 1 年后判定疗效。D. 节段型疗效最好，其次为局限型、散发型，肢端型疗效较差。

2）其他方法

①自体单株毛发移植：适用于局限型及节段型，特别适用于眉毛、睫毛小面积白癜风。操作时首先在枕部头皮做椭圆形长切口，将供体头皮以单个毛囊为单位进行分离，毛发移植器将单个完整毛囊植入受体皮肤处，由于供体毛囊来源有限，因此不适用于大面积白癜风治疗。

②自体微移植：在正常皮肤和皮损部均用钻孔取皮，将皮损处皮片去除，将正常皮肤皮片移植于皮损钻孔处。本法成功率也很高，与起疱法相比，简单且易操作，无需特殊设备，但有形成瘢痕的缺点，瘢痕呈"鹅卵石样"外观改变。

③自体黑色细胞移植：A. 培养的表皮片移植：取一小片患者自身健康皮肤，用胰酶消化，分离出表皮并获得表皮细胞悬液后，借助载体膜将其置于培养基中，培养液每周更换2次，21天后获得带有黑素细胞的表皮片，将其平整地置于事先准备好的皮损裸露面包扎即可。B. 表皮细胞悬液移植：在患者臀部或其他部位浅层削取表皮经胰蛋白酶消化后制成表皮细胞悬液，再将表皮细胞悬液接种到发疱后的水疱中，或者是在此之前，将白斑处皮肤磨削，然后再铺上表皮悬液，最后包扎好。C. 培养的黑素细胞移植：浅层取皮经胰蛋白酶消化后制成细胞悬液，然后接种到培养瓶进行黑素细胞培养，2~3周后，再将体外增殖黑素细胞悬液移植到磨削面。本法有实验室操作，要求条件高，时间长，费用昂贵。临床上难以普及，且培养过程中还存在一些问题，有待进一步研究。D. 同种异体表皮移植：存在排异问题，处在研究阶段。

（四）案例分析

李某，男，28岁，2019年5月10日初诊。

面部起白斑2个月。2个月前，额部左侧出现一处白斑，淡粉色。发展快，伴口渴不欲饮、口苦，舌质红苔黄腻，脉浮。

中医诊断：白驳风。

西医诊断：白癜风。

辨证：风湿互结，郁而化热。

治法：清热祛湿，疏风理气。

处方：白癜风3号加减。

白芷 10g	炒白芍 12g	赤芍 12g	生地 12g
川芎 10g	白鲜皮 10g	重楼 10g	制何首乌 12g
当归 12g	车前子 10g	丹参 10g	沙苑子 10g

雷公藤 15g

外用 0.03% 他克莫司，2 次／日；308nm 准分子激光局部照射，2 次／周。

二诊：上方 15 剂后皮疹颜色变红，仍有口苦，舌质红苔白腻，脉滑。治疗方案不变更。

三诊：上方 15 剂后白斑颜色变红晕，可见色沉，面白，舌质淡苔薄白，脉细。辨证为气血两虚（气血不和）。治法为补益气血、通络、疏散风邪。

处方：祛白汤 1 号。

白芷 12g	炒白芍 12g	赤芍 12g	生地 12g
川芎 10g	枸杞子 12g	黄芪 15g	制何首乌 12g
当归 12g	炒蒺藜 15g	桂枝 9g	红花 6g

外用 0.03% 他克莫司，2 次／日；308nm 准分子激光，2 次／周。

四诊：上方 15 剂后，白斑中央出现明显色沉。继续外用 0.03% 他克莫司，308nm 准分子激光。

案例点评：患者初诊，白斑淡粉色。发展快，伴口渴不欲饮、口苦，舌质红苔黄腻，脉浮，证属风湿互结、郁而化热。治以清热祛湿，疏风理气。雷公藤，味苦寒，有毒，归肝肾经，具有祛风除湿、活血通络作用，清热力强。后期白斑部分复色，证属气血两虚。给予黄芪、当归、枸杞子益气养血；川芎、白芍、制何首乌、红花行气活血、养血通络；炒蒺藜、白芷、桂枝疏风。配合外用他克莫司及 308nm 准分子激光，疗效较好。

（五）临证经验

白癜风是一种发病率较高的局限性或泛发性皮肤黏膜色素脱失性疾病。白癜风是一个小病（不影响生命及健康），又是一个大病（患者迫切求治），也是一种患方乱投医，医方治疗存在误区和困惑的疾病。我们在几十年前就非常重视本病，特别是李铁男教授开设该专病门诊二十余年，带领团队就白癜风的诊疗进行了诸多方面的探索，也形成了独具特色的诊疗方案。所立的科研课题曾获市科技进步奖，并在《中华皮肤科杂志》上发表了多篇关于白癜风的学术论文。同时李铁男教授还分别参加了 2014 版、2018 版、2020 版的"中国白癜风诊疗共识"的起草和制定。目前我科白癜风专病是科内 20 余种专病中影响最大、患者人数最多的疾病，因此有诸多体会和感悟。

1. 关于白癜风的治疗目的

国内外关于白癜风的指南众多，主要包括治疗目的、治疗主要的参考因素、治疗原则及细则四方面，其中治疗目的均列为首位。国内外指南对治疗目的的描述为"控制发展、促进复色"。但我们在临床工作中体会应该再添上一句，即"防止复发"，因为临床上的确有相当比例的已治愈及曾根本控制的白癜风又复发。

2. 关于与几种少见色素脱失性疾病的鉴别

白癜风与常见的一些色素脱失性疾病容易鉴别，但与一些少见的色素脱失性疾病不易鉴别或被忽视。我们在临床上发现，与下列疾病较易混淆：

（1）斑驳病，特别是与发生于躯干部位的斑驳病更容易混淆。

（2）树叶状色素减退症（很少见或罕见）。

（3）进行性斑样色素减退症。

（4）色素性分界线（特别是 C 型并发 E 型）。这种病主要发生躯干前面的上胸部，表现为指盖大小的色素减淡斑，有时与肋间方向一致，我们以往曾多次将其误诊为白癜风。

（5）色素减退型蕈样肉芽肿。

3. 关于进展期皮损的判断

所谓进展期就是指原皮损面积扩大及数目增多。就单一的皮损情况来讲，如果不借助皮肤 CT 和 wood 灯是否能判断是进展期呢？我们的体会以下几种情形有助于判断：

（1）皮损边界模糊。

（2）碎纸样色素减退。

（3）三色或五色白癜风。

（4）发生同形反应。

（5）炎症性白癜风。

4. 关于光疗

光疗是白癜风重要治疗手段，对一些皮损有较好甚至很好的疗效。对于光疗我们的体会如下：

（1）几种光疗的疗效比较：308nm 准分子激光＞308nm 紫外光＞304nm 高能紫外光＞NB–UVB 光。

（2）尽管 308nm 紫外光疗效要逊于 308 准分子激光，但由于光斑大，无耗材，在临床上仍有很好的应用价值。

（3）进展期光疗要慎重，一般情况下应同时系统应用激素或米诺环素。

（4）所有的光疗应坚持 20 次左右，至少 10 次以上，否则可能达不到疗效。但是总次数应小于 200 次。

（5）寻常型与节段型疗效存在差异，一般来讲前者要优于后者。

（6）局部光疗，特别是全身光疗，最好对皮损以外正常皮肤进行遮盖，同时对于已经治愈的皮损部位亦须遮盖，男性阴囊必须遮盖。

（7）对于外阴部位皮损的光疗，男性阴茎部位皮损可以照射，阴囊部位则禁忌，女性外阴部位可以光疗。

（8）为方便患者和有效的接续治疗，可以推荐患者采用家庭光疗。

5. 关于手术治疗

有些稳定期白癜风皮损用药物及各种光疗治疗根本无效，可以审慎地选择外科手段进行治疗。目前皮肤外科手段众多，但比较实用及疗效较好的要属自身表皮移植术。20世纪90年代初我们在国内较早地开展了这种手术，治疗众多病例并进行了许多有益的探索尝试，体会如下。

（1）关于手术器具的选择

1）负压吸引装置：可以选用专用设备，也可以选用物美价廉普通的医用吸引器。

2）负压吸引杯：可以选用专用设备，也可以自行设计加工吸引杯。我科采用李铁男院长设计并委托工厂加工的有机玻璃吸引杯，所吸出的水疱较专用设备既大又充盈。

（2）关于白斑处的除皮方法　目前有负压吸疱、液氮冷冻、PUVA、激光磨削及普通磨削术等方法，在二三十年前，仅有前三种方法。但这些方法一是起疱时间不好控制、不同步；二是对于骨隆突部位的皮损采用负压吸引因不能平扣吸引杯，所以不能采用。20世纪90年代初期，李铁男院长在国内首创采用普通磨削术手段祛除拟移植处的白斑处损，然后再进行皮片移植，收到很好的疗效，同时使适应证大为拓宽。目前我科仍在采用这种除皮方法。

（3）关于移植皮片的处理

1）一定要分清正反面，即吸引水疱皮片的真皮面一定朝下，若弄混，手术将彻底失败。

2）较大的移植皮片要用注射器针头扎几个小孔，以利于受皮区创面的渗液渗出。

3）移植皮片对合一定整齐，尽量别留缝隙。

（4）关于术后包扎及敷料拆除和处理

1）术后创面包扎一定要牢固，最好用老胶布粘贴固定。

2）术后7~10天拆除敷料，将外层敷料拆除后，紧贴创面的凡士林纱布切不可硬性撕揭，可先用生理盐水浸湿后再轻轻揭除。

3）拆除后1周创面处禁止洗浴，1个月内禁止用洗澡巾局部搓洗。

6. 关于系统应用激素

对于皮损泛发的进展期白癜风，比较可靠的办法就是系统应用激素。是否果断及时系统应用激素关系到进展期白癜风的疗效和转归。

（1）适应证

1）皮损泛发或快速进展。

2）我们体会对于日光诱发和一些化学品诱发的白癜风亦需果断应用。

（2）药物种类及用法　写入指南共识的几种药物：泼尼松、地塞米松、甲强龙、倍他米松、确炎舒松，均有各自用药方法。我们体会，从依从性、疗效和安全性综合考虑，选用得宝松（复方倍他米松）最为适宜。

（3）复方倍他米松的具体用法　成人 1ml/ 次，间隔 21~22 天，再次注射，视皮损控制情况 1~4 次或酌情更多。需要说明的是，2014 年指南仅注明为"1~4 次"，2018 版及 2021 版则变为"1~4 次或根据病情酌情应用"，这主要得益于李铁男院长在指南修订会议上的陈述和力争。因为近 20 年来我科在复方倍他米松治疗进展期白癜风方面，例数较多，体会最深。我科有 1/3 以上的病例复方倍他米松注射的次数已超过 4 次，一是有些病例 4 次无效，但超过 4 次开始彰显疗效。并且得宝松是长效剂型，一支的剂量才相当于泼尼松 58mg，所以在临床应用比较安全，我科所有超过 4 针病例均未发生明显的不良反应。因此新指南采信了我科的主张，新指南发布后，国内也有些单位在尝试超过 4 次的限制。

7. 关于中医药的应用

国内外指南共识除了指出进展期中重度白癜风可以系统应用激素外，几乎再没什么可供系统应用的药物。而中医药是我们中国的独特优势，并且在临床上的确收到了比较满意的疗效。我科治疗白癜风的院内制剂已应用多年，并且又陆续梳理制定了协定处方。

（1）目前对进展期白癜风我们主要采用"祛白汤 1 号"进行治疗，该方主要作用为补益气血、通经、疏散风邪，是在陈光发老主任及马在墀教授的原方上，由科内中医骨干专家修订完善，应用 20 余年，收到较好疗效。

（2）对于稳定期的白癜风多采用"祛白汤 2 号"进行治疗，该方的辨证依据为补益肝肾、调和气血。但我们的体会，对于稳定期的白癜风采用"祛白汤 1 号"，也收到了较好的疗效。

（3）2020 年对于应用激素受限的进展期白癜风，在原"祛白汤 1 号"的基础上，增添雷公藤多苷单味药加减，目前正在进行临床观察和探索。

（4）近 10 年来，对于快速进展的白癜风，审慎地采用雷公藤多苷或昆仙胶囊进行治疗，同时辅以复方甘草酸苷药物，亦收到一定的疗效，同时对于系统应用激素治疗的患者，停用激素后，再用雷公藤多苷接续和辅助，也收到了一定的疗效。

（六）零金碎玉

我学术流派运用中医中药及联合西医治疗白癜风，有较为丰富的经验。这里介绍治疗本病时使用对药的临床经验及特点。

1. 川芎、郁金

（1）单味功用　川芎辛，温。归肝、胆、心包经。功用：活血行气，祛风止痛。

郁金辛、苦，寒。归肝、胆、心经。功用：活血止痛，行气解郁，清心凉血，利胆退黄。

（2）伍用经验　川芎辛散温通，既能活血化瘀，又能行气止痛，为"血中之气药"，具通达气血功效。郁金味辛能行能散，既能活血，又能行气，故治气血瘀滞之痛证。相须配伍，疗效更加。

2. 当归、白芍

（1）单味功用　当归甘、辛，温。归肝、心、脾经。功用：补血调经，活血止痛，润肠通便。

白芍苦、酸，微寒。归肝、脾经。功用：养血敛阴，柔肝止痛，平抑肝阳。

（2）伍用经验　当归甘温质润，长于补血，为补血之圣药。白芍养血柔肝，二药合用，相得益彰。

（七）专病专方

祛白汤1号：适用于气血两虚证，白斑色淡，边缘模糊不清，发展缓慢，舌质淡或暗，苔薄，脉细弱无力。

当归 12g	川芎 10g	地黄 12g	黄芪 15g
白芍 12g	白芷 10g	赤芍 12g	制何首乌 12g
桂枝 9g	枸杞子 12g	红花 10g	炒蒺藜 10g

（八）诊疗技术路线

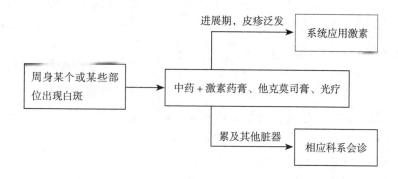

周身某个或某些部位出现白斑 → 中药＋激素药膏、他克莫司膏、光疗

进展期，皮疹泛发 → 系统应用激素

累及其他脏器 → 相应科系会诊

第三节　湿疹

（一）疾病认识

湿疹是由多种内外因素引起的一种具有明显渗出倾向的炎症性皮肤病，伴有明显瘙痒，易复发，严重影响患者的生活质量。本病是皮肤科常见病，我国一般人群患病率约为 7.5％，美国为 10.7％。湿疹的病因目前尚不明确。机体内因包括免疫功能异常（如免疫失衡、免疫缺陷等）和系统性疾病（如内分泌疾病、营养障碍、慢性感染、肿瘤等）以及遗传性或获得性皮肤屏障功能障碍。外因如环境或食品中的过敏原、刺激原、微生物、环境温度或湿度变化、日晒等均可以引发或加重湿疹，社会心理因素如紧张焦虑也可诱发或加重本病。本病的发病机制尚不明确。目前多认为是在机体内部因素如免疫功能异常、皮肤屏障功能障碍等基础上，多种内外因素综合作用的结果。免疫性机制如变态反应和非免疫性机制如皮肤刺激均参与发病过程。微生物可以通过直接侵袭、超抗原作用或诱导免疫反应引发或加重湿疹。

湿疹相当于中医学"湿疮"。中医学认为湿疹是由于素体禀赋不耐，加之饮食失调，七情内伤，湿热内蕴，或外感风、湿、热诸邪相搏于皮肤所致。慢性湿疹反复发作者又多为血虚风燥夹瘀或脾虚湿困。

（二）辨证思路

中医学认为湿疹发病主因先天禀赋不耐，皮肤腠理不固，易受外界风、湿、热邪侵袭而发病。后天饮食不节，过食辛辣肥甘厚味及荤腥动风之品，或过食生冷，肌肤失养亦可致病。《素问·至真要大论》中就有"诸痛痒疮，皆属于心""诸湿肿满,皆属于脾"的记载,故湿疹急性发作多责之于心,亚急性、慢性期多责之于脾。湿疹急性发作者多以风、湿、热为主因,病期迁延,湿热留恋,湿阻成瘀,血热搏结成瘀,成风、湿、热、瘀并重之势;亚急性者则以脾虚湿滞为主;慢性者则多伤阴化燥,瘀阻经络,血不营肤或气阴两虚或血虚风燥。故湿疹以外感风、湿、热等六淫邪气为标,内生之风、湿、热邪为本;内生诸邪为标,脏腑功能失调为本;皮损辨证为标,整体脏腑辨证为本。

湿疹是一种病程较长,反复发生的疾病,有时可以迁延数十年,采用中医为主,中西医结合治疗,将辨证与辨病相结合,整体与局部并治,可收到较好疗效。湿疹虽然病在皮肤,但其病机与肝、脾、气血均有关系,因此治疗必须顾及脏腑、气血。在早期急性、亚急性湿疹及慢性湿疹,病情较轻或慢性过程时,采用中医辨证施治,可获得临床痊愈。若病情急重,糜烂渗出明显,宜采用中西医结合疗法。一方面应用中医中药以清热利湿,调和气血为原则,另一方面可配合西药,以抗组胺、抗炎、对症止痒为治疗原则,给予抗组织胺类药物和(或)皮质类固醇激素。

(三)治疗方案

1. 一般治疗

(1)去除可疑的致病因素。

(2)避免各种外界刺激,如洗烫、搔抓等。

(3)避免易致敏和有刺激性的食物。

2. 中医治疗

(1)辨证论治

1)湿热浸淫证(急性)

主症:发病急,病程短。皮损泛发,可见红斑、丘疹、丘疱疹、水疱、糜烂、渗出等多形皮损相继出现,瘙痒较重。伴灼热。常伴口渴、心烦、尿黄、大便干。舌质红,苔黄腻,脉滑。

治法:清热利湿,除湿止痒。

方药:湿疹汤 1 号加减(院内协定处方)。

参考处方:黄芩 10g,黄柏 10g,柴胡 10g,茯苓 10g,白术 10g,当归 10g,茵陈 10g,泽泻 10g,白鲜皮 10g,苦参 9g,栀子 10g,龙胆草 6g,生甘草 10g。

加减:焮红热盛者,加生石膏 15g、白茅根 10g、生地黄 10g、大青叶 10g、车前草 10g、滑石 15g;内热盛,大便干结者,加川大黄 5g、枳壳 10g;下焦湿盛者，加大黄10g；发于面部者，加菊花10g；发于头部者，加藁本10g；发于腰背者，去龙胆草，加杜仲10g；发于上肢者，加姜黄10g；发于下肢者，加牛膝10g或木瓜10g；发于阴部者加大龙胆草用量；瘙痒重者，加地肤子10g、徐长卿10g等。

分析：证属禀赋不耐，风、湿、热邪阻于肌肤，湿热并盛，热为湿阻则成郁热，热郁而炽；湿为热蒸则常呈弥漫之势，熏蒸肌肤而起红斑、丘疹、丘疱疹、水疱；湿热内蕴化为火毒灼伤肌肤，故见周身泛发、糜烂、渗出；湿热与气血相搏结则瘙痒；热扰心神则心烦；热盛伤津故口渴、尿黄、大便干。舌质红、苔黄腻、脉滑为湿热浸淫征象。方中黄芩、黄柏、龙胆草、茵陈清热利湿；柴胡疏肝解郁；泽泻、白鲜皮、苦参清热解毒；茯苓、白术健脾利湿；甘草调和诸药。

2）脾虚湿蕴证

主症：病程稍长。瘙痒，皮损以丘疹或丘疱疹为主，皮肤色暗淡或有鳞屑，少许渗出。伴食少、神疲乏力、腹胀、口渴不思饮、便溏、小便清长或微黄。舌淡胖，苔薄白或腻，脉濡。

治法：健脾除湿止痒。

方药：湿疹汤2号（院内协定处方）。

参考处方：草薢10g，白术12g，茯苓15g，川芎10g，泽泻10g，白鲜皮10g，生地黄10g，赤芍12g，生扁豆15g，当归15g，熟薏苡仁30g，枳壳6g，甘草10g。

加减：便溏者，重用山药；神疲乏力者，加黄芪15g、党参10g；胸脘满闷者，加柴胡10g、川芎10g；夹热者，加车前子15g、黄柏10g、苦参10g；胃纳不佳加藿香5g、佩兰5g；腹胀加川厚朴10g、大腹皮10g。

分析：证属脾虚不运，湿邪留恋，浸淫肌肤而起红斑、丘疹、丘疱疹；脾失健运则食少、腹胀、便溏；脾虚，阳气不足，无力化水生气，水湿内停，故口渴不思饮；气血亏虚，肢体失养故神疲乏力。舌淡胖、苔薄白或腻、脉濡为脾虚湿蕴之征象。方中草薢、生扁豆、白术、茯苓、熟薏苡仁健脾利湿；生地黄、赤芍凉血活血；泽泻、白鲜皮清热解毒；甘草调和诸药。

3）血虚风燥证

主症：瘙痒，皮损干燥、粗糙、肥厚、苔藓样变。伴抓痕、脱屑，偶发红丘疹。伴面色苍白、头晕目眩、手足心热、四肢倦怠。舌质淡，脉细。

治法：养血祛风，润燥止痒。

方药：润肤止痒汤加减（院内协定处方）。

参考处方：当归 12g，黄芪 15g，党参 10g，防风 10g，白芍 10g，川芎 10g，白鲜皮 10g，苦参 9g，首乌藤 15g，鸡血藤 15g，刺蒺藜 10g，生地黄 15g，甘草 10g。

加减：瘙痒不能入眠者，加珍珠母 10g、生牡蛎 10g、酸枣仁 10g；腰酸肢软者，加狗脊 10g、仙灵脾 10g、菟丝子 10g；风盛痒重者加蝉蜕 5g、荆芥穗 10g；胃纳呆滞加焦山楂 5g、麦芽 5g；皮肤粗糙肥厚者，加益母草 10g、丹参 10g、赤芍 10g、熟地黄 10g。

分析：证属病久伤血，血虚生风生燥，肌肤失于濡养而皮损干燥、粗糙、肥厚、苔藓样变，瘙痒；血虚不能上荣头面故面色苍白；血虚脑髓失养，睛目失滋故头晕目眩。血虚亦致阴血不足，虚火内生，故伴手足心热；血虚则生化不足、耗散太过导致四肢倦怠。舌质淡、脉细为血虚之征象。方中当归、白芍养血润燥；川芎、鸡血藤、首乌藤行气活血；防风、白鲜皮、刺蒺藜疏风清热；甘草调和诸药。

（2）中成药

1）雷公藤多苷片或昆仙胶囊或白芍总苷胶囊：祛风解毒、除湿消肿、舒筋通络。

2）喜炎平注射液 10ml，或热毒宁注射液 20ml，每日 1 次，静脉滴注。适用于湿热浸淫证或有明显热象的情况。

3）丹参川芎注射液 10ml，每日 1 次，静脉滴注。适用于血虚风燥证伴有血瘀者。

4）抗敏灵颗粒冲剂（院内制剂）10g，每日 3 次，口服。或者消风止痒颗粒 2 袋，每日 3 次，口服。适用于湿热浸淫证。

5）润燥止痒胶囊 2.0g，3 次 / 日，口服。适用于血虚风燥证或有阴伤血虚之征象。

6）苦木胶囊、百癣夏塔热胶囊、黄柏胶囊等具有清热利湿作用的中成药均可应用于湿热浸淫证。

（3）外治法

1）中药浴：①机制：用对湿疹有治疗作用的中药并组成方剂，经汽疗蒸发器加热后形成蒸汽，直接作用于人体皮肤表面的皮损，以治疗湿疹。它能清洁肌肤，改善皮肤微循环，可使药物直接作用于皮肤，发挥更大作用。②适用于血虚风燥证。③选用祛风除湿止痒的药物，如：苦参 60g，蛇床子 30g，白芷 15g，金银花 30g，菊花 60g，地肤子 15g，大菖蒲 10g，水煎去渣外用，2~3 次 / 周。

2）外用药：①中药溻渍：选用清热凉血解毒药物，如黄连 15g，黄柏 30g，马齿苋 30g，金银花 20g，煎汁外敷，20 分钟 / 次，2 次 / 日。适用于湿热浸淫证、脾虚湿蕴证。②双黄膏（院内制剂）：清热凉血，润肤止痒，封包治疗。适用于湿热浸淫证后期、脾虚湿蕴证及血虚风燥证（亚急性湿疹渗水不多者、慢性湿疹、皲裂性湿疹），2 次 / 日，外用。③祛湿散：针对有糜烂渗出的皮损，适用于湿热浸淫证。④湿疹膏：收湿止痒。主治：湿热浸淫证后期、脾虚湿蕴证及血虚风燥证（亚急性湿疹渗水不多者、慢性湿疹、皲裂性湿疹）。2 次 / 日，封包治疗。⑤紫草油纱或甘草油纱：凉血解毒，化腐生肌，用于湿热浸淫证后期、脾虚湿蕴证及血虚风燥证（亚急性湿疹渗水不多者、慢性湿疹、皲裂性湿疹）。2 次 / 日，封包治疗。

3）中药灌肠：适用于婴儿湿疹。中药复方（院内协定处方）煎汁，浓度 20% 左右，每次 10~15ml，保留灌肠。

4）针刺：取穴大椎、曲池、足三里、血海、三阴交、合谷。

5）穴位贴敷：多虑平软膏（或中药脐疗膏）填塞于脐部（神阙穴），每日 1 次，具有镇静、止痒、抗过敏作用。

6）耳疗：耳中、风溪、对屏尖、肺、耳背沟、耳背肺等穴位，耳内埋针或埋压中药王不留行籽，3~4 次 / 日局部按压，2~3 天更换一次。

7）冷喷疗法：利用等离子冷喷机，对治疗部位冷喷，具有收缩血管、抗炎止痒作用，适合面部皮疹色红者。

8）中药熏洗：清热凉血，润肤止痒。中药粉剂加水适量，每日 1 次洗头，适合头部湿疹。

3. 西医治疗

（1）系统治疗

1）抗组胺类药

①第一代 H_1 受体拮抗剂：氯苯那敏、赛庚啶、异丙嗪等。

②第二代 H_1 受体拮抗剂：非索非那定、西替利嗪、左西替利嗪、氯雷他定、地氯雷他定、咪唑斯汀、阿伐斯汀、依巴斯汀、氮卓司汀、枸地氯雷他定等。选用 1~2 种口服。

2）非特异性抗过敏治疗

① 10% 葡萄糖酸钙：10ml/d 静脉输液。

②硫代硫酸钠：0.64ml/d 静脉输液。

③甘草酸苷类：复方甘草酸单胺 S 液 200ml，或复方甘草酸苷 0.12g，每日 1 次静脉滴注。或者复方甘草酸苷片或胶囊，50~75mg/ 次，3 次 / 日，口服。

3）皮质类固醇激素

皮质类固醇激素一般用于急性泛发性湿疹、采用其他治疗无效、又无使用皮质类固醇激素禁忌证时，可选用地塞米松注射液、甲基泼尼松龙注射液等（相当于泼尼松剂量 30~40mg/d）。

4）免疫抑制剂

如环孢素、环磷酰胺或硫唑嘌呤、他克莫司，适用于非常顽固的慢性湿疹，或重症湿疹使用糖皮质激素无效或不耐受者，或在系统应用激素减量过程中。

5）抗生素

伴继发感染宜配合使用抗生素。需要做分泌物的微生物培养及药敏。

6）生物制剂

度普利尤单抗。

7）其他

沙利度胺片，50~100mg/ 次，2 次 / 日，口服。

（2）局部治疗　原则：根据皮损情况选用适当剂型和药物。

1）急性湿疹

①轻度红肿、丘疹、水疱而无渗液时，用炉甘石洗剂。

②有明显渗液时，用 2% 硼酸溶液、利凡诺溶液做冷湿敷，2 次 / 日。

③渗液较少时，用氧化锌油。

2）亚急性湿疹

可选用乳剂或糊剂、皮质类固醇霜剂，如黑豆馏油、氟芬那酸丁酯膏、糖酸莫米松乳膏、醋酸曲安奈德尿素乳膏霜，2~3 次 / 日。

3）慢性湿疹

可选用皮质类固醇激素霜剂、软膏或硬膏，如氧化锌软膏、氧化锌油、煤焦油软膏、丁酸氢化可的松软膏、糠酸莫米松膏、氟芬那酸丁酯膏、卤米松、新适确得乳膏等。对肥厚顽固皮损可用皮质类固醇激素软膏、贴剂、酊剂等。他克莫司软膏可用于顽固性湿疹或颜面部湿疹。如皮损有皲裂，可选用肝素软膏、多磺酸基黏多糖外涂。

4）湿疹合并感染

可选用有抗感染作用的药物湿敷，如庆大盐水湿敷；抗生素软膏外用，如夫西地酸乳膏、复方多黏菌素 B 膏等。需要做分泌物的微生物培养及药敏。

（3）物理疗法

1）氦氖激光照射：促进红肿消退，水疱、糜烂面干燥。

2）UVB 照射：对慢性湿疹有效。

3）激光疗法：通过一定波长的激光照射鼻腔、内关穴、桡动脉从而改善微循环，提高红细胞携氧能力，调节免疫。

4）红光疗法：促进局部炎症吸收。

（四）典型案例

赵某，男，40岁，2008年5月26日初诊。

周身反复起红斑丘疹瘙痒2周。2周前，无诱因，周身起片状分布粟粒至绿豆大红斑丘疹、丘疱疹，小片状糜烂、渗液、黄痂，瘙痒剧烈。心烦、尿黄、大便干。舌质红，苔黄腻，脉滑。IgE: 650IU/ml；嗜酸性粒细胞：0.95×10^9/L；肝肾功能、血糖均正常。

中医诊断：湿疮。

西医诊断：湿疹。

辨证：湿热浸淫。

治法：清热利湿，除湿止痒。

处方：
黄芩10g	黄柏10g	柴胡10g	茯苓10g
白术10g	当归10g	茵陈10g	泽泻10g
白鲜皮10g	苦参10g	栀子10g	龙胆草6g
生甘草10g			

口服盐酸左西替利嗪片，5mg/d，口服；复方甘草酸苷片，50mg/次，3次/日，口服；糜烂、渗出处予中药溻渍，2次/日。红斑、丘疹、结痂处予糠酸莫米松乳膏外涂，2次/日。

二诊：上方15剂后皮疹部分消退，水疱干涸结痂，可见斑块，苔藓样变，少许脱屑，瘙痒减轻。舌质淡，脉细。嗜酸性粒细胞：0.71×10^9/L。

辨证：血虚生风，肌肤失养。

治法：养血祛风，润燥止痒。

处方：
当归12g	黄芪15g	党参10g	防风10g
白芍10g	川芎10g	白鲜皮10g	苦参9g
首乌藤15g	鸡血藤15g	刺蒺藜10g	生地黄15g
威灵仙6g	甘草10g		

口服盐酸左西替利嗪片，5mg/d，口服；复方甘草酸苷片，50mg/次，3次/日，口服；糠酸莫米松乳膏外涂，2次/日。

上方应用15天，病情痊愈。嗜酸性粒细胞：0.32×10^9/L。随访4个月，病情无反复。

案例点评：患者初期以实证为主，辨证为湿热浸淫证，以清热利湿为主。方中黄芩、黄柏清热解毒；茯苓、白术，健脾利湿。湿疹与精神因素关系密切，加用柴胡、龙胆草可疏肝气，清肝火，疗效提升。一诊治疗后，病情得到控制，无新发皮疹，但红斑丘疹，皮损苔藓化。提示血虚风燥，苦寒药不能久用，应养血润肤兼清余热，方中当归、白芍养血润燥。

（五）临证经验

湿疹是一种具有明显渗出倾向的皮肤炎症反应，皮疹多样性，瘙痒剧烈，易复发，给患者带来了沉重的心理负担和经济负担，并增加了食物过敏、哮喘、过敏性鼻炎及其他免疫介导的过敏性疾病的风险。随着人们对湿疹认识的逐渐深入，尤其是我国特应性皮炎张氏标准的确立，使得大部分湿疹患者明确诊断为特应性皮炎。我科2016年在东三省率先成立了特应性皮炎（AD）专病门诊。与科室的湿疹专病、瘙痒专病一起分别就湿疹的病因和诊治进行了深入探讨。

1.关于湿疹的治疗目的及原则

（1）治疗目的　改善临床症状、控制瘙痒、减少复发。

（2）治疗原则　因人、因因、因型的个体化治疗方案。

2.关于湿疹的系统治疗

（1）婴幼儿湿疹　婴幼儿通常以急性湿疹为主要表现，其病变主要发生在面部及四肢伸侧表面，我们主要采取中药灌肠方法，每日或者隔日1次，同时予以相应的外治。

（2）儿童及成人湿疹

1）抗组胺药：根据病情合理选用抗组胺药，通常以二代抗组胺药为主，如果因瘙痒影响睡眠，可在睡前加服一次一代抗组胺药。

2）积极祛除病因或治疗基础疾病。

3）复方甘草酸：急性期湿疹通常采用复方甘草酸静脉滴注或口服（高血压患者可监测血压、口服降压药，必要时停药）3~5天，如症状缓解明显则维持治疗至临床治愈后减量继续口服1周，如症状未能控制或加重则考虑加激素口服（通常4~6片，视病情）或得宝松肌内注射。

4）糖皮质激素：急性进展期湿疹，对常规应用复方甘草酸苷治疗抵抗者，可考虑系统应用激素治疗。我院经验，以复方倍他米松肌内注射首选，可短期内迅速控制病情，但需接续雷公藤治疗，以防止病情反弹。通常在复方倍他米松肌内注射1周后，给予口服雷公藤多苷片治疗，此时雷公藤减量过程，通常比单独应用雷公藤治疗要慢，以防止病情反复。

5）雷公藤制剂：对于成人难治性湿疹、病情顽固、对抗组胺药等常规疗法抵抗的患者，可考虑系统应用雷公藤制剂。目前已上市的雷公藤类制剂有雷公藤片、雷公藤多苷片、雷公藤内酯软膏、昆明山海棠片和火把花根片等，处方中含有雷公藤属植物的药品有金关片、骨风宁胶囊、昆仙胶囊等。沈阳市第七人民医院应用雷公藤多苷片治疗顽固性湿疹疗效显著。雷公藤多苷片20mg，3次/日口服，通常口服2~4周，病情明显好转后开始减量。一般可减量为20mg，2次/日，应用4~6周，病情稳定可停药。一般无明显停药后反弹现象。应用时应注意监测血常规及肝肾功能等，尤其是育龄期男女应谨慎应用。

6）沙利度胺：对于结节性痒疹样皮损及常规治疗无效的顽固性湿疹，常规治疗基础上加用沙利度胺100mg，每日1次口服，应用时应该注意它的致畸性及头晕、便秘等不良反应。

7）免疫抑制剂：环孢素等常用于由慢性肾病等引起的顽固性瘙痒所致的湿疹加重。

8）只有在有明显感染征象时短期系统或外用抗生素治疗。系统性抗生素可根据药敏结果选择青霉素类或第一代头孢类抗生素，疗程一般1~2周。

9）中医中药：急性期湿疹以清热利湿为主，用我院内协定方湿疹汤1号；亚急性期以健脾利湿为主，佐以清热，用我院内协定方湿疹汤2号；慢性湿疹以养血祛风为主，佐以清热利湿，用润肤止痒汤或润燥止痒胶囊等。

3. 关于湿疹的外治

根据皮损情况选用适当剂型和药物。

（1）中药溻渍或湿包　对于急性期湿疹渗出明显者，我们常采用自制中药进行溻渍治疗。如皮疹泛发则采用中药湿包疗法，每次4~6小时，每天1次，病情好转后改为中药湿敷。

（2）糖皮质激素外用　对于亚急性或慢性湿疹常选用中效或强效糖皮质激素外涂，每日2次，病情改善后改为弱效或者中效糖皮质激素外涂，治疗1周左右，然后改为早上用润肤霜或非激素类霜剂外涂，晚上仍用激素类霜剂，随着病情好转逐渐减少激素用量。

（3）局部免疫调节药物　如0.1%或0.03%他克莫司、吡美莫司等，对于发生在面部、口唇剂外阴等特殊部位的湿疹可酌情选用。

（4）润肤霜　对于乏脂性湿疹及慢性干燥性湿疹合理使用润肤霜，能够缩短病程，快速改善临床症状。

4. 其他治疗

（1）特殊部位湿疹

1）耳部湿疹：因耳部湿疹可由污染的真菌刺激引起或由中耳炎引起，所以在常规治疗的同时应加用抗真菌或抗生素口服，病情不严重亦可用外治法。

2）阴囊及女阴湿疹：因其常常伴有剧烈瘙痒，因此可以选用弱效激素、氧化锌、黑豆馏油三者1∶1∶1混匀后外涂。

3）手足部皲裂性湿疹：这类湿疹皮疹角化、增厚明显，我科常常先予中药洗剂浸泡，每日1~2次，每次半小时左右，然后予糠酸莫米松乳膏与迪维霜1∶1混匀后封包治疗。

4）小腿湿疹：常并发静脉曲张且易并发营养障碍性溃疡，因此在常规治疗的同时需加用改善末梢循环药物。

（2）特殊类型湿疹

1）感染性湿疹：因其发病前患处附近有慢性细菌性感染病灶，所以需要积极的抗感染治疗。外用抗菌药物以1~2周为宜，时间过长可能导致耐药和过敏的发生。

2）乏脂性湿疹：需足够量的润肤霜外涂加弱效激素短期外涂以尽快控制瘙痒症状。

3）自身敏感性湿疹：发病之初常于身体某部位有一湿疹样皮疹，而后由于过度搔抓、外用药刺激或并发感染等使湿疹恶化，组织分解产物、细菌产物等形成一种特殊的自身抗原，被吸收后发生致敏作用，导致皮疹泛发周身。我们在常抗感染、脱敏治疗的同时予得宝松1ml肌内注射，迅速控制过敏症状。

4）传染性湿疹样皮炎：也叫感染性湿疹。发疹前患处附近常现有慢性细菌性感染灶如中耳炎、褥疮、瘘管及溃疡等，病灶中不断排出大量的分泌物，使周围皮肤受到刺激、敏感而发病。治疗时应首先抗感染同时予脱敏治疗，控制原发感染是关键。

5）癣菌疹：也是一种感染性湿疹，通常由真菌感染引起，如足癣、股癣等常见。湿疹常规治疗的同时予抗真菌治疗（此时真菌检测多为阴性）。

5. 特别提示

（1）对于老年顽固性湿疹，对常规治疗抵抗特别是合并心脑血管疾病、嗜酸细胞增高的患者，应警惕发生大疱性类天疱疮的可能。

（2）对于病程长，皮疹为非特异性表现，剧烈瘙痒，应警惕发生皮肤淋巴瘤的可能。

（六）零金碎玉

沈阳市第七人民医院运用中医中药及联合西医治疗湿疹，有较为丰富的经验。这里介绍治疗本病时使用对药的临床经验及特点。

1. 白术、茯苓

（1）单味功用　茯苓甘、淡，平。归心、脾、肾经。功用：利水消肿，渗湿，健脾，宁心。

白术甘、苦，温。归脾、胃经。功用：健脾益气，燥湿利尿，止汗，安胎。

（2）伍用经验　白术甘苦性温，主归脾胃经，以健脾、燥湿为主要作用，被前人誉之为"脾脏补气健脾第一要药"。脾主运化因脾气不足，运化失健，往往水湿内生，引起食少、便溏或泄泻、痰饮、水肿、带下诸证。白术既长于补气以复脾之健运，又能燥湿、利尿以除湿邪。治脾虚有湿，常与茯苓等品同用。

2. 当归、白芍

（1）单味功用　当归甘、辛，温。归肝、心、脾经。功用：补血调经，活血止痛，润肠通便。

白芍苦、酸，微寒。归肝、脾经。功用：养血敛阴，柔肝止痛，平抑肝阳。

（2）伍用经验　当归甘温质润，长于补血，为补血之圣药。白芍养血柔肝，二药合用，相得益彰。

（七）专病专方

湿疹汤 1 号：适用于急性或亚急性湿疹湿热浸淫证。

黄芩 10g	黄柏 10g	柴胡 10g	茯苓 10g
白术 10g	当归 10g	茵陈 10g	泽泻 10g
白鲜皮 10g	苦参 9g	栀子 10g	龙胆草 6g
生甘草 10g			

（八）诊疗技术路线

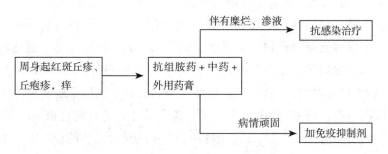

第四节 银屑病

（一）疾病认识

银屑病是一种慢性复发性炎症性皮肤病，其发生发展与免疫功能失调、血管损伤、信号传导通路紊乱及银屑病相关基因表达失衡密切相关。本病以皮肤出现红色炎性丘疹、斑丘疹及大小不等的斑片为主，上覆多层银白色鳞屑。特殊类型者可继发红皮病；或伴有发热、脓疱；或合并关节炎。该病经过慢性，具有复发倾向。

本病中医病名"白疕"，其发病总由血热内蕴，营血亏损，生风化燥，肌肤失养而成。初起多为内有蕴热，复感风寒或风热之邪，阻于肌肤；或外邪入里化热，内外之邪相合，蕴于血分，血热生风而发。病久耗伤营血，阴血亏虚，生风化燥，肌肤失养，或加之素体虚弱，病程日久，气血运行不畅，以致经脉阻塞，气血瘀结，肌肤失养而反复不愈；或热蕴日久，生风化燥，肌肤失养，或流窜关节，闭阻经络，或热毒炽盛，气血两燔而发。

（二）辨证思路

白疕进展期属于素体血热，加之饮食不节、七情内伤等因素，日久气血瘀滞化为血热，兼有外感六淫风热之邪，致营卫失和，气血不畅，侵袭肌肤而发病。静止期及消退期属病久，伤津灼液，以致血虚，血虚则生风化燥，无力濡养皮肤筋脉，肌肤失养；或证属久病经脉阻滞，抑或病久营血不足，气血推动无力而成血瘀，进而肌肤失养。而白疕合并关节病则属病久不愈，肝肾两虚，气血不足，风、寒、湿三气杂至，流窜关节，痹阻经络，气血阻滞。脓疱型属脾湿化热蕴久兼感毒邪，郁火流窜，入于营血，熏灼肌肤。红皮病型属先天禀赋不足，后天嗜食辛辣，致体内热邪蕴结，加之早期治疗不当，致毒热炽盛，郁火流窜，入于营血，血热之毒蒸灼肌肤。

银屑病是一种慢性、复发性疾病，目前还没有任何一种药物可以防止其复发，所以要尽可能避免药物对患者产生的不利影响。患者应尽量避免各种可能的诱因，减少银屑病的复发几率。治疗上全身用药应以中药为主，对皮疹较重的重症患者或脓疱型银屑病、红皮病型银屑病、关节病型银屑病患者可慎重考虑联合应用西药；外用药物可中药、西药交替应用，急性期宜选用温和的药物；可配合应用中药浴、窄波 UVB 等治疗手段。中药治疗为主的原则可以减少长期系统应用西药的不良反应，实践证明疗效较好。

（三）治疗方案

1. 一般治疗

（1）进行健康教育。

1）本病不传染。

2）通过治疗可能在一段时间内缓解。

3）盲目追求"根治"是不明智的。

（2）平衡饮食。

（3）避免精神紧张或情绪波动，保证良好睡眠。

（4）避免皮肤的外来损伤，以减少同形反应的发生。

（5）预防感冒。

2. 中医治疗

（1）辨证论治

1）血热风热证

主症：多见于进行期。皮疹不断增多，以丘疹、斑丘疹为主，疹色焮红，鳞屑较多，瘙痒剧烈；伴心烦、口渴、口干舌燥、咽喉肿痛、小便黄赤、大便干燥。舌质红，苔薄黄，脉弦滑或数。

治法：清热解毒，凉血祛风。

方药：牛皮癣1号汤加减（院内协定处方）。

参考处方：金银花15g，板蓝根15g，生地黄15g，牡丹皮10g，紫草10g，土茯苓30g，赤芍10g，防风10g，荆芥10g，苦参9g，牛蒡子10g，乌梅12g，甘草10g。

加减：热盛加龙胆草10g、黄芩10g、栀子10g；风盛痒甚者加白鲜皮10g、地肤子10g、刺蒺藜10g；大便干结者加生大黄10g、栀子10g；以头面部为主者加野菊花10g、玫瑰花10g、凌霄花10g；皮损以下肢为主者加栝楼根10g；伴有咽痛者加玄参10g、北山豆根10g、连翘10g、黄芩10g。

分析：证属素体血热，加之饮食不节、七情内伤等因素，日久气血瘀滞化为血热，兼有外感六淫风热之邪，致营卫失和，气血不畅，侵袭肌肤而发为红斑；血热毒邪，津伤血亏，肌肤失于濡养，故见成层脱屑；风热之邪与气血相搏结故瘙痒；风热燥胜，伤津耗液，故见口干舌燥、咽喉肿痛、口渴、大便干、小便黄；热扰心神则心烦。舌质红、苔薄黄、脉弦滑或数为风热血热之征象。方中金银花、板蓝根、土茯苓清热解毒，凉血消斑；生地、丹皮、赤芍、紫草凉血活血；防风、荆芥、牛蒡子祛风止痒；苦参清热燥湿止痒；乌梅酸敛收涩，促进斑疹消退；甘草调和诸药。

2）血虚风燥证

主症：多见于静止期。病程较久，皮疹多呈斑片状，颜色淡红，鳞屑减少，干燥皲裂，自觉瘙痒；伴口咽干燥、疲惫乏力、便干。舌质淡红，苔薄白，脉沉细。

治法：养血润燥，祛风止痒。

方药：当归饮子加减。

参考处方：当归12g，白芍10g，生地黄15g，防风10g，荆芥10g，刺蒺藜10g，制何首乌15g，天冬10g，麦冬10g，丹参15g，玄参15g，苦参9g，土茯苓30g，重楼9g，鸡血藤15g，板蓝根15g，车前子15g，甘草10g。

加减：风盛瘙痒明显者加白鲜皮10g、苦参9g；仍有少数新起皮疹者加白茅根10g、茜草10g、紫草10g；脾虚者加白术10g；女性更年期或内分泌失调者加女贞子10g、旱莲草10g、柴胡10g、香附10g等。

分析：病久伤津灼液，以致血虚，血虚则生风化燥，无力濡养皮肤筋脉，肌肤失养，故皮疹色泽淡、鳞屑多而薄，可见干燥皲裂，伴瘙痒；气血亏虚则疲惫乏力；血虚津枯故口咽干燥、便干。舌质淡红、苔薄白、脉沉细为血燥津亏之征象。方中当归、首乌、芍药、鸡血藤养血润燥；生地、天冬、麦冬滋阴润燥生津；丹参凉血活血；防风、荆芥、白蒺藜祛风止痒；甘草调和诸药。

3）血瘀脉络证

主症：多见于静止期或消退期。皮损反复不愈，皮疹肥厚浸润，疹色暗红，鳞屑紧固。可有不同程度的瘙痒。全身症状不明显。舌质紫暗或有瘀点瘀斑，脉涩或细缓。

治法：活血化瘀，养血润燥。

方药：牛皮癣2号汤加减（院内协定处方）。

参考处方：桃仁10g，红花10g，生地黄15g，赤芍12g，当归12g，白鲜皮10g，鸡血藤15g，丹参15g，玄参15g，陈皮10g，茯苓15g，甘草6g。

加减：兼有热象者加丹皮10g、槐花5g；病程久，皮损肥厚者可加夏枯草10g、三棱5g、莪术5g；皮损瘙痒者加刺蒺藜10g；月经色暗，经前加重者，加益母草10g、泽兰5g。

分析：证属久病经脉阻滞，抑或病久营血不足，气血推动无力而成血瘀，进而肌肤失养，故见皮损浸润，皮屑厚、固着；血阻络脉，气血运行不畅故皮疹颜色暗。舌质暗红或有瘀点瘀斑、脉涩或细缓为瘀血内阻之征象。方中当归、鸡血藤补血活血；芍药敛阴养血；生地滋阴润燥；川芎理血分之气；桃仁、红花并入血分而逐瘀行血；丹参凉血活血；甘草调和诸药。

4）寒湿痹阻证

主症：多见于关节型银屑病。皮疹红斑不鲜，鳞屑色白而厚，抓之易脱。伴关节肿痛，活动受限，甚至僵硬畸形，伴腰膝痿软、口淡不渴。舌质淡，苔白腻，脉濡滑。

治法：补益肝肾，散寒除湿，通络止痛。

方药：独活寄生汤加减。

参考处方：独活10g，秦艽10g，防风10g，桑枝15g，威灵仙10g，牛膝10g，当归10g，白芍10g，鸡血藤15g，土茯苓15g，白鲜皮10g，桑寄生10g，杜仲5g，熟地10g，川芎10g。

加减：关节肿痛明显者加羌活10g、忍冬藤10g；湿重者加茵陈10g、黄柏10g、薏苡仁15g；夹血瘀者加赤芍10g、红花5g、莪术5g；瘙痒剧烈者，加地肤子10g、苦参10g。

分析：证属病久不愈，肝肾两虚，气血不足，风、寒、湿三气杂至，流窜关节，痹阻经络，气血阻滞，不通则痛，故见关节肿胀疼痛；日久筋脉关节失养则关节畸形，活动障碍；得热则气血较为流畅，故痛减；遇寒则血液凝涩，故痛更剧；风寒湿邪外壅肌肤故皮损颜色淡、瘙痒轻；寒为阴邪，不伤津液故口淡不渴；肝肾不足，则见腰膝痿软。舌质淡、苔白腻、脉濡滑，为寒湿内阻之征象。方中独活善祛下焦与筋骨之间风寒湿邪；防风祛风邪以胜湿，秦艽除风湿而舒筋；牛膝祛风湿兼补益肝肾；桑枝、威灵仙通筋活络；当归、白芍、鸡血藤养血活血；土茯苓、白鲜皮解毒止痒。

5）脓毒炽盛证

主症：多见于脓疱型银屑病。在银屑病基本损害上，或正常皮肤上发生红斑，脓疱密集，脱屑明显，或痒或痛。多伴发热、心烦、口干口渴、大便秘结、小便短赤。舌红苔黄或少苔呈沟纹状舌，脉弦滑数。

治法：清热，凉血，解毒。

方药：化湿解毒汤加减。

参考处方：生黄芪20g，丹皮10g，白茅根30g，紫草10g，板蓝根15g，大青叶15g，败酱草15g，重楼10g，白花蛇草30g，赤芍15g，沙参15g，玄参15g，冬瓜皮15g，桑白皮10g，车前草15g，土茯苓30g，连翘10g，甘草10g。

加减：高热者加玳瑁5g；口干唇燥者加天花粉15g、玉竹15g。皮损湿烂较重，可加马齿苋10g、黄柏10g。

分析：证属热蕴久兼感毒邪，郁火流窜，入于营血，熏灼肌肤故出现密集的脓疱；毒邪炽盛，气血两燔，故皮肤潮红；热毒炽盛，伤津耗液，故发热、口干口渴、大便秘结、小便短赤；热扰心神则心烦。舌红苔黄或少苔呈沟纹状舌、脉弦滑数为热毒炽盛之征象。方中板蓝根、大青叶、败酱草、重楼、白花蛇舌草清热解毒。黄芪、玄参补益气血；沙参、白茅根养阴生津；丹皮、紫草、赤芍凉血活血；冬瓜皮、桑白皮、车前草清热利湿；甘草调和诸药。

6）热毒炽盛证

主症：多见于红皮病型银屑病。全身弥漫性潮红、肿胀，大量片状脱屑。伴发热、口渴、便干、溲赤、心烦易怒。舌红绛苔薄黄，脉弦滑数。

治法：清热解毒，凉血活血。

方药：清营汤或清瘟败毒饮加减。

参考处方：生地黄10g，玄参10g，竹叶心10g，金银花15g，连翘15g，黄连10g，丹参10g，天花粉10g，栀子10g，丹皮10g，白鲜皮10g，甘草10g。

加减：高热、烦躁不眠者加玳瑁5g；大量脱屑、口干唇燥、舌苔光剥者加玉竹15g，玄参10g，石斛10g；大便秘结者，加生大黄5g；食欲不振、恶心欲吐者，宜少量频频饮服汤药。

分析：先天禀赋不足，后天嗜食辛辣，致体内热邪蕴结，加之早期治疗不当，致毒热炽盛，郁火流窜，入于营血，血热之毒蒸灼肌肤，故见周身皮肤潮红肿胀、脱屑，可有发热；毒热炽盛，气阴两伤，故口渴、便干溲赤；邪热扰心则心烦易怒。舌红绛苔薄黄、脉弦滑数为热毒炽盛之征象。方中生地甘寒清营凉血；玄参、天花粉养阴清热；金银花、连翘、黄连、竹叶、山栀清热解毒以透邪热，使入营之邪透出气分而解。丹参、丹皮凉血活血以消瘀热；白鲜皮清热止痒。

（2）中成药

1）祛银灵丸（院内制剂），9g，2次/日，口服；或丹青胶囊，2粒/次，3次/日，口服。适用于血热风热证。

2）消银片，5~7片/次，3次/日，口服；或消银颗粒，3.5g/次，3次/日，口服。适用于血热风热证。

3）雷公藤多苷片，10~20mg/次，3次/日，口服。适用于各证。

4）润燥止痒胶囊，4粒/次，3次/日，口服，适用于血虚风燥证。

5）喜炎平注射液10ml，或热毒宁注射液20ml，日1次静脉滴注，适用于血热风热证或热毒炽盛证或脓毒炽盛证。

6）丹参川芎注射液10ml，或丹红注射液4ml，或注射用丹参400mg，日1次静脉滴注。适用于血瘀脉络证、寒湿痹阻证。

7）白芍总苷胶囊：0.6g/次，2~3次/日，口服。适用于各证。

（3）外治法

1）中药浴：选用对银屑病治疗有作用的中药并组成方剂，经汽疗蒸发器加热后形成蒸汽，直接作用于人体皮肤表面的皮损，以治疗银屑病。它能清洁肌肤，改善皮肤微循环，可使药物直接作用于皮肤，发挥更大作用。

进展期可选用清热解毒止痒的药物，川椒40g，野菊花80g，朴硝150g，枯矾40g；或者百合30g，地黄100g，甘草60g，苦参30g，金银花30g，野菊花60g。静止期可选用凉血活血、祛风止痒兼清余热的药物，川椒40g，野菊花60g，朴硝60g，丹参30g，赤芍30g，防风30g，当归30g，地肤子30g，蛇床子30g，白鲜皮30g，苦参30g。寒湿痹阻证可选用活血通络、祛风止痛的药物，川椒40g，秦艽60g，羌活60g，丹参30g，赤芍30g，防风30g。

2）中药溻渍：清热凉血，解毒止痒，选用清热凉血解毒药物，黄连15g，黄柏30g，马齿苋30g，金银花20g，煎汁外敷，20分钟/次，2次/日。

3）针刺：取大椎、曲池、合谷、血海、三阴交、陶道、肝俞、脾俞。留针20~30分钟，隔日1次。

4）游走罐疗法：在肌肉丰厚的皮损处，采用走罐的方法治疗银屑病，1次/日。

5）封包疗法：皮损处涂药（根据皮损不同，选用不同种类的药物），薄涂，外用保鲜膜包裹，表面扎眼通风，20~30分钟/次，1~2次/日。

6）穴位贴敷疗法：多虑平软膏（或中药脐疗药膏）填塞于脐部（神阙穴），每日1次，具有镇静、止痒作用。

7）耳穴疗法：治则：清热凉血，调和气血。方法：取神门、胆、肺、内分泌、肾、三焦、脾、皮质腺等穴。每次选5个穴位，用王不留行籽贴压，3~4次/日局部按压，2~3天更换一次。

8）中药熏洗：清热凉血，润肤止痒。中药粉剂加水适量，每日1次洗头，适合头部皮疹。

9）紫草油纱、甘草油纱：油纱敷于患处，可清热凉血、润燥祛痂。1~3次/日，适用于干燥、干裂皮损。

注意：中药药浴法可用于各个证型，尤其以血虚风燥证和血瘀脉络证最为适宜，但血热之证如果热毒过盛导致皮疹鲜红或进展较快时，则不宜应用药浴法。脓疱型、红皮病型初期慎用药浴疗法。中药药浴选药的原则应以避免过敏和药物刺激为要。因进展期有同形反应，慎用针灸疗法。进展期、脓疱型、红皮病型禁用刺激性强的外用药，以安抚保护为主。

3. 西医治疗

（1）系统治疗

1）抗生素：青霉素、头孢菌素类抗生素，用于咽炎、扁桃体炎等诱发的银屑病。甲砜霉素口服，对脓疱型银屑病有效。

2）维A酸类：主要用于治疗红皮病型、脓疱型及重症寻常型、斑块型、关节病型银屑病。常用第二代维A酸产品阿维A酯和阿维A。起始剂量：0.3~0.5mg/（kg·d），3~4周后根据疗效及耐受情况加量或减量。通常剂量：0.5~0.8mg/（kg·d），前3个月通常增加剂量直到患者出现轻度口唇脱屑，说明已达到足够的生物利用度，最大剂量1mg/（kg·d）。主要不良反应是致畸。服药期间可有口唇及眼鼻黏膜干燥、血脂增高等，停药后可恢复正常。肝脏损害少见。注意监测肝功能、肾功能、血脂、血常规。寻常型银屑病进展期慎用维A酸类药物口服，以免加重病情。

3）免疫抑制剂

①甲氨蝶呤（MTX）：该药是叶酸拮抗剂，抗肿瘤药物，通过抑制叶酸还原酶而抑制DNA合成。主要用于治疗红皮病型、脓疱型、关节病型及重症寻常型银屑病，5~30mg，每周1次。水杨酸、青霉素、阿维A、四环素、丙磺酸、环孢素、苯妥英钠等药物会干扰MTX的代谢，增加其毒性，应避免同时应用。用药前和用药期间，定期检查患者的肝肾功能和血常规。用药期间应禁酒。

②环孢素：对各种类型的银屑病有效，但应当用于严重的和各种疗法治疗失败的银屑病患者；可控制炎症反应重的寻常型银屑病。对于儿童和青少年，只能在严重的病例和其他药物治疗无效的情况下慎重使用。开始2.5~3mg/（kg·d），分两次口服。几天后可以起效，如两周内作用不明显，可提高到最大量5mg/（kg·d），控制病情后减到维持量。该药最大不良反应是高血压和肾毒性。

③他克莫司：对顽固性银屑病有效。

④吗替麦考酚酯：对斑块型银屑病、红皮病型、脓疱型、关节病型银屑病效果好。剂量：0.75~1.0g，每日2次，口服；或0.5g，每日4次，口服。治疗前需检查血常规、尿常规、尿妊娠试验。

⑤来氟米特：适用于关节病型银屑病。起始剂量：50mg/d，3天后改至20mg/d。治疗前需检查血常规、尿常规、尿妊娠试验。

⑥糖皮质激素：仅用于泛发性脓疱型银屑病、红皮病型银屑病或关节病型银屑病病情严重，使用其他药物治疗无效时。控制病情后逐渐减量至停用，减量宜缓，以免反跳，开始量一般为相当于泼尼松40~60mg/d。

4）生物制剂：TNF-α拮抗剂：依那西普、英夫利西单抗、阿达木单抗；

IL-12/23 拮抗剂：乌司奴单抗；IL-17 拮抗剂：司库奇尤单抗、依奇珠单抗；IL-23 拮抗剂：古塞奇尤单抗。具体应用方法可见相应的指南或专家共识。

5）小分子药物：磷酸二酯酶抑制剂如阿普斯特片；酪氨酸蛋白激酶（JAK）抑制剂如：托法替尼、鲁索替尼、巴瑞替尼、乌帕替尼、阿布昔替尼等，适用于中重度银屑病。

（2）局部治疗　进行期用药宜温和，如保护剂和糖皮质激素制剂；静止期及消退期可选用作用较强的药物，但宜从低浓度开始逐步增加。

1）糖皮质激素：一般选用中效糖皮质激素，每日 1~2 次外用。皱褶部位应用相对弱效的制剂。

2）焦油类：常用的有煤焦油、松馏油、糠馏油及黑豆馏油等，每日 2 次外用于患处。单用对轻、中度银屑病有效。

3）蒽林：适用于斑块状银屑病。一般用 0.1%~1% 蒽林软膏、糊剂或乳剂。对皮肤和黏膜有刺激性，宜从低浓度开始应用。

4）维 A 酸类：常用 0.025%~1% 维 A 酸软膏、霜剂或凝胶，每日 2 次外用。他扎罗汀凝胶对斑块型银屑病有较好疗效。0.1% 或 0.05% 他扎罗汀凝胶或乳膏，浓度越大越好，但容易引起皮肤刺激症状。外用类固醇激素可控制皮肤刺激症状并提高疗效。他扎罗汀和 UVB 合用疗效好于单用 UVB。

5）维生素 D_3 衍生物：卡泊三醇、他卡西醇适用于轻、中度寻常型银屑病患者，每日 2 次外用，每周用量不宜超过 100g。另外还有复合制剂卡泊三醇倍他米松软膏（凝胶）用于较重的患者。

6）钙调神经磷酸酶抑制剂：0.03% 他克莫司适用于面部或皱褶部位，0.1% 他克莫司适用于头、躯干、四肢。另有 1% 吡美莫司乳膏具有较高亲脂性，价格昂贵，适用于顽固皮损。

7）其他：5%~10% 水杨酸软膏、10%~15% 尿素霜外涂。吡硫翁锌外喷等。

8）小分子靶向药物：本维莫德乳膏，2 次 / 日外用。该药复发率低，安全性高，无严重、系统性不良反应，作用持久。使用时注意避光。

（3）物理疗法

1）光疗：主要是紫外线疗法，使用中波紫外线（UVB）对皮损进行照射，目前已成为斑块型银屑病以及点滴型银屑病的标准疗法。窄谱 UVB 价格较便宜，致皮肤癌的可能性较小，且光疗后不需要佩戴防 UVA 的墨镜。

2）光化学治疗：口服或外用 8- 甲氧补骨脂素，再用长波紫外线（UVA）照射，即 PUVA 疗法。

3）高能紫外光（峰值 304nm）或准分子激光（峰值 308nm）：中波紫外线

（UVB）通过设备发射高密度光束到皮损部位而正常皮肤避免照射，能在短时间内发射高能量，使用较短的疗程和较小的累积量，取得更好疗效。适用于面积比较小的部位。

4）氦氖激光、红光疗法：抗炎止痒，促进脓疱干燥、红斑消退。

5）激光疗法：通过一定波长的激光照射鼻腔、内关穴、桡动脉，能改善微循环，提高红细胞携氧能力，调节免疫。

（4）其他 血浆置换：可较快改善症状，但费用高。适用于红皮病型、脓疱型及重症寻常型银屑病。

（四）案例分析

庞某，男，24岁，2017年3月5日初诊。

周身反复起红斑鳞屑疹痒3年，脓疱伴发热1周。3年前，患者周身出现红斑鳞屑疹，痒，病情时轻时重，多于春秋两季加重，诊断为"银屑病"。曾口服中药、外涂激素类药膏治疗。近1周感冒后，红斑上出现脓疱，成批出现，并伴发热（37.6~38.9℃）。口渴，纳可眠差，小便短赤，大便秘结。裂纹舌，舌红苔黄，脉滑数。否认关节疼痛。检查：白细胞 12.2×10^9/L，中性粒细胞 7.04×10^9/L，血沉 36mm/h，降钙素原 0.03ng/ml，超敏 C 蛋白 42.7mg/L。肝功能、肾功能、血糖、血脂均正常。

中医诊断：白疕。

西医诊断：脓疱型银屑病。

辨证：脓毒炽盛，热入血分。

治法：清热，凉血，解毒。

处方：生黄芪 20g　　丹皮 10g　　　白茅根 30g　　紫草 10g
　　　板蓝根 15g　　大青叶 15g　　重楼 10g　　　赤芍 15g
　　　败酱草 15g　　车前草 15g　　玄参 15g　　　白花蛇舌草 30g
　　　冬瓜皮 15g　　桑白皮 15g　　沙参 15g　　　连翘 10g
　　　土茯苓 30g　　甘草 10g

同时口服阿维 A 20mg/次，2次/日，口服；盐酸左西替利嗪片，5mg/d，口服；外用中药溻渍，2次/日；红光照射，2次/日。

二诊：上方15剂后体温有所下降，脓疱部分消退，但出现周身弥漫性潮红，大量片状脱屑。口渴，便干，溲赤，裂纹舌，舌红无苔，脉弦滑。监测肝功能、肾功能、血脂、血常规，未见异常。

辨证：热毒炽盛，血分热盛。

治法：清热解毒，凉血活血。

处方：生地黄 10g　　　玄参 10g　　　　竹叶心 10g　　　金银花 15g

连翘 15g　　　黄连 10g　　　　丹参 10g　　　天花粉 10g

栀子 10g　　　丹皮 10g　　　　白鲜皮 10g　　甘草 10g

同时口服阿维 A 20mg2 次 / 日，外用中药涂擦后封包，2 次 / 日。

三诊：上方 15 剂后体温降至正常，周身弥漫潮红肿胀明显改善，可见较多脱屑，但出现红斑、丘疹、鳞屑、口干、乏力。舌质红，苔薄白，脉细。同时口服阿维 A 10mg/ 次，3 次 / 日，外用中药涂擦后封包；药浴、黑光，3 次 / 周。白细胞 8.6×10^9/L，中性粒细胞 5.3×10^9/L；血沉 24mm/h；降钙素原 0.03ng/ml，超敏 C 蛋白 21.4mg/L，肝功能、肾功能、血脂均正常。

辨证：血虚风盛，肌肤失痒。

治法：养血润燥，祛风止痒。

处方：当归 12g　　　白芍 10g　　　　生地黄 20g　　防风 10g

荆芥 10g　　　刺蒺藜 10g　　　天冬 10g　　　制何首乌 15g

麦冬 10g　　　鸡血藤 15g　　　丹参 15g　　　玄参 15g

土茯苓 30g　　板蓝根 15g　　　重楼 9g　　　苦参 9g

车前子 15g　　甘草 10g

上方应用 15 剂，皮疹部分消退，皮疹颜色淡，鳞屑少，可见淡红色或淡褐色痕迹。阿维 A 10mg/ 次，3 次 / 日，再口服 15 天后，改为阿维 A 10mg/ 次，2 次 / 日，门诊随诊，注意监测肝功能、肾功能、血脂。

案例点评：患者一诊疹色鲜红，脓疱多，发热，属脓毒热盛之象，方中白茅根、紫草清热解毒；沙参护阴。脓疱型银屑病病情危重，故予阿维 A 20mg/次，2 次 / 日，口服以尽快控制病情，也可选用环孢素。二诊脓疱部分消退，周身弥漫性潮红，提示热在血分，方中生地、丹皮清热凉血，恐其伤阴，配以玄参、竹叶。三诊皮疹明显消退，不发热，见淡红斑、丘疹、脱屑，提示血虚风燥，给予当归、白芍养血润燥。脓疱型银屑病阿维 A 用量可大些，40~60mg/d，病情控制后逐渐减量。

（五）临证经验

银屑病是一种病因不清，以皮肤出现红色炎性丘疹、斑丘疹及大小不等的斑片为主，上覆多层银白色鳞屑的慢性炎症性皮肤病。由于病情缠绵难愈，反复发作，给患者身体上和心理上造成很大困扰。虽然目前医学上仍无根治本病的治疗方法，但如果科学地治疗和调养，还是可以有效地预防疾病的复发和加重的。

1. 关于银屑病治疗的现状

我国银屑病患者数量庞大，约有 650 万银屑病患者，其中 57.3% 为中重度。银屑病患者的生活质量差，治疗不规范，大约 62% 的患者对以传统系统治疗药物为主的治疗效果不满意。传统系统治疗药物治疗 12~16 周 PASI 90（银屑病皮损面积和严重程度指数）的应答率不足 20%，相比传统系统治疗药物而言，生物制剂可以更好地满足治疗目标，治疗 12~16 周 PASI 90 的应答率可达 80% 左右，虽然生物制剂价格昂贵，但随着新产品的不断问世，价格也在不断下降，目前相当一部分患者已经逐渐认同和接受。中国银屑病诊疗指南（2018 版）指出银屑病治疗目的：控制及稳定病情，减缓发展进程，减轻红斑、鳞屑、斑块增厚等皮损加重及瘙痒等症状。治疗原则：规范、安全、个体化。

2. 关于容易引起误诊的鉴别诊断

我们在临床发现最容易误诊的银屑病是只发生于头皮的头皮银屑病、只发生于掌跖的掌跖银屑病及反向性银屑病，有的甚至误诊十余年，贻误病情。

（1）头皮脂溢性皮炎　仅发生于头皮的银屑病与头皮脂溢性皮炎不易鉴别，且两者也可同时发生。脂溢性皮炎损害边缘不清，基底部浸润较轻，鳞屑少而薄，呈油腻性。头皮银屑病皮损边界清楚，覆有厚的鳞屑性红斑，束状发。但由于经常洗头，头皮银屑病的鳞屑有时较少，两者不易区分时，可通过皮肤 CT 鉴别。

（2）掌跖角化性湿疹　掌跖银屑病可与身体其他部位同时发生，也可单独见于掌跖，单独见于掌跖的银屑病与掌跖角化性湿疹非常容易混淆。我们曾遇到 2 例掌跖银屑病，按掌跖角化性湿疹治疗了 10 余年，最后病理诊断为银屑病。二者均有鳞屑和皲裂，有清晰边缘的皮损更可能是银屑病。

（3）湿疹及体股癣　反向性银屑病最常受累的部位是腋窝、腹股沟、乳房下、臀沟等皱褶部位，皮损呈界限明显的炎性红斑，鳞屑少或无鳞屑。由于患部潮湿多汗及经常摩擦，皮损表面湿润而呈湿疹样变化，易与湿疹和体股癣混淆，可通过皮肤 CT、真菌镜检鉴别。

3. 关于治疗方面的感悟

（1）红皮病型银屑病、脓疱型银屑病治疗感悟　红皮病型银屑病、脓疱型银屑病均是较少见的严重的银屑病，红皮病型银屑病约占银屑病患者的 1%，脓疱型银屑病约占银屑病患者的 0.77%。

1）发病诱因

①糖皮质激素：不规则应用糖皮质激素静脉滴注、肌内注射或口服后突然停药或减量过快。

②免疫抑制剂：不恰当的口服或静脉滴注免疫抑制剂，停药或减药后所致。

③严重的上呼吸道感染。

④外用药：使用的外用药刺激性较大，大面积外用强效皮质类固醇激素，外用药不对症或医生对外用药使用的方法交代不清。

⑤中药：口服中药不当，其中常为"发性"中药或含有昆虫、重金属等药性较强者，甚至所含成分不明。

⑥滥用自制药：在缺乏有效监管的医院或个体小诊所里，相信所谓的"祖传秘方""民间验方"使用含轻粉、砷制剂或成份不清的非法或来源不明的药品。

⑦精神因素：精神紧张、情绪低沉、焦虑抑郁、劳累、失恋、家庭不和、失去亲人、升学受挫、工作不如意或压力大等。

⑧食物及饮酒：食用某种刺激性食物或饮酒后诱发。二者均为重症皮肤病之一，治疗较为棘手。一是病程迁延，疗效较差；二是治疗费用高，医患双方压力较大。

2）药物的选择　阿维A价格便宜，可作为首选长期使用。红皮病型银屑病初始剂量要低，脓疱型银屑病开始剂量要大，病情控制后逐渐减量，小剂量维持。阿维A起效慢，对于高热患者，体温大多在2周左右方能控制，要与患者事先做好沟通，得到患者的理解配合，以免产生纠纷。

如患者病情急重、高热，也可先给环孢素。我们应用环孢素治疗的体会：起效快，一般1~2周起效，可迅速控制发热、脓疱等症状，疗效好，但停药后易复发，所以我们通常在病情急重时应用环孢素快速控制症状，减量过程中加用阿维A巩固疗效。用量：3~5mg/（kg·d），我们一般选择4mg/（kg·d）。建议短期（2~4个月）应用该药控制病情，再用其他药物维持治疗。

对于需快速稳定并改善病情的严重急性患者，如患者经济允许，又希望快速提高生活质量，可选用生物制剂治疗。

3）特殊情况的处理

①高热：对体温在39℃左右的高热患者，应用阿维A治疗，体温大多在2周左右能控制，因此要沉住气，不要急于用激素，可口服羚羊角胶囊辅助退热。也可以先用环孢素快速控制病情，后期改为阿维A维持治疗。

②肝功能异常：患者肝功能异常多与患者以往不正规治疗，乱用一些药物治疗如不正规应用免疫抑制剂，砷、汞制剂，江湖游医的所谓"祖传秘方"等有关。

A.对转氨酶升高在2倍以内的患者，在给予复方甘草酸苷治疗的同时，可给予阿维A治疗，但量不宜过大，30mg/d或以下。密切监测肝功能变化，大多数患者均能耐受治疗，且转氨酶逐渐下降甚至恢复正常。对转氨酶不降，反而继续升高者，考虑阿维A减量甚至停用。

B. 可予吗替麦考酚酯口服治疗，ALT、AST 2 倍于正常值者禁用。

③血脂异常：在应用阿维 A 治疗过程中，有相当一部分患者可出现血脂的增高。无论是治疗前还是治疗过程中，对于血脂轻、中度增高的患者，在应用降脂药的同时，仍可应用阿维 A 治疗，但应密切监测血脂的变化。如血脂进一步升高，则考虑阿维 A 减量或停用。

（2）中重度斑块型银屑病治疗感悟　斑块型银屑病表现为融合的斑块，边界清晰，上覆银白色鳞屑，皮损浸润肥厚明显，经常规治疗，很难消退，有的甚至持续存在数年不愈。我们采用中西医结合综合疗法治疗本病，在常规治疗的同时配合光疗、药浴、院内制剂封包治疗、围刺、走罐治疗等方法，取得了较好的疗效。

1）阿维 A 对斑块型银屑病有较好疗效。为提高临床疗效提倡联合治疗和长期维持治疗。可与糖皮质激素、卡泊三醇等外用制剂及光疗联合。

我们的经验：一般 20~40mg/d，出现皮肤黏膜干燥的不良反应，说明阿维 A 起效。不良反应血脂增高出现较多，对肝功能影响不大，体型偏瘦的患者对血脂的影响不大。进口的新体卡松不良反应明显减少，对于没有其他药物可选择的儿童，或轻度肝功、血脂异常的患者，可在监测化验指标的前提下应用。如化验指标允许，应尽可能长的维持一段时间用药，以减少复发。

2）如阿维 A 应用受限或不耐受，可选环孢素口服。疗效好，起效快。应用剂量 3~5mg/（kg·d），停药后较易复发，不适宜长期维持治疗。用药期间注意监测血压和肾功能。

我们的经验：开始即给到 4mg/（kg·d），一般 1~2 周起效，4~6 周病情控制后，逐渐减量，一般应用 3~6 个月。停药后易复发，在减量的后期多需加上阿维 A 维持疗效。因该药起效快、作用强，不影响生育。该药不良反应方面被关注的多是血压、肾脏方面的损害，而临床上我们观察到不良反应出现概率最大的是血脂增高。

3）对肝功轻度异常的患者，我们选用吗替麦考酚酯，口服。1.5~2g/d，分 2 次口服。但疗效不如阿维 A、MTX 和环孢素。

4）如果患者经济条件好，希望皮损快速消退、希望快速改善生活质量，或在传统治疗无效时，生物制剂是中重度斑块型银屑病的最佳选择。可选择司库奇尤单抗、依奇珠单抗、乌司奴单抗、古塞奇尤单抗或 TNF-α 抑制剂，但白介素类抑制剂较 TNF-α 抑制剂疗效更好、安全性更高。

（3）中医药治疗感悟　中医药治疗银屑病有独特的优势，我们对轻中度寻常型银屑病以中医药治疗为主。针对血热证，部分患者单独应用中药内服，配合外用药、中医外治,即可控制病情。近年来针对斑块型银屑病的治疗,也取得了满意的疗效。对于红皮病型银屑病、脓疱型银屑病,中药在退热、减轻皮损的潮红、肿胀,促进脓疱吸收方面有着西药无法替代的作用。

1)红皮病型银屑病、脓疱型银屑病

①疾病早期:红皮病型银屑病多辨证为热毒炽盛证,治法为清热解毒、凉血活血。方药:清营汤或清瘟败毒饮加减。脓疱型银屑病多辨证为脓毒炽盛证,治法为清热凉血、解毒除湿。方药:化湿解毒汤加减。

外治法有中药溻渍,选用清热凉血解毒药物,黄连、黄柏、马齿苋、金银花煎汁外敷,对减轻潮红、肿胀、促进脓疱吸收有非常好的疗效。紫草油纱封包,可减轻潮红、干燥、脱屑。

②疾病后期:辨证为气阴两伤、血虚风燥证,治法为益气滋阴、养血润燥兼以清热解毒。方药:当归饮子合清营汤加减。

外治法有中药封包:双黄膏(院内制剂),具有清热凉血、润肤止痒作用,每日外涂或封包治疗,可以减轻皮肤干燥和大量脱屑。

2)中重度斑块型银屑病

①内治法:斑块型银屑病,多为白疕血瘀脉络证,应用我院的“牛皮癣2号”活血化瘀、养血润燥,取得了较好的疗效。

②外治法:A.双黄膏(院内制剂)封包:适用于血虚风燥证,可减轻干燥、脱屑症状。B.中药浴:血瘀证:川椒40g、野菊花60g、朴硝60g、丹参30g、赤芍30g、防风30g。血燥证:白鲜皮50g、地肤子50g、首乌藤50g、侧柏叶50g、透骨草50g、皂角刺30g、苦参30g、桃仁30g。可清洁皮肤,改善皮肤微循环,使药物直接作用于皮肤表面。C.游走罐:在肌肉丰厚的皮损处,采用走罐的方法治疗斑块型银屑病,每日1次。D.围刺:在局限性浸润肥厚的斑块状银屑病周围,采用围刺治疗,可起到活血化瘀、通络的作用。

总之,我院治疗银屑病有系列的中药院内制剂如牛皮癣1号、2号,祛银灵丸等;配合多种中医外治疗法如中药熏蒸、中药浸浴、中药溻渍、中药封包、针灸、拔罐、走罐等;拥有先进的仪器设备如308nm准分子激光治疗仪,多台全身、半身窄谱中波紫外线治疗仪、中药熏蒸治疗仪、氦氖激光治疗仪、红光治疗仪等辅助治疗设备,为患者提供多种治疗手段。对于重症银屑病如红皮病型银屑病、脓疱型银屑病、斑块型银屑病,早期采用中西医结合疗法,根据病情及患者体质情况酌情选用阿维A、环孢素、来氟米特、雷公藤制剂、吗替麦考酚酯、生物制剂及血浆置换疗法,尽快迅速控制病情,减少脏器受损,后期以中医药治疗为主,巩固疗效,减少复发,取得了较满意的疗效。

（六）零金碎玉

沈阳市第七人民医院运用中医中药及联合西医治疗银屑病，有较为丰富的经验。这里介绍治疗本病时使用对药的临床经验及特点。

1. 玄参、麦冬

（1）单味功用　玄参甘、苦、咸，微寒。归肺、胃、肾经。功用：清热凉血，泻火解毒，滋阴。

麦冬甘、微苦，微寒。归胃、肺、心经。功用：养阴生津，润肺清心。

（2）伍用经验　玄参甘寒质润，功能清热生津、滋阴润燥；麦冬味甘柔润，性偏苦寒，长于滋养胃阴、生津止渴，二者配伍，功效显著。

2. 金银花、连翘

（1）单味功用　金银花甘，寒。归肺、心、胃经。功用：清热解毒，疏散风热。

连翘苦，微寒，归肺、心、小肠经。功用：清热解毒，消肿散结，疏散风热。

（2）伍用经验　金银花甘寒，芳香疏散，善散肺经热邪，透热达表。生地黄以养阴为主，熟地黄以滋阴为要；本品苦能清泄，寒能清热，入心、肺二经，长于清心火，散上焦风热，二药配伍，相得益彰。

（七）专病专方

牛皮癣1号汤加减：适用于血热风热证，皮损颜色鲜红或紫红，瘙痒，伴有或不伴有发热、咽痛，舌红苔薄白或薄黄，脉浮或浮数。

金银花 15g	板蓝根 15g	生地黄 15g	紫草 10g
牡丹皮 10g	土茯苓 30g	赤芍 10g	防风 10g
牛蒡子 10g	荆芥 10g	苦参 9g	乌梅 12g
甘草 10g			

（八）诊疗技术路线

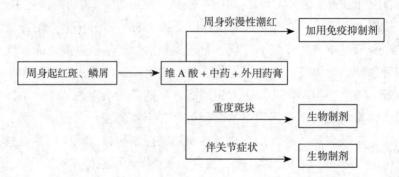

第五节　过敏性紫癜

（一）疾病认识

过敏性紫癜是侵犯皮肤或其他器官的毛细血管及毛细血管后静脉的一种过敏性小血管炎，具有四联症状：间歇性发作的可触及性非血小板减少性紫癜、关节痛/炎、胃肠道累及（腹痛）和肾小球受累。该病的病因及发病机制仍未完全阐明，病因可能涉及感染、免疫紊乱、遗传等因素。其发病机制以 IgA 介导的体液免疫异常为主，IgAl 沉积于小血管壁引起的自身炎症反应和组织损伤在过敏性紫癜发病中起重要作用，特别是 IgAl 糖基化异常及 IgAl 分子清除障碍在过敏性紫癜的肾脏损害起着关键作用，T 细胞功能改变、细胞因子和炎症介质的参与、凝血与纤溶机制紊乱、易感基因等因素在过敏性紫癜发病中起重要作用。本病多发于儿童和青少年，成人也可发生，最小病例报道为 6 个月患儿，但多见于 2~6 岁，75%患者小于 8 岁，90%患者小于 10 岁。秋冬季节发病多见。

临床分型：

（1）单纯型　主要表现为皮肤紫癜，损害局限于皮肤上。本型一般无全身不适，病情重者有发热、头痛等症状。皮疹对称性分批出现，可自行消退，由于反复发作，病程可达数月至数年之久。

（2）关节型　部分患者有关节肿痛，多累及大关节，如膝、踝、腕、肘等，小关节不受累。可单发、多发或呈游走性。关节肿胀、疼痛，活动时疼痛加重，局部常伴微热，重者有灼热感。关节症状消退后无后遗症。

（3）腹型　腹痛，多为阵发性剧烈性绞痛，或为钝痛，以脐周或下腹部明显，有压痛，但无肌紧张。可伴有腹泻及轻重不等的便血，粪便呈柏油样或为鲜红色。重症还可有呕吐，但呕血少见，个别可伴有肠套叠、肠穿孔甚至死亡。

（4）肾型　多数患者表现为尿中有少量蛋白及显微镜下有红细胞，有时见有管型，亦可出现肉眼血尿。严重者可发生肾衰竭，出现无尿、浮肿、高血压等症状。

（5）复合型　皮肤紫癜合并上述两种以上临床表现。

本病属于中医学"葡萄疫""血风疮""肌衄""发斑"等范畴。本病多因禀赋不足，外感风热之邪，热伤经络，迫血妄行，血不循经，溢于脉络，凝滞成斑；内蕴肠胃，损伤肠络则伴有腹痛、便血；损伤下焦膀胱、肾则尿血；流注关节则关节肿痛；若病情日久，则可致阴血亏损，虚火内生，或渐至心脾两虚，心虚不能生血，脾虚不能摄血，迁延日久则成为慢性紫癜。总之，本病病机的关键在风、虚、瘀、热，主要累及肌肤、脾胃、肝肾。

（二）辨证思路

中医学认为紫癜的成因为感受外邪，热毒内蕴，损伤血络；或气虚失统，血不归经；或瘀血阻络，血液不循常道而溢于脉外。瘀血既是病理产物，又是致病因素，瘀血不除，血不循经又可导致多部位反复出血；而瘀血阻络，血运受阻，不通则痛，致关节肿胀疼痛；闭阻肾络，致使肾的封藏失职，开合失司，精微漏泄，出现血尿、蛋白尿。临床上辨证主要分为四型：血热妄行证、气不摄血证、湿热蕴结证、阴虚火炽证。应首先分清标本虚实，本病以热证、实证为多，或虚实夹杂证，属虚证者少见。故治疗应以祛邪为主，清热解毒、凉血祛风为基本治法。夹风者佐以祛风，夹湿者兼以化湿，夹瘀者并以祛瘀，虚火者滋阴以配阳，气虚者益气以摄血，随证治之。初起热毒较盛，治应清热解毒、凉血祛风；久则耗伤阴津，虚热内生，故恢复期常用滋阴清热、益气健脾等方法进一步清除余邪，调节气血。西医治疗思路应尽量找出致敏药物或化学物质，立即撤除或停止接触该类物质，并避免再次接触。如有明显感染，应给予有效抗生素。如果同时存在慢性疾病，治疗潜在的疾病可改善皮肤损害。有消化道症状、肾损伤症状、关节症状时可应用激素及免疫抑制剂。消化道症状严重者，须禁食水，肠外营养支持，如脂肪乳、氨基酸、转化糖电解质静脉滴注等，配合止血药、解痉药山莨菪碱、抑制胃酸药奥美拉唑或泮托拉唑等。

（三）治疗方案

1. 中医治疗

（1）辨证论治

1）血热妄行证

主症：突然发生，全身或四肢可见点状或斑块状出血点，皮疹可略高出皮面，有时皮疹可融合成片，亦可发生血疱，自觉痒或不痒，可伴有疲乏、身热、口干、咽痛，亦可有关节疼痛、腹痛、血尿、便血等症状。舌质红，苔薄黄，脉弦滑或弦数。

治法：清热凉血，活血止血。

方药：紫癜汤（院内协定处方）。

参考处方：紫草10g，丹皮12g，金银花炭15g，地榆炭10g，茜草根10g，赤芍10g，槐花10g，蒲黄炭10g，天花粉15g，茅根30g，木瓜10g，生地黄炭10g，板蓝根15g，甘草10g。

加减：若关节疼痛加秦艽 10g、络石藤 15g、桑枝 15g、防己 10g。

分析：多因血热壅盛，兼感风邪，风热与气血相搏，蕴盛聚毒，迫血妄行，血不循经妄行，溢于脉络，外溢肌肤，瘀滞凝聚而成斑。外感风邪则发病急骤，发无定处；血分有热则身热疲乏；热盛伤津则口干、咽痛；热伤血络则出现血尿、便血；脉络瘀阻，不通则痛，故出现关节痛、腹痛。方中天花粉、板蓝根、茅根清热解毒；紫草、槐花、茜草凉血；丹皮、赤芍凉血活血；地榆炭、金银花炭、生地黄炭止血。

2）气不摄血证

主症：病程较久，常反复发作，全身或四肢可见点状或斑块状出血点，皮疹紫暗，面色萎黄，倦怠无力。舌淡或有齿痕，苔白，脉细弱或沉缓。

治法：健脾益气，养血止血。

方药：归脾汤加减。

参考处方：龙眼肉 15g，黄芪 15g，白术 10g，党参 20g，蒲黄炭 10g，茯苓 15g，当归 12g，白芍 15g，地榆炭 10g，枳壳 10g，木香 10g，大枣 15g，鸡血藤 15g，阿胶 10g（烊化兑入），炙甘草 10g。

加减：若兼肾气不足而见腰膝酸软者，可加山茱萸 10g、菟丝子 10g、续断 10g 以补益肾气；鼻衄、齿衄者，加牛膝 10g、仙鹤草 15g、茜草 10g、蒲黄炭（包煎）15g、侧柏叶 10g。

分析：脾胃虚寒，中气不足，气虚不摄，脾不统血，血不循经，外溢而至紫癜。寒邪中生，则皮疹色紫暗；脾虚，气血不能上荣于面则面色萎黄，不能荣于四肢，则倦怠乏力。方中龙眼肉、大枣、白术、茯苓健脾益气；黄芪、党参补气益气；木香、枳壳理气；蒲黄炭、地榆炭止血；阿胶、鸡血藤、当归、白芍养血补血。

3）湿热蕴结证

主症：紫斑多见于下肢，伴有足踝肿胀、关节疼痛，或腹痛明显、便血，或腹胀微痛、纳呆、恶心呕吐。舌质红，苔薄黄腻，脉滑数或濡数。

治法：清肠泄热，凉血止血。

方药：葛根黄芩黄连汤加减。

参考处方：葛根 15g，黄芩 10g，黄连 5g，丹皮 10g，赤芍 15g，槐花 15g，生地黄 15g，麦芽 10g，滑石 15g，生大黄 6g，紫草 10g，仙鹤草 15g，防风 10g，知母 10g，生甘草 10g。

加减：腹痛重者，加香附 10g、陈皮 10g、延胡索 10g、五灵脂 10g、木香 3g；纳差重者，加鸡内金 10g、砂仁 6g；呕吐重者，加法半夏 10g、竹茹 10g、藿香 10g。

分析：多因脾虚生湿，湿久化热，湿热互结于中焦，致脾胃升降失司，运化失调。脾主四肢肌肉，热毒郁结，损伤血络，故见皮下紫癜；脾胃升降失司，运化失调，故见恶心、纳差、便溏、腹痛等症。方中黄芩、黄连、大黄、滑石清三焦湿热；丹皮、赤芍、紫草、槐花、生地凉血活血；仙鹤草止血止泻；知母、葛根生津护阴；麦芽行气消胀。

4）阴虚火炽证

主症：紫癜反复发作，色淡，分布稀疏，伴见五心烦热、腰膝酸软、盗汗。舌质红，少苔，脉细数。

治法：滋阴降火，凉血止血。

方药：知柏地黄汤加减。

处方：知母 10g，山茱萸 10g，黄柏 10g，茯苓 15g，牡丹皮 10g，泽泻 10g，生地黄 25g，白茅根 25g，山药 15g，赤芍 15g，水牛角 15g，紫草 10g，茜草 10g，白芍 10g，地榆炭 10g，阿胶 10g（烊化兑入），枳壳 10g，甘草 10g。

加减：血尿加大蓟 15g、小蓟 15g、藕节 10g；尿浊者，加萆薢 15g、车前草 10g；出血日久，瘀斑血肿久不消退者，加丹参 15g、三七 10g。

分析：多因湿热日久耗伤阴血，虚火内生，蒸动体内阴液外达，则肌肤见紫癜；热毒之邪郁结于肾，耗伤肾阴，血络受损而致腰腿酸软、神疲乏力。知母、山茱萸、黄柏、阿胶滋阴降火；水牛角、白茅根、泽泻清热；茯苓、山药健脾利湿；生地、茜草、紫草、地榆炭凉血止血；丹皮、赤芍、白芍活血化瘀。

（2）中成药

1）喜炎平 10ml，或热毒宁 20ml，每日 1 次，静脉滴注，适用于血热妄行证。

2）丹参川芎嗪注射液 10ml，每日 1 次，静脉滴注，适用于兼有血瘀证者。

3）白芍总苷 0.6g，每日 3 次，口服，适用于伴有关节疼痛者。

4）雷公藤多苷片或昆仙胶囊，10~20mg，每日 3 次，口服，适用于伴有关节痛或肾炎的患者。

5）抗敏灵冲剂（院内制剂）10g，每日 3 次，口服，适用于血热妄行证。

（3）外治法

1）中药溻渍：选用清热凉血解毒药物，如黄连 15g，黄柏 30g，马齿苋 30g，金银花 20g，煎汁外敷，每次 20 分钟，每日 2 次。

2）针刺：取秩边、委中、照海、合谷、丰隆、膝眼、足三里、手三里、三阴交等。留针 20~30 分钟，隔日 1 次。

3）耳穴疗法：主穴：脾、肝、胃、肾。配穴：肺、口、皮质下、三焦、内分泌。耳内埋针或埋压中药王不留行籽，3~4 次 / 天局部按压，2~3 天更换1 次。

4）穴位贴敷疗法：多塞平软膏（或中药脐疗膏）填塞于脐部（神阙穴），每日 1 次，具有镇静、止痒、抗过敏作用。

2. 西医治疗

（1）系统治疗

1）一般治疗

①停用可疑食物或药物，如有感染，可用广谱抗生素静脉滴注。

②抗组织胺类药：如马来酸氯苯那敏片 4mg，3 次 / 日，口服；或地氯雷他定片 5mg，1 次 / 日，口服；或咪唑斯汀片 10mg，1 次 / 日，口服；或盐酸左西替利嗪片 5mg，1 次 / 日，口服。

③降低血管通透性：维生素 C 片 0.2g，3 次 / 日，口服；复方芦丁 20mg，3次 / 日，口服；维生素 E 0.1g，1 次 / 日，口服，用 1~3 个月。双嘧达莫片可抑制血小板聚集亦可减少蛋白尿，2.5~5mg/（kg·d），3 次 / 日，口服。

④甘草酸苷类药物：复方甘草酸单胺 S 注射液 200ml，或复方甘草酸苷0.12g，1 次 / 日，静脉滴注；或者复方甘草酸苷片（或胶囊）50~75mg，3 次 / 日，口服。

2）分型治疗

①单纯皮肤型：A. 可予静脉推注 10% 葡萄糖酸钙 20ml，日 1 次。B. 皮疹严重，反复出现，病程＞1 个月者，可予氨苯砜 50mg，日 2 次口服，皮疹消失后继续服用 2 周。

②腹型：内镜检查对于过敏性紫癜消化道损伤的早期诊断和鉴别诊断起重要作用。消化道内镜能直接观察胃肠道改变，严重腹痛或胃肠道大出血时可考虑内镜检查。内镜下胃肠黏膜呈紫癜样改变、糜烂和溃疡。典型者为紫癜样斑点、孤立性出血性红斑、微隆起、病灶间可见相对正常黏膜。病变多呈节段性改变，主要累及胃、十二指肠、小肠和结肠，但往往以小肠为重，很少累及食管。侵犯部位以十二指肠黏膜改变最为突出，十二指肠降段不规则溃疡可能也是过敏性紫癜在胃肠道的典型表现。治疗：A. 胃肠症状明显者应禁食、补液。胃肠外营养支持治疗，如脂肪乳、氨基酸、转化糖电解质静脉滴注等。B. 止血药：安络血 10mg，2~3 次 / 日，肌内注射，或用 40~60mg，加入葡萄糖液中静脉滴注。止血敏 0.25~0.5g，2~3 次 / 日，肌内注射或静脉滴注。C. 如疼痛严重

在排除急腹症的情况下，可给予解痉药山莨菪碱 10mg，立即肌内注射。D. 奥美拉唑 40mg 或泮托拉唑 40mg，2 次 / 日，静脉滴注，以保护胃黏膜，并警惕可能出现的外科并发症。E. 严重胃肠道症状是应用激素的指征。腹痛明显时需要严密监测患儿出血情况（如呕血、黑便或血便），出血严重时需行内镜进一步检查。常用泼尼松 30~40mg/d，待病情缓解后逐渐减量。儿童推荐剂量为泼尼松 1~2mg/（kg·d），总疗程推荐 2~4 周。严重胃肠道血管炎，还可应用丙种球蛋白、甲泼尼龙静脉滴注及血浆置换或联合治疗。

③关节型：A. 可口服非甾体类抗炎药抗炎止痛。B. 肿痛严重者可短期应用泼尼松 15~20mg/d，晨起顿服，症状消失后渐减量。儿童推荐剂量为泼尼松 1mg/（kg·d），2 周后减量。C. 雷公藤多苷片，成人疗程 3~6 个月。而因其抑制性腺的作用，基本不用于儿童。

④肾型：发生肾小球肾炎、肾病综合征且诊断不清楚的情况下，或者持续性蛋白尿＞ 1g，3~6 个月，应考虑活检。需强调的是皮质类固醇激素可抑制发热，减轻关节痛和胃肠道症状，但不能预防新瘀点出现和防止肾脏损害。对慢性肾炎者或泼尼松治疗不佳者可加用免疫抑制剂，但应注意血象及其他不良反应。治疗：A. 环磷酰胺 8~12mg/kg（开始用 8mg/kg，如无不良反应，渐增至 12mg/kg）加入生理盐水 100ml 内，或 10% 葡萄糖溶液 250ml 内，静脉滴注，静脉滴注时间不少于 1 小时，连用 2 天，每 2 周 1 次，累计总剂量不超过 150mg/kg。无明显水肿者，治疗前 8 小时至治疗后 24 小时给予"水化疗法"，即生理盐水和 10% 葡萄糖（按 1：1 比例）2000ml/㎡，并鼓励患者多饮水。每次冲击前后查血、尿常规、肝功能、肾功能。B. 硫唑嘌呤 2~3mg/（kg·d）口服。C. 环孢素 3~5mg/（kg·d）口服。D. 吗替麦考酚酯 15~20mg/（kg·d），分 2~3 次口服。E. 有肾功能衰竭时，可采用血浆置换及透析治疗。

3）人免疫球蛋白：对于反复发作或肾脏损害严重或消化道出血严重的过敏性紫癜可尝试静脉注射人免疫球蛋白治疗。

（2）局部治疗

1）激光照射：通过一定波长的激光照射鼻腔、内关穴、桡动脉，能改善微循环，提高红细胞携氧能力，调节免疫。

2）氦氖激光照射：促进皮疹干燥、吸收，1~2 次 / 日，10 次为一疗程。

3）红光照射：促进微循环，抗炎，1~2 次 / 日，10 次为一疗程。

4）予炉甘石洗剂或糖皮质激素软膏外用安抚止痒。

3. 调护

（1）注意避免呼吸道感染。

（2）寻找并去除可能的致病因素。

（3）饮食清淡，多吃蔬菜和水果，忌食辛辣发物。

（4）注意适当休息，密切观察病情变化。

（5）按时服药，及时治疗。

（四）案例分析

徐某某，女，13岁，2017年11月5日初诊。

患者双下肢起瘀点瘀斑伴关节肿痛3天。3天前，下肢起点状出血点，自觉不痒，皮疹逐渐增多，有疲乏、口干、咽痛，双踝关节肿胀疼痛。舌质红，苔薄黄，脉弦滑。查体：双腿、双足见散在绿豆至黄豆大鲜红瘀点瘀斑，稍隆起，压之不褪色。双踝关节肿胀，触痛（＋）。咽赤，扁桃体无肿大。化验：白细胞 $12.32 \times 10^9/L$，中性粒细胞 $7.82 \times 10^9/L$，血小板、凝血三项、血沉、风湿系列、肝肾功能、尿常规、便常规、胸片、肝胆脾肾彩超等无异常。

中医诊断：葡萄疫。

西医诊断：过敏性紫癜（关节型）。

辨证：血热妄行证。

治法：清热凉血，活血止血。

处方：紫草6g   金银花炭10g   赤芍6g   生地黄炭6g

      丹皮10g   茜草根9g   槐花10g   地榆炭6g

      天花粉10g   板蓝根10g   白茅根12g   蒲黄炭10g

      秦艽6g   桑枝10g   防己6g   甘草6g

水煎服，每日1剂。

同时口服盐酸左西替利嗪片5mg/d；维生素C丸0.1g/次，3次/日；复方芦丁片10mg/次，3次/日；头孢拉定胶囊0.25g/次，4次/日。外用湿毒洗液溻渍，2次/日。红光照射：2次/日。

二诊：上方7剂后，皮疹减少，略痒，关节疼痛缓解，无咽痛，口干，大便干燥，小便微黄，舌尖红，苔薄黄，脉弦滑。查体：双腿瘀点瘀斑色减淡，踝关节肿胀消退。血常规：白细胞 $8.75 \times 10^9/L$，中性粒细胞 $5.21 \times 10^9/L$。

处方：地榆炭6g   紫草6g   丹皮10g   赤芍6g

      茜草根9g   丹参6g   槐花10g   金银花炭10g

      板蓝根10g   天花粉10g   白茅根12g   秦艽6g

      蒲黄炭10g   麦冬10g   生地6g   甘草6g

停用头孢拉定胶囊，余药同前。

三诊：上方 7 剂后，皮疹颜色减淡，无明显不适。纳可眠欠安，大便干，小便正常，舌淡红，苔少，脉细数。查体见双腿瘀点瘀斑色暗红。

处方：

紫草 6g	丹皮 10g	赤芍 6g	地榆炭 6g
槐花 10g	黄柏 10g	丹参 6g	茜草根 9g
天花粉 10g	白茅根 12g	茯苓 10g	板蓝根 10g
知母 6g	麦冬 10g	生地 6g	甘草 6g

水煎服，每日 1 剂。

西医治疗同前。

四诊：上方服用 7 剂后，皮疹基本消退，无明显不适。纳可眠安，二便正常。舌淡红，苔薄，脉滑。查体见双腿皮疹消退，无新起皮疹。复查血常规、尿常规无异常。病情痊愈，门诊随诊。

案例点评：患者急性起病，下肢部位起瘀点瘀斑，伴踝关节肿痛，证属血热妄行证，治以清热凉血、活血止血。方中天花粉、板蓝根、茅根清热解毒；紫草、槐花、茜草凉血；丹皮、赤芍凉血活血；地榆炭、金银花炭、生地黄炭止血；关节痛，加秦艽、桑枝、防己通络消肿止痛。各类感染是过敏性紫癜的主要致病因素，该患者有明确的细菌感染，抗生素的及时应用至关重要。二诊时，患者病情好转，皮疹减淡，关节痛缓解，伴口干，大便干燥，小便微黄，舌尖红，苔薄黄，脉弦滑。津不上承则口干，热伤津液则大便干，舌尖红、苔薄黄、脉弦滑均为血热、血燥之象，关节肿痛缓解，去桑枝、防己，加麦冬、生地、丹参凉血、滋阴。白细胞恢复正常，无咽痛，停抗生素。三诊时，皮疹颜色变淡，关节已无不适。大便干，小便正常，舌淡红，苔少，脉细数，为阴虚之象，去金银花炭、蒲黄炭、秦艽，加黄柏、知母滋阴润燥。中医治疗的同时，配合西医治疗。脱敏、抗炎、降低血管通透性；红光照射促进微循环。

（五）临证经验

过敏性紫癜是一类主要侵犯小血管的免疫复合物性血管炎。2012 年新的血管炎分类标准中，将过敏性紫癜更名为 IgA 血管炎，原因是 IgA 在该病的病理生理中起到了核心作用。因该病除皮肤受累外，关节、消化道及肾脏均可受累，我们收治的患者，有的出现大量消化道出血，有的出现急进性肾脏损伤，故在临床中应引起足够的重视。IgA 血管炎是儿童期最常见的血管炎，国际上关于儿童 IgA 血管炎的诊治已经有了规范的指南。然而，对于成年 IgA 血管炎的诊治仍未达成共识，而发生在成人的 IgA 血管炎病情更为严重，治疗更为棘手。关于过敏性紫癜的诊疗，我们积累了一些自己的体会和感悟。

1. 关于常规治疗

（1）急性期应适当卧床休息，尽可能找出可疑的变应原并脱离接触，停用可疑食物或药物。

（2）胃肠道症状较轻时，应调控饮食，进食流食、少渣食物。

（3）如果出现剧烈呕吐或腹痛、消化道出血等严重消化道症状时，应禁食，予肠外营养支持。

2. 关于皮疹

（1）皮疹以双下肢为多见，但皮疹受累部位越多，面积越大，水平面越高，内脏受累越重。

（2）皮疹可多种形态，以单纯可触及的紫癜为主，病情较轻。若出现血疱、糜烂、坏死、溃疡，则病情较重。

3. 关于抗感染

细菌感染以 β 溶血性链球菌所致的上呼吸道感染最多见，此外尚有金黄色葡萄球菌、肺炎球菌、结核杆菌、病毒（风疹、水痘、麻疹、流感）和肠道寄生虫等。治疗需要寻找感染源。抗菌药物常用红霉素、青霉素及头孢菌素类抗生素等。腹型紫癜需要考虑幽门螺旋杆菌感染因素，可应用四联疗法治疗；有消化道出血症状者，需应用抗菌药（头孢三代以上）预防消化道继发感染。

4. 关于胃肠道症状及对应治疗

（1）一般腹痛，选用抗组胺药物，加用解痉药物。

（2）腹痛明显时，需完善检查。

1）内镜检查：严密监测患者出血情况（如呕血、黑便或血便），出血严重时需行内镜进一步检查，内镜检查对于过敏性紫癜消化道损伤的早期诊断和鉴别诊断起重要作用。消化道内镜能直接观察胃肠道改变，严重腹痛或胃肠道大出血时可考虑内镜检查。内镜下胃肠黏膜呈紫癜样改变、糜烂和溃疡。典型者为紫癜样斑点、孤立性出血性红斑、微隆起、病灶间可见相对正常黏膜。病变多呈节段性改变，主要累及胃、十二指肠、小肠和结肠，但往往以小肠为重，很少累及食管。侵犯部位以十二指肠黏膜改变最为突出，十二指肠降段不规则溃疡可能也是过敏性紫癜在胃肠道的典型表现。

2）腹部 X 线：可表现为肠黏膜折叠增厚、指纹征，小肠胀气伴有多数液气平面，同时结肠和直肠内无气体。

3）CT：表现为多发节段性肠管损害，受累肠壁水肿增厚、肠管狭窄、受累肠管周围常可见少量腹腔积液。当 CT 示多节段的跳跃性肠壁增厚、肠系膜水肿、血管充血及非特异性淋巴结肿大，应考虑过敏性紫癜的诊断。在诊断过敏性紫癜并发症，如肠套叠、肠穿孔、肠梗阻时，CT 表现更具特征性，尤其肠系膜血管炎的诊断中，可见明显肠壁、血管壁水肿及增厚圈。

（3）明显腹痛和（或）胃肠道出血时，应用 H_2 受体拮抗剂及糖皮质激素。糖皮质激素治疗可较快缓解急性过敏性紫癜的胃肠道症状，缩短腹痛持续时间。提高 24 小时内的腹痛缓解率，可能减少肠套叠、肠出血的发生风险。一般当天晚上症状减轻，24 小时内控制症状。激素剂量推荐为泼尼松 1~2mg/（kg·d），3~5 天可减半量，控制症状后可快速减量。

（4）严重胃肠道血管炎，应用丙种球蛋白、甲泼尼龙静脉滴注及血浆置换或联合治疗。持续性或慢性腹痛应用甲氨蝶呤和吗替麦考酚酯有较好疗效。

5. 关于关节症状对应治疗

（1）选用解热镇痛药。如口服对乙酰氨基酚或布洛芬，可控制一般轻症。但要注意，在发生肾脏及胃肠道损害时，需避免应用。

（2）对严重关节肿痛可选用激素，一般用药 24 小时内肿胀消退。

6. 关节肾脏受累及对应治疗

（1）紫癜肾是过敏性紫癜最严重的并发症之一，且在成年人中的发病率较儿童高，最常见的临床表现为血尿和（或）蛋白尿，少数严重者可进展为肾功能不全，甚至终末期肾病等。且大多数发生在 4 周以内。

（2）过敏性紫癜患者的预后与肾脏受损的严重程度密切相关，早发现、早诊断、早治疗对紫癜肾的预后有重要影响。

（3）紫癜肾的治疗，儿童以中华医学会儿科学分会肾脏病学组 2009 年制定的诊治指南为标准。对临床表现为孤立血尿或蛋白尿，应尽早争取肾脏病理检查，根据病理分型采取激素、免疫抑制剂或抗凝药物及冲击治疗。成人紫癜肾多较严重，可发生严重的并发症，但是目前没有针对成人的诊治指南，故在临床中参考儿童指南。

（4）关于肾活检，指南目前没有明确指出何时做，但在发生肾小球肾炎、肾病综合征且诊断不清楚的情况下，或者持续性蛋白尿＞1g（3~6 个月），应考虑活检。

7. 关于其他系统受累

过敏性紫癜可累及多个系统，尽管神经、肺脏、心脏受累概率小，一旦出现相关并发症，后果严重。

（1）神经受累表现为头晕、头痛，甚至抽搐、昏迷、瘫痪及共济失调等。高血压、脑出血及代谢紊乱是神经损害的关注重点。

（2）肺部少见受累，可表现为间质性肺炎及肺出血。

（3）心脏受累，表现为心律失常、心肌炎、心肌坏死等，预后差。

8. 关于特殊治疗

（1）血浆置换 适用于治疗急进性紫癜性肾炎（病理提示新月体肾炎）、过敏性紫癜伴有严重并发症患者。单独血浆置换治疗可以明显提高肾小球滤过率，改善急进性紫癜性肾炎预后；可缓解过敏性紫癜神经系统症状，可作为过敏性紫癜合并严重神经系统并发症的一线治疗。合并肺肾综合征时建议血浆置换，快速进展或危及生命的过敏性紫癜推荐使用血浆置换联合免疫抑制剂治疗。可以有效清除免疫复合物、细胞因子、补体及炎症介质，降低纤维蛋白及凝血因子水平，可以作为早期治疗重症过敏性紫癜的手段之一。

（2）雷公藤多苷 成人常规量治疗3~6个月。因其抑制性腺的作用，基本不用于儿童。

9. 糖皮质激素的应用

糖皮质激素适用于过敏性紫癜胃肠道症状、关节炎、血管神经性水肿、肾损害较重患者。早期应用激素能有效缓解腹部及关节症状，应用激素治疗同时要注意严密观察肠套叠、肠穿孔、腹膜炎等急腹症症状和体征。糖皮质激素还能有效改善肾脏症状。

（1）有腹痛症状者采用口服泼尼松治疗，1~2mg/kg（最大剂量60mg）1~2周，后1~2周减量。

（2）胃肠症状较重不能口服者（持续腹痛、肠出血、肠系膜血管炎、胰腺炎等）、关节炎、血管神经性水肿及其他器官的急性血管炎病情较重者静脉使用糖皮质激素：短效糖皮质激素氢化可的松琥珀酸钠5~10mg/kg，根据病情可间断4~8小时重复使用，也可使用中长效糖皮质激素甲泼尼龙5~10mg/（kg·d）。

（3）急性器官血管炎病情严重者冲击治疗剂量可达15~30mg/（kg·d），最大剂量小于1000mg/d，连用3天，必要时1~2周后重复冲击3天，或地塞米松0.3mg/（kg·d），严重症状控制后改口服糖皮质激素，并逐渐减量，总疗程2~4周，注意疗程不宜过长。

10. 其他免疫抑制剂的应用

糖皮质激素治疗过敏性紫癜反应不佳或依赖者加用或改用吗替麦考酚酯后可改善胃肠道症状（包括腹痛和肠出血）、关节炎症状及皮疹反复发作。吗替麦考酚酯、环磷酰胺、硫唑嘌呤、环孢素等免疫抑制剂单独或联合应用于严重过敏性紫癜患者的治疗，可提高临床疗效。

11. 静脉用丙种球蛋白

能明显改善过敏性紫癜坏死性皮疹、严重胃肠道症状（包括腹痛、肠出血、肠梗阻）、脑血管炎（包括抽搐、颅内出血），剂量 1g（kg·d），连用 2 天，或 2g（kg·d）用 1 天，或 0.4g/（kg·d）连用 5 天。

12. 关于中医药治疗

我院的中药汤剂"紫癜汤"对于轻型紫癜、合并器官受累的，以及应用激素后期停药的，均有肯定疗效。

13. 小儿过敏性紫癜饮食控制

食物过敏或不耐受是过敏性紫癜发展、反复的重要因素，过敏性紫癜患儿饮食控制亦是治疗中的重要部分。依据特殊变应原筛查结果及既往经验，急性期尽量避免食用可能引起其过敏或症状加重的食物，如海鲜、鸡蛋、牛奶、牛羊肉等异型蛋白，适当给以富含维生素 C 及维生素 K 的食物。病情稳定后逐渐增加饮食种类，密切观察紫癜、腹痛情况，注意监测血常规、尿常规、便常规以及便潜血等。如有反复，则应停止添加，并及时随诊、复查。皮肤紫癜等症状消失 2 个月内不要接触海鲜、鸡鸭牛羊肉动物蛋白以及奶类、鸡蛋等，主要以素食为主，饮食要清淡、易消化。可酌情食用瘦猪肉。饮食开始增加蔬菜及水果种类时，注意"少量、递增、不适即停"等原则，先添加一种蔬菜或水果少量，3 日后病情无反复，无过敏反应，可考虑再添加另一种蔬菜或水果。如有病情反复，应停止食用，待病情稳定后再重新开始。尽可能不要接种普通预防疫苗，待紫癜等症状消失 3~6 个月后再考虑预防接种。如患儿对常规饮食中的小麦、玉米等过敏较重，可考虑替代或脱敏治疗。

（六）零金碎玉

我学术流派在临床中探索出一套中西医结合治疗本病的方法，在中药内服、外用等方面有丰富的经验和体会，简要介绍如下。

1. 丹皮、赤芍

（1）单味应用　丹皮寒，味苦、辛。归心经、肝经、肾经。功用：清热凉血，活血化瘀。丹皮长于清热凉血，善治血中结热。

赤芍归肝经，苦，微寒。功用：清热凉血，散瘀止痛。活血散瘀、止痛力较佳，善治脉中瘀滞。

（2）配伍　丹皮、赤芍配伍，清热凉血，活血散瘀，二药配伍，凉血又能祛瘀，活血又不妨碍止血，有活血不动血、凉血不留瘀的特点，是血热血瘀诸证的良药。

2. 治疗后期活血化瘀药物的应用

病程后期，常有阴虚、气虚等兼证，加之"久病必瘀"，治疗上注重活血化瘀、祛斑通络，同时兼顾补气养阴等法以图治病求本，寓养血活血于止血之中，达到血止而瘀去的效果。

（七）专病专方

紫癜汤（院内协定处方）：用于过敏性紫癜血热妄行证。

处方：紫草 10g　　地榆炭 10g　　赤芍 10g　　茜草根 15g
　　　槐花 10g　　金银花炭 15g　丹皮 12g　　生地黄炭 10g
　　　天花粉 15g　板蓝根 15g　　木瓜 10g　　蒲黄炭 10g
　　　白茅根 30g　甘草 10g

（八）诊疗技术路线

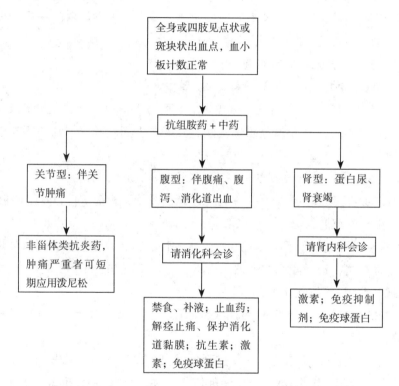

第六节　红斑狼疮

（一）疾病认识

红斑狼疮（LE）是一种病因未明、临床上有多种表现、可累及全身多脏器的自身免疫性疾病。本病常见于青年女性，临床上有多种表现，可累及全身任何脏器，是一种病谱性疾病，盘状红斑狼疮和系统性红斑狼疮是该病谱的两个极型。本病病因尚不清楚，目前认为相关因素有遗传、病毒、药物、物理、性激素、细菌感染、精神忧郁、人种、地区、妊娠及环境污染等。发病机制可能是遗传、感染、某些环境和激素等因素的相互作用使自身组织细胞结构改变，或免疫活性细胞发生突变，从而失去自身耐受性，造成机体免疫调节失常的结果。

临床分型：

（1）盘状红斑狼疮（DLE）

1）皮损特点：皮肤持久性盘状红斑，境界清楚，表面毛细血管扩张并有黏着性鳞屑。剥离鳞屑，可见其下扩张的毛囊口，鳞屑底面有很多刺状角质栓。在发展过程中，可见肥厚、萎缩、瘢痕、色素减退、色素沉着。头皮处皮损可致永久性脱发。黏膜损害常见于口唇，可见糜烂、结痂、鳞屑。

2）光敏感：日晒时皮损加重。

3）实验室检查：35%DLE患者ANA阳性。

4）组织病理变化主要表现：表皮角化过度，毛囊口及汗孔角栓形成，颗粒层增厚，棘层萎缩，基底细胞液化变性。真皮血管周围和附属器周围淋巴细胞灶状浸润。

5）免疫病理：DLE皮损处90%狼疮带试验（LBT）阳性。

6）皮损广泛地发生于四肢、手背、手指、躯干，称播散性盘状红斑狼疮。

（2）亚急性皮肤红斑狼疮（SCLE）

1）环－多环型：初起为红色丘疹、水肿性红斑，逐渐扩大，形成环形、弧形、多环形损害，边缘隆起，有细薄鳞屑。部分皮损边缘可有水疱，中央消退，留有色素沉着，毛细血管扩张。

2）丘疹鳞屑型：皮损为鳞屑性红斑、丘疹，如银屑病样或玫瑰糠疹样。消退后不留瘢痕。

3）实验室检查：有贫血、白细胞降低、血小板减少、血沉快。LE细胞阳性（10%~55%），80%患者ANA（抗核抗体）阳性。60%~70%抗Ro/SSA抗体阳性及40%~70%抗La/SSB抗体阳性为本病的免疫学特征。

4）组织病理主要表现：与DLE相似，表皮基底细胞液化变性和真皮水肿较明显，角化过度和炎性浸润较轻。

5）免疫病理：LBT皮损处阳性。

6）此外尚可有光敏、脱发、雷诺现象、网状青斑和甲周毛细血管扩张等。可合并关节痛、发热、肌痛、浆膜炎。

（3）系统性红斑狼疮（SLE）　一般采用美国风湿病学会 1997 年修订的 SLE 诊断标准。患者具有 11 项标准中的四项或更多项，相继或同时出现，即可诊断为 SLE。

1）面颊蝶形红斑。

2）盘状红斑。

3）光敏感。

4）口腔溃疡。

5）非侵蚀性关节炎。

6）浆膜炎（胸膜炎或心包炎）。

7）肾损害：尿蛋白＞ 0.5g/d，有细胞管型。

8）中枢神经系统病变：其他原因不能解释的抽搐或精神症状。

9）血液学异常：溶血性贫血伴网织红细胞增生，或白细胞＜ 4×10^9/L，2 次，或淋巴细胞＜ 1.5×10^9/L，2 次，或血小板＜ 100×10^9/L。

10）免疫学异常：抗 ds-DNA 抗体阳性、抗 Sm 抗体或抗磷脂抗体阳性和狼疮抗凝物阳性。

11）抗核抗体阳性。

本病相当于中医学"红蝴蝶疮"。本病起于先天禀赋不足，肝肾阴亏，精血不足，加之情志内伤，劳倦过度，六淫侵袭，阳光暴晒，瘀血阻络。血脉不通，皮肤受损，渐及关节、筋骨、脏腑而成本病。初病在表，四肢脉络痹阻，先表后里，由表入里，由四肢脉络入内而损及脏腑脉络。在内先在上焦，由上而下，渐至中焦，再及下焦。由轻渐重，由浅渐深。在表在上较为轻浅，在里在下较为深重。若表里上下多脏同病，当为重证；如再由下而上弥漫三焦，五脏六腑俱损，上入清窍则最为危重。本病基本病机是素体虚弱，真阴不足，热毒内盛，痹阻脉络，内侵脏腑。在经络、血脉，与心、脾、肾密切相关，可累及肝、肺、脑、皮肤、肌肉、关节等多个脏器。

（二）辨证思路

本病主要为阴阳失衡，气血失和，经络受阻，气滞血瘀，加上毒热为患，阴阳交错，症情多变，而出现上实下虚、上热下寒、内热外寒、内干外肿、水火不济、阴阳失调的复杂病象。临床辨证主要分为以下五型：热毒炽盛证、阴虚火旺证、脾虚肝旺证、气阴两虚证、脾肾阳虚证。治疗上首先要辨别证候虚实，再辨病情轻重。应根据病史、症状、脉象等辨明证候的虚实；根据病程长久、病势复杂、经治不愈、正气虚甚来辨别病情轻重。兼夹症多，有系统传变，均为病情较重的表现，反之则病情较轻。急性期重在清热解毒、祛瘀消斑，适当滋阴凉血，缓解期治以滋补肝肾、养阴清热，活血通络之品贯穿始终。治疗始终贯穿滋阴、清热、解毒、祛瘀的基本原则。LE 的治疗以阻断和抑制自身抗体的产生及免疫复合物沉积、迅速控制病情、防止和减轻系统性损害、延长缓解期、提高生存率、降低病死率为原则。治疗用药应个体化，治疗全程应采用中西医结合的方法。急性期以西医治疗为主，以期迅速控制病情，减轻系统损害，以中医中药为辅，目的是改善症状，缩短西医疗程，提高疗效；病情缓解期和稳定期中西药并重，可以减少激素和免疫抑制剂的维持量，减少西药不良反应，改善脏器受累，提高生存质量。

（三）治疗方案

1. 一般治疗

（1）树立和疾病作斗争的信心，保持乐观情绪。

（2）避免日晒。

（3）注意休息，避免过度劳累。

（4）注意营养及维生素的补充。

（5）节制生育。

（6）预防和及早治疗各类感染。

2. 中医治疗

（1）辨证论治

1）热毒炽盛证

主症：多见于 SLE 急性、亚急性阶段。水肿性鲜红色斑片，可有瘀点、瘀斑、血疱、甲下和眼结膜出血点，高热，烦躁，神昏，口渴，大便干结，小便短赤。舌质红绛，苔黄糙而干，脉弦滑或洪数。

治法：清热解毒，凉血护阴。

方药：犀角地黄汤加减。

参考处方：生石膏 30g，秦艽 10g，黄连 5g，白茅根 30g，石斛 10g，天花粉 10g，金银花炭 15g，生地黄 15g，丹皮 10g，生甘草 10g，白花蛇舌草 25g。

加减：高热不退加水牛角 10g；小便短赤加灯心草 3g，车前草 15g；舌苔黄加黄连 10g；便干加大黄 5g；齿衄加鲜芦根 15g。

分析：总由先天禀赋不足，肝肾亏损，精血不足，虚火上炎，兼因腠理不密，日光暴晒，外热入侵，两热相搏，热毒炽盛，燔灼营血所致。毒热之邪留于气分故高热不退；热扰营血，血热损络，外溢肌肤，故见鲜艳红斑、瘀点、血疱等出血现象；热扰心神，故见神昏、烦躁；热盛伤阴，故见口渴、便干。方中生石膏、白花蛇舌草、天花粉、秦艽、白茅根清热解毒利湿；石斛、生地黄、丹皮凉血滋阴，金银花炭清血分热毒。

2）阴虚火旺证

主症：皮损不鲜艳，低热持续不消退，时高时低，口干舌燥，头晕乏力，耳鸣目眩，腰膝酸痛，时有盗汗，头发脱落稀疏，五心烦热，月经不调，大便不润，小溲黄赤。舌质红，苔花剥或少苔，脉细数。

治法：滋阴降火。

方药：六味地黄丸或大补阴丸加减。

参考处方：黄柏 10g，知母 10g，山萸肉 10g，女贞子 12g，丹皮 10g，茯苓 10g，泽泻 10g，地骨皮 10g，青蒿 10g，麦冬 15g，天冬 15g，生地黄 15g，生甘草 5g。

加减：失眠加首乌藤 15g、柏子仁 10g；低热不退加银柴胡 10g；乏力口干加太子参 30g、五味子 6g；自汗或盗汗加炙黄芪 15g、浮小麦 25g、煅龙牡各 30g；贫血加阿胶 10g（蒸兑）、当归 10g；便秘加麻仁 15g、郁李仁 10g；月经不调加月季花 6g、玫瑰花 6g。

分析：本型多见于 SLE 急性、亚急性轻中度活动阶段，有脏器受累者。多由高热之后，热毒耗伤阴血，或先天禀赋不足，肝肾亏损，精血不足，虚火上炎，阴虚内热所致。阴虚失于濡养滋润，故皮损不鲜艳；正虚不能退邪，正邪交争，故见低热持续不退；津液被伤，故口干舌燥、大便不润；肝血不足，不能滋养头目，故头晕、目眩；肾阴亏虚，则腰膝酸痛、头发脱落稀疏、月经不调；心阴虚则阳亢，虚热内生，故五心烦热。方中黄柏、知母、山萸肉、女贞子、麦冬、天冬滋阴润燥；生地黄、丹皮凉血；茯苓健脾利湿；泽泻、青蒿、地骨皮清泻虚热。

3）脾虚肝旺证

主症：患者可出现肝功能异常。皮损多红中带紫，或有色素沉着、瘀斑、紫癜、毛细血管扩张；胁肋胀痛，右侧为甚，胃纳不佳，泛泛欲恶，腹胀便溏。肝脏肿大，或有脾脏肿大；头晕头痛，耳鸣失眠，烦躁易怒，月经不调或闭经。舌紫暗，脉细弦。

治法：健脾清肝，疏肝解郁。

方药：四君子汤合逍遥散加减。

参考处方：党参 25g，茯苓 10g，白术 10g，白芍 10g，柴胡 10g，鸡血藤 15g，丹参 15g，当归 10g，延胡索 10g，香附 6g，黄芪 20g，甘草 10g。

加减：腹胀恶心者，加半夏 5g、陈皮 5g、厚朴 5g、竹茹 10g；关节肿胀加羌活 10g、独活 10g；肢端发绀加地龙 10g、益母草 15g；胁痛加川楝子 10g；斑片色褐加桃仁 10g、生蒲黄 10g。

分析：病程日久，累及于脾，以致脾虚，脾失健运，气血凝滞，故皮损红中带紫，可见色素沉着、瘀斑、紫癜、毛细血管扩张；脾虚致肝木亢进，肝郁气滞，肝胃不和，故见胁肋胀痛、胃纳不佳、泛泛欲恶、肝脾肿大；脾虚运化失常则腹胀便溏。肝气郁结，肝络失和故见头晕头痛，耳鸣，月经不调或闭经。肝郁化火，上扰心神则失眠，烦躁易怒。方中党参、茯苓、白术、黄芪健脾益气；白芍、柴胡、香附、延胡索疏肝理气；丹参、当归、鸡血藤养血补血。

4）气阴两虚证

主症：患者可有心、肾功能损害等。心悸气短，神疲乏力，面色㿠白，自汗盗汗，失眠多梦，口干咽燥，关节酸痛，五心烦热。舌淡红，苔薄白，脉细弱或结代。

治法：益气养阴。

方药：四君子汤、六味地黄汤合生脉散加减。

参考处方：党参 20g，麦冬 15g，五味子 6g，茯苓 10g，桂枝 10g，白术 10g，炙甘草 10g，黄芪 20g，生甘草 10g，熟地黄 15g，山茱萸 10g，山药 10g。

加减：心悸、气短加远志 10g、珍珠母 30g、炙甘草 10g；失眠加酸枣仁 15g、首乌藤 15g；白细胞减少加西洋参 6g、阿胶 10g；足跟痛加熟地 15g；口腔溃疡加莲子心 5g、赤小豆 15g。

分析：本型因病程日久，气血耗伤，或热病耗气伤阴所致。气血不足，心失所养，故见心悸、失眠多梦；元气亏虚，脏腑功能减退，所以神疲乏力、气短；气血亏虚，不能上荣于面，故见面色㿠白；气虚卫外不固则自汗；阴虚则盗汗；阴血虚，筋脉关节失养，则肌肉关节酸痛；阴津不足，不能上滋口咽，则口干咽燥；阴虚阳亢，虚热内生，故见五心烦热。方中党参、茯苓、黄芪、山药、白术、炙甘草健脾益气；麦冬、五味子、生甘草、熟地黄、山茱萸滋阴；桂枝平冲降气。

5）脾肾阳虚证

主症：多见于 SLE 肾损害、心损害和长期应用糖皮质激素及部分中晚期患者。红斑转紫暗或不显，面白神倦，形寒肢冷，低热，腰部酸楚，关节疼痛，头发稀疏，耳鸣，身肿腹胀，纳差，便溏溲少，或面如满月，颈项肥粗。舌质淡胖或边有齿痕，苔薄白，脉濡细或沉细。

治法：温肾壮阳，健脾利水。

方药：扶正汤加减（院内协定处方）。

参考处方：黄芪 30g，太子参 15g，白术 10g，茯苓 15g，女贞子 12g，菟丝子 12g，枸杞子 15g，仙灵脾 10g，丹参 15g，鸡血藤 15g，秦艽 10g，重楼 9g，白花蛇舌草 30g，生地黄 15g，当归 12g，熟地黄 15g，甘草 10g。

加减：蛋白尿加石韦 10g、山萸肉 10g；尿素氮高加附子 10g、肉桂 10g；浮肿加冬瓜皮 15g、桑白皮 10g、泽泻 10g、猪苓 10g；尿中红细胞多加连翘 15g、赤小豆 15g、白茅根 20g；尿中白细胞多加黄柏 10g、蒲公英 20g。

分析：阳气衰微，失于温煦，不能振奋心神，故红斑转紫暗或不显，精神不振；运血无力，不能上荣于面，故见面色苍白；肾阳衰微，不能温养腰府及骨骼，不能温煦肌肤，故见腰膝酸软、关节疼痛、畏寒肢冷；肾精不足，则见头发稀疏、耳鸣；肾阳不足，膀胱气化不利，则见尿少；水液内停，泛溢肌肤，则见水肿；脾阳不振，运化无力，则见纳差、便溏；气机阻滞则见面如满月、颈项肥粗。方中黄芪、太子参、白术、茯苓、甘草健脾益气；女贞子、菟丝子、枸杞子、仙灵脾补益肝肾；秦艽、重楼、白花蛇舌草祛湿利水；丹参、鸡血藤活血；生地黄、当归、熟地黄养血补血。

（2）中成药

1）喜炎平注射液 10ml，或热毒宁 20ml 静脉滴注，15 日为一疗程。可用于热毒炽盛证或阴虚火旺证。

2）丹参川芎注射液 10ml 静脉滴注，15 日为一疗程。用于各型夹血瘀证。

3）高热不退可加安宫牛黄丸或新雪颗粒口服。

4）六味地黄丸、知柏地黄丸用于阴虚火旺证；八珍丸可用于气阴两虚证；附桂八味丸可用于脾肾阳虚证。

5）雷公藤多苷片、昆仙胶囊：适用于各型。育龄妇女慎用。

6）复方甘草酸苷可用于各证型。

7）白芍总苷胶囊养血敛阴、缓急止痛，用于血虚阴虚证，可改善或缓解关节症状。

（3）外治法

1）中药溻渍：皮疹处可应用我学术流派自制的湿毒洗液溻渍，每次 20 分钟，2 次/日。

2）耳穴疗法：耳中、风溪、对屏尖、肺、耳背沟、耳背肺等穴位，耳内埋针或埋压中药王不留行籽，两耳交替进行，每周 2 次，14 天为 1 个疗程。嘱患者每日自行揉压 3 次。

3. 西医治疗

（1）DLE 及 SCLE 的治疗

1）抗疟药：羟基氯喹开始剂量为每日 0.2~0.4g，连用 4~6 周，病情好转后减量。可控制皮疹和减轻光敏感，主要不良反应是眼底病变，用药超过 6 个月者，应每半年检查眼底。有心动过缓或有传导阻滞者禁用抗疟药。

2）沙利度胺：100~200mg/d 口服，病情好转后减至 100mg/d。适用于对羟基氯喹疗效差者或不能耐受者。还可试用氨苯砜。

3）激素：泛发病例可以口服小量皮质类固醇激素。如泼尼松 20mg/d，病情控制后缓慢减量。

4）短期局部外用或皮损内注射糖皮质激素，但脸部应尽量避免使用强效激素类外用药，一旦使用，不应超过 1 周。

5）对角化过度及肥厚性皮损可应用维 A 酸类药物。疣状狼疮亦可口服维 A 酸类药物。

6）钙调磷酸酶抑制剂：他克莫司软膏、吡美莫斯软膏外用。

（2）SLE 的治疗

1）非甾体类抗炎药：可单独用于轻型病例伴有发热、关节痛者。阿司匹林每日 3g 或布洛芬缓释胶囊 0.3g，每日 2 次口服，注意胃肠道不良反应。

2）抗疟药：羟基氯喹 0.2~0.4g/d 口服。大疱型 SLE 也可应用氨苯砜口服。

3）糖皮质激素：是现有治疗 SLE 最重要的药物。轻型病例泼尼松 $< 0.5mg/（kg·d）$；病情中等患者泼尼松 $0.5~1.0mg/（kg·d）$；重型 SLE 的激素标准剂量是泼尼松 1mg/kg，每日 1 次，病情稳定后 2 周或疗程 8 周内，开始以每 1~2 周减 10% 的速度缓慢减量，减至泼尼松 $0.5mg/（kg·d）$后，减药速度按病情适当调慢，如果病情允许，维持治疗的激素剂量尽量小于泼尼松 10mg。对有重要脏器受累，乃至出现狼疮危象者，可以使用较大剂量（每日泼尼松 $\geq 2mg/kg$）甚至甲泼尼龙冲击疗法 0.5~1.0g/d 静脉滴注，连续 3 天为一疗程，疗程间隔 5~30 天，间隔期和冲击后需口服泼尼松每日 0.5~1.0mg/kg，疗程和间隔期长短视具体病情而定。

4）免疫抑制剂

①环磷酰胺：目前普遍采用的使用方法是：A. 冲击疗法：0.5~1.0g/ ㎡体表面积，加入生理盐水 250ml 中静脉滴注，每 3~4 周 1 次，个别难治、危重患者可缩短冲击间期。多数患者 6~12 个月后病情缓解。大剂量冲击前需查血常规。B.0.4g，每周 1 次；C.0.2g，隔日 1 次。

除白细胞减少和诱发感染外，环磷酰胺治疗的不良反应包括性腺抑制（尤其是女性的卵巢功能衰竭)、胃肠道反应、脱发、肝功能损害,少见远期致癌作用(主要是淋巴瘤等血液系统肿瘤)、出血性膀胱炎、膀胱纤维化和长期口服而导致的膀胱癌。

②环孢素:环孢素剂量3~5mg/(kg·d),分2次口服。用药期间注意肝、肾功能及高血压、高尿酸血症、高血钾等,有条件者应监测血药浓度,调整剂量,血肌酐较用药前升高30%,需要减药或停药。环孢素对LN的总体疗效不如环磷酰胺冲击疗法,对累及血液系统的治疗有其优势。

③甲氨蝶呤:剂量7.5~25mg,每周1次。主要用于关节炎、肌炎、浆膜炎和皮肤损害为主的SLE。其不良反应有胃肠道反应、口腔黏膜糜烂、肝功能损害、骨髓抑制,偶见甲氨蝶呤导致的肺炎和肺纤维化。

④硫唑嘌呤:用法1~2.5mg/(kg·d),常用剂量50~100mg/d。不良反应包括骨髓抑制、胃肠道反应、肝功能损害等。少数对硫唑嘌呤极敏感者用药短期就可出现严重脱发和造血危象,引起严重粒细胞和血小板缺乏症,轻者停药后血象多在2~3周内恢复正常,重者则需按粒细胞缺乏或急性再生障碍性贫血处理,以后不宜再用。

⑤霉酚酸酯:治疗狼疮性肾炎有效,能够有效地控制IV型狼疮肾炎活动。其常用剂量为10~30mg/kg,分2次口服。值得注意的是随着剂量的增加,感染风险也随之增加。

5)静脉注射丙种球蛋白:对危重SLE,尤其是有溶血性贫血或血小板减少的患者有效。一般用量0.4g/(kg·d),连用3~5天。

6)升白药:脱氧核苷酸钠150mg日一次静脉滴注,可提高白细胞数,调节细胞代谢,调节免疫。

7)精神症状的对症治疗:予氯丙嗪50~150mg/d,口服或肌内注射。癫痫样抽搐可应用安定10~100mg/d。

8)血浆置换疗法:适用于糖皮质激素及免疫抑制剂疗效不佳又危及生命的重症患者。但不宜单独使用,应与糖皮质激素及免疫抑制剂联用,可减少糖皮质激素用量。

9)自体干细胞移植:适用于糖皮质激素及免疫抑制剂疗效不佳,重要脏器功能仍处于代偿期的患者。

10)生物制剂:随着对自身免疫疾病发生的分子机制的深入认识,潜在治疗靶点逐渐被发现,选择性干预特定靶点的新药不断被研发出来。目前主要有以下几类:

①针对B细胞的生物制剂:Belimumab是第一个被美国FDA批准用于血清

抗体阳性、已接受标准化治疗的活动期 SLE 患者的生物制剂。Blisibimod 是另一种针对 BAFF 通路的单抗。Atacicept 通过阻断过度表达的 B1yS 和 APRIL，减少 B 细胞与浆细胞的数量，减少自身抗体的产生。Rituximab（RTX）是一种抗 B 细胞 CD20 单克隆抗体，通过介导抗体或补体依赖细胞毒作用及诱导凋亡等方式，减少外周 B 细胞数量，达到免疫抑制的目的。Epratuzumab 是一种针对 CD22 的单克隆抗体，可阻断 BCR 信号转导，抑制 B 细胞增殖和活化。

②T 细胞抑制剂：Abatacept 是 CTLA-4 与人 IgGI Fc 段的融合蛋白，通过抑制共刺激分子 CD28 和 CD80/CD86 的相互作用，阻断活化 T 细胞所需的第二信号，终止 T 细胞活化。

③细胞因子抑制剂：IL-6 抑制剂 Sirukumab, PF-04236921。IL-12/23 抑制剂 Ustekinumab。TNF-α 抑制剂 Infliximab。IFN-I 抑制剂 Anifrolumab。

④补体抑制剂：Eculizumab 是人源化 IgG2/IgG4 型单抗，通过结合 C5 从而抑制 C5a 及 C5b-9 形成。

（3）狼疮危象的治疗 治疗目的在于挽救生命、保护受累脏器、防止后遗症。通常需要大剂量甲基泼尼松龙冲击治疗、针对受累脏器的对症治疗和支持治疗，以帮助患者度过危象。后续的治疗可按照重型 SLE 的原则，继续诱导缓解和维持巩固治疗。

4. 调护

（1）生活调理：生活规律，劳逸结合。

（2）饮食调理：加强营养，忌辛辣刺激饮食。

（3）精神调理：正确认识本病，树立与疾病作斗争的信心，保持心情舒畅，避免精神刺激。

（四）案例分析

朱某，女，22 岁，2018 年 6 月 26 日初诊。

面部起红斑伴发热、关节痛、光敏感 1 月。1 个月前开始，面部起水肿性鲜红色斑片，伴发热（37.5~38.2℃），关节痛，口渴、大便干结、小便短赤。舌质红绛，苔薄黄，脉弦滑。查体：面颊两侧、鼻梁见成片鲜红色水肿性红斑。实验室检查：白细胞 3.2×10^9/L；红细胞 4.0×10^{12}/L；血红蛋白 139g/L；血小板 130×10^9/L；血沉 46mm/h；抗核抗体（+）1:3200；抗 ds-DNA 抗体阳性；Sm、核糖体抗体、RNP 均阳性；SS-A、SS-B 抗体、SCL-70 抗体、U1RNP 抗体均阴性；补体 C_3 45mg/dl；尿蛋白（+）；肝肾功能、血离子、血糖、心肌酶谱、心脏彩超、肝胆脾肾膀胱子宫彩超、肺 CT 无明显异常。

中医诊断：红蝴蝶疮。

西医诊断：系统性红斑狼疮。

辨证：热毒炽盛证。

治法：清热解毒，凉血护阴。

处方：

生石膏 30g	秦艽 10g	白茅根 30g	黄连 10g
金银花炭 15g	石斛 10g	天花粉 10g	大黄 5g
灯心草 3g	丹皮 10g	槐花 12g	白花蛇舌草 25g
车前草 15g	连翘 12g	生地黄 30g	生甘草 10g

外治：中药溻渍，每次 20 分钟，每日 2 次。

西医治疗：口服泼尼松 20mg，每日 2 次；羟氯喹 0.2g，每日 2 次；同时口服钙片、氯化钾片、磷酸铝凝胶，预防激素不良反应。

二诊：上方 10 剂后，面部红斑色减淡，体温正常，伴有心烦、口苦口干、腹胀、大便干燥、小便微黄，关节痛缓解，舌尖红，苔薄黄，脉弦滑。实验室检查：白细胞 6.6×10^9/L，红细胞 4.5×10^{12}/L，血红蛋白 143g/L，血小板 176×10^9/L。

处方：

半夏 9g	陈皮 9g	厚朴 9g	竹茹 10g
黄连 10g	天花粉 10g	香附 6g	白茅根 20g
石斛 10g	金银花炭 15g	柴胡 10g	生地黄 15g
丹皮 10g	生甘草 10g	大黄 5g	槐花 12g。

西医治疗同前。

三诊：上方 10 剂后，面部红斑明显减淡，体温正常，伴有心烦、眠差、口干、纳差、大便偏干，小便正常，无关节痛，舌红，苔薄黄，脉弦滑。

处方：

半夏 9g	陈皮 9g	厚朴 9g	白茅根 20g
山楂 10g	柴胡 10g	香附 6g	薏苡仁 15g
石斛 10g	灯心草 3g	茯神 12g	生地黄 15g
丹皮 10g	大黄 5g	槐花 12g	生甘草 10g

西医治疗同前。

四诊：上方服用 15 剂后，皮疹大部分消退，无发热、关节痛。纳可，夜梦多，二便正常。舌淡红，苔薄黄，脉滑。实验室检查：白细胞 11.5×10^9/L；血沉 22mm/h；尿蛋白（-）；肝功能、肾功能、血离子、血糖无异常。

处方：

厚朴 9g	山楂 10g	酸枣仁 15g	首乌藤 15g
柴胡 10g	香附 6g	薏苡仁 15g	白茅根 20g
石斛 10g	茯神 12g	灯心草 3g	生地黄 15g

丹皮 10g   槐花 12g   五味子 6g   生甘草 10g

西医治疗：泼尼松减量至早 20mg，晚 15mg 口服；羟氯喹 0.2g，每日 2 次；同时口服钙片、氯化钾片、磷酸铝凝胶，预防激素不良反应。

按上方连续服药 3 个月，期间加减使用过党参、麦冬、白术、炙甘草、黄芪、熟地、山茱萸、山药等，病情逐渐缓解，激素每 3 周减量 5mg，减至 30mg 后每 2~4 周减量 2.5mg，现维持于 10mg/d。复查：抗核抗体 1:160，抗 ds-DNA 抗体阴性。病情稳定，门诊随诊。

案例点评： 患者急性起病，面部起水肿性鲜红色斑片，伴发热、关节痛、口渴、大便干结、小便短赤。舌质红绛，苔薄黄，脉弦滑。证属热毒炽盛。治疗以西医为主，迅速控制病情，口服泼尼松、羟氯喹。中医治以清热解毒、凉血护阴。羟氯喹是红斑狼疮的基本用药，适用于各型红斑狼疮，对皮炎、口腔溃疡、光敏感、关节炎和关节痛均有较好疗效。二诊时，面部红斑色减淡，体温正常，伴有心烦、口苦口干、腹胀、大便干燥、小便微黄，关节痛缓解，舌尖红，苔薄黄，脉弦滑。有肝气郁结、脾失健运之象，加柴胡、半夏、陈皮、厚朴、竹茹健脾疏肝解郁，大便干、口干，有阴伤之象，加石斛滋阴。三诊面部红斑明显减淡，体温正常，伴有心烦、眠差、口干、纳差、大便偏干，小便正常，无关节痛，舌红，苔薄黄，脉弦滑。热扰心神故眠差，加茯神宁心安神，纳差加山楂、薏苡仁健脾、消食。四诊病情明显好转，夜梦多，加酸枣仁、首乌藤、五味子养心安神，同时激素逐渐减量。当 SLE 患者的临床症状、体征以及实验室指标得到控制一段时间后（2 周左右），可考虑激素减量。

（五）临证经验

LE 的治疗以阻断和抑制自身抗体的产生及免疫复合物沉积、迅速控制病情、防止和减轻系统性损害、延长缓解期、提高生存率、降低病死率为原则。治疗用药应个体化。治疗全程应采用中西医结合的方法。急性期以西医治疗为主，以期迅速控制病情，减轻系统损害，以中医中药为辅，目的是改善症状，缩短西医疗程，提高疗效；病情缓解期和稳定期中西药并重，可以减少激素和免疫抑制剂的维持量，减少西药不良反应，改善脏器受累，提高生存质量。

1. 关于 LE 治疗目标

近 30 年随着对疾病认识的不断进步、科技的飞速发展、新药的研发，重要的是风湿免疫学科作为独立学科，不断发展壮大，积累了大量临床和科研经验。LE 的治疗方法也不断完善、进步、规范化。从最初仅有糖皮质激素、羟氯喹、环磷酰胺、甲氨蝶呤、硫唑嘌呤到疗效更好的新型免疫抑制剂环孢素、霉酚酸酯、来氟米特、钙调磷酸酶抑制剂（FK-506）出现，再到近几年靶向治疗药物在临床的应用，红斑狼疮患者治疗状况得到了极大的改善提高。治疗目标也从控制病情，降低死亡率，到目前控制疾病活动度、减少并发症和药物毒性，确保患者长期生存、防治器官损伤及理想的健康相关生活质量，让红斑狼疮患者不但要生存还要实现幸福的生活。

2. 关于对特异性皮疹的重视

到皮肤科就诊的红斑狼疮患者大多数是因为皮疹就诊，所以对皮肤科医生来说如何识别出狼疮皮疹，避免漏诊和早诊断早治疗是关键，有经验的医生甚至可以根据典型的特异的皮疹，一眼就可以判断出 LE。

对以下皮疹应注意筛查红斑狼疮：①中青年男性、女性，春夏季节出现曝光部位面、耳、下唇、手红斑，有或无鳞屑，皮疹无明显自觉症状者。②年轻患者出现过敏性紫癜、肢端血管炎改变。③面、躯干出现无症状浸润性红斑，或暗红色斑疹上见鳞屑，可呈环形。④面、躯干出现浸润性多形红斑样皮损，部分皮疹可有出血性或血疱、坏死性血管炎改变。⑤耳、双手冻疮样皮疹。⑥面、臀、上肢脂膜炎皮损，表面多有暗红色斑疹。

患者出现以上任一皮损应详细追问病史，如较长日光暴露史，日晒加重史，有无脱发、口腔溃疡、晨僵、关节痛、发热、小腿水肿等，并积极做好相关筛查，检查血常规、尿常规、血沉、ANA（抗核抗体）、ds-DNA（抗双链 DNA 抗体）、Anua（抗核小体抗体）、ENA（抗可溶性抗原抗体）、免疫球蛋白及补体。考虑皮肤型狼疮或确诊系统性依据不足者应完善组织病理及免疫病理检查。

3. 关于狼疮皮损的治疗

（1）首选硫酸羟氯喹　剂量：体重 ≥ 60kg，可予 0.2g/ 次，日 2 次治疗，< 60kg 0.1g/ 次，日 2 次口服。每日最大剂量 6.5mg/kg。一般 1~2 周起效，6~12 周皮损明显改善可减半量口服，仅皮肤型狼疮，可 3~6 个月停药，系统性者，可间断维持给药。治疗前及治疗后每 3 个月查眼底及视野。硫酸羟氯喹对 DLE、SCLE、肿胀性狼疮效果好，对血管炎、脂膜炎改变效果差，如应用 2~4 周无效应同时合并应用沙利度胺、糖皮质激素或免疫抑制剂。白细胞、血小板低者，在监测下仍可选用硫酸羟氯喹治疗。对于系统性红斑狼疮，硫酸羟氯喹与激素或免疫抑制剂联合治疗可以减少疾病复发、减少激素用量、降低血栓事件、减少肾病复发、降低心血管事件、改善预后而被推荐作为 LE 的基础治疗。

（2）沙利度胺　沙利度胺对大部分硫酸羟氯喹无效的狼疮皮损，可显示良好疗效。剂量：100~200mg 分 2 次口服，以较小剂量控制皮损为宜，可 50mg，每晚口服，2 天后，如无明显嗜睡加量至 50mg，日 2 次。患者耐受好，皮损广泛，有肥厚、血管炎样皮损可渐加至 200mg/d。应用 2 周无效或不能耐受者停用。注意事项：沙利度胺有嗜睡、眩晕等中枢抑制不良反应，不能从事开车等注意力集中工作，防止跌倒；沙利度胺有外周神经病变不良反应，停药后仍有一半是不可逆的，应注意量不要大，时间不要长，定期询问手足麻木、灼烧样病史，发现及时停药；建议育龄妇女，停药 1 年怀孕，以免发生致畸。

（3）手部、面部，耳部的疣状肥厚性皮损 可考虑加用维 A 酸低剂量口服治疗，注意可能增加光敏性。

（4）血管炎样皮损 往往合并内脏损害，单用硫酸羟氯喹效果欠佳，可加用小剂量糖皮质激素治疗，泼尼松一般 ≤ 30mg/d。狼疮性脂膜炎单用硫酸羟氯喹疗效差，起效慢，可联合雷公藤或激素治疗。我科常用雷公藤多苷 40~60mg，分 2 次口服。

（5）外用药物 患者皮损多无自觉症状，一般无需应用外用药物。对局限性皮损为较快缓解病情，可短期给予软性激素和他克莫司外用治疗。

4. 关于狼疮肾治疗

系统性红斑狼疮因其显著的异质性，脏器受累的范围和程度不同，所需采取的治疗强度和时间有所不同，但狼疮性肾炎的界定和评价相对统一，因此其管理和治疗比较容易达成共识。我们可以从狼疮肾（LN）的治疗中找到灵感，并将其思路归纳和拓展至 SLE 其他脏器受累的处理中，指导 SLE 的全盘治疗。

研究显示 50% 以上的 SLE 患者在 10 年内发展成为 LN，高达 30% 的 LN 病例在诊断 15 年内进展为终末期肾脏病。肾损害仍是 SLE 患者病死率最重要的预测因素。因此在临床上把握好狼疮肾的治疗成为红斑狼疮治疗的基本功。

狼疮肾治疗原则上应依据肾活检类型选择治疗方案。但限于患者的接受情况，早期我们主要依据患者尿蛋白、尿红细胞及管型、尿量，来选择和监测激素和免疫制剂的治疗。需要强调的是尿常规、24 小时蛋白尿，尿沉渣检查应连续做 3 次，以更准确评价患者真实情况和进展情况，依据损伤程度选择治疗方案。LN 的治疗分为诱导缓解和维持治疗两部分。

（1）24h 尿蛋白 < 1g，尿红细胞 < 10 个 /HP 我们给予泼尼松 30mg/d。完全缓解后维持治疗 2~3 周减量，一般 4~8 周后减量，3~6 个月减至 10mg/d 或停用。或予雷公藤多苷 40~60mg/d 口服治疗，完全缓解后维持治疗后停用，一般低于 3 个月。

（2）24h 尿蛋白 1~3g，尿红细胞 > 10 个 /HP 给予泼尼松 30~60mg/d，一般 6~8 周后减量，6 个月减至 < 10mg/d 维持治疗，或 2~3 年后酌情停药。同时给予环磷酰胺 0.4~0.8g，每 2 周一次，达理想疗效后，改为每 4 周一次。共用六

次后改为每3月一次或停用。或给予雷公藤多苷40~60mg/d口服治疗，完全缓解，维持治疗后停用，一般低于6个月。

（3）24h尿蛋白3~5g，有或无尿红细胞＞10个/HP 给予泼尼松60~100mg/d，一般8周后减量，＞6个月减至＜10mg/d维持治疗或2~3年后酌情停药。同时给予环磷酰胺0.4~0.8g，每周一次，达理想疗效后，改为每4周一次。共用六次后改为每3月一次。如条件允许维持治疗阶段可用霉酚酸酯1~2g/d口服。

（4）24h尿蛋白＞5g，或＞3g但进展较快者，或尿红细胞＞100个/HP给予甲泼尼龙500mg或1g，3~5天冲击治疗。然后每日用泼尼松0.5~1.0mg/（kg·d）治疗。同时给予环磷酰胺0.6~0.8g，每周一次，达理想疗效后，改为每4周一次。共用六次后改为每3月一次。激素冲击治疗2周后，仍不能控制病情，可再给一次冲击治疗。维持治疗阶段可用霉酚酸酯1~2g/d口服。

（5）所有蛋白尿≥0.5g/d或蛋白/肌酐比率相当 应接受血管紧张素转化酶抑制剂（ACEI）或者血管紧张素受体阻断剂（ARB）治疗。可减少蛋白尿，明显减慢血肌酐上升以及终末期肾病进展，对慢性肾病患者来说，ACEI或ARB对肾功能的保护作用优于单用钙通道阻滞剂或者利尿剂。

（6）早期诊断、积极治疗 早期诊断、早期治疗是防止发生慢性肾脏疾病及减少终末期肾脏损害（ESRD）的关键。环磷酰胺给药我们多采用每周1次，给药密度较目前规范指导的每2周一次和每4周一次要大，国内也有采用0.2g隔日给药治疗的。但我们在临床中观察到多数患者起效更快，并未见增加血细胞下降和感染风险。但在下一次给药前血细胞较治疗前有下降者，应该间隔时间延长。

5. 关于中医扶正治疗

对红斑狼疮尤其狼疮肾病例，同时配合应用我院健脾利湿的中药扶正汤治疗，在较快撤减激素、预防激素及免疫抑制剂不良反应方面取得良好疗效。

SLE肾损害、心损害和长期应用糖皮质激素及部分中晚期患者临床上表现为红斑多消退，面白神倦，形寒肢冷，低热，腰部酸楚，关节疼痛，头发稀疏，耳鸣，身肿腹胀，纳差，便溏溲少，面如满月，颈项肥粗。舌质淡胖或边有齿痕，苔薄白，脉濡细或沉细。这些多是肾损害和长期应用激素导致的，如何缓解这些症状，让患者能更好耐受激素治疗，西医可说束手无策，中医药可发挥出重要优势，可采用扶正治疗，我们有方药"扶正汤"。方中黄芪、太子参、白术、茯苓健脾益气；熟地黄、女贞子、枸杞子滋肾益精；仙灵脾、菟丝子补肾阳利水；丹参、鸡血藤、秦艽活血通络；重楼、白花蛇舌草清热解毒；生地、当归益气养血。现代药理研究表明，黄芪、白花蛇舌草具有明确的免疫调节作用，而仙灵脾、女贞子、当归等具有刺激免疫的作用。所谓正气存内邪不可干，系统性红斑狼疮治疗中更应强调扶正，扶正方能驱邪。

我们对扶正汤治疗红斑狼疮进行了临床研究，对 23 例扶正汤联合糖皮质激素及 18 例单用糖皮质激素治疗狼疮性肾炎患者治疗前、治疗 2 周、4 周、8 周后 24 小时尿蛋白定量、尿素氮、血肌酐的变化及临床症状的改善与不良反应的发生情况进行评估。结果激素联合中药组治疗后较单用激素组 24 小时尿蛋白有明显下降（$P < 0.01$）、尿素氮有明显下降（$P < 0.05$），肌酐两组间无显著差异。治疗组较对照组临床症状的改善明显，不良反应发生率低。提示扶正汤对糖皮质激素治疗狼疮性肾炎有明显的协同作用。

对红斑狼疮鼠的实验研究表明扶正汤能改善狼疮小鼠生存质量，并不引起胸腺和脾脏免疫器官的萎缩；通过减少尿蛋白，减轻肾组织的损伤，减少免疫球蛋白的沉积，降低 IFN-1（Ⅰ型干扰素）和 ICAM-1（细胞间黏附分子 -1）表达，起到改善狼疮肾病情的作用。

中医药治疗更强调整体观，通过对免疫机制的调节，提高了自身抗病能力，恢复机体的免疫平衡，因而在临床上即能提高西医的治疗效果，又能减少糖皮质激素的用量、不良反应、缩短病程，在系统性红斑狼疮的辅助治疗上有一定的优势。

6. 关于激素冲击治疗

及时果断激素冲击治疗，是挽救生命的关键，我们主要是对进展快的重型红斑狼疮和红斑狼疮危象采取冲击治疗。多为甲泼尼龙 1000mg/d 静脉滴注，个别体重低者 500mg 冲击，通常连续使用 3 天，1 周效果不好，可再冲击 3 天。效果仍不理想者方联合环磷酰胺治疗。对条件允许患者同时予免疫球蛋白 0.4g/（kg·d）冲击治疗。

7. 关于糖皮质激素性骨质疏松及股骨头坏死

红斑狼疮患者多为年轻患者，长期应用激素引起的骨质疏松及股骨头坏死，是临床上患者激素恐惧和影响其生活质量的主要原因。对临床上应用激素治疗的红斑狼疮患者均应给予预防性治疗。补充钙剂和维生素 D 作为基础措施，钙剂推荐剂量为 1000~1200mg/d，维生素 D 推荐剂量为 400~800U/d。

目前骨质疏松引起的骨折风险评估已不仅用骨密度（BMD），新的评估风险工具 FRAS 评分包括年龄、性别、体质量、身高、既往骨折史、父母髋骨骨折史、是否吸烟、服用激素量、是否患类风湿关节炎、是否存在继发性骨质疏松、每天饮酒量及股骨颈 BMD，共 12 项指标，进行综合评价。对评价为骨折中高风险的骨质疏松应同时口服双膦酸盐治疗或静脉注射双膦酸盐制剂或联合其他作用机制的抗骨质疏松药物特立帕肽或狄诺塞麦。

股骨头坏死的高风险因素包括：①髋部创伤：股骨头、颈骨折，髋臼骨折，髋关节脱位，髋部严重扭伤或挫伤（无骨折，有关节内血肿）。②大剂量长时间应用糖皮质激素（大剂量糖皮质激素治疗的定义是每天30mg及以上泼尼松龙和在过去1年中累计剂量在5g以上）。③长期大量饮酒。④高凝低纤溶倾向和自体免疫性疾病。⑤有减压舱工作史。可见应用激素的红斑狼疮患者有更高股骨头坏死风险。

对系统性红斑狼疮患者早筛查、早诊断临床前期股骨头坏死非常重要，MRI扫描对股骨头坏死敏感性、特异性均最高，对应用大剂量糖皮质激素后3~12个月内的系统性红斑狼疮患者，不论有无临床症状和体征，应行MRI扫描，并每半年复查。

骨质疏松和股骨头坏死的防治对皮肤科医生非常重要，但往往被我们忽视，其治疗除上述药物治疗外，生活方式指导也非常重要，应保证日常钙质摄入，补充蛋白质、维生素及微量元素，改变吸烟、过量饮酒等不良生活方式；安排好户外活动和方式，保持充足的日照和避免跌倒。

8. 治疗儿童和青少年患者的一些体会

儿童、青少年发病普遍比成人要急重。恶性病例发生率高。重要脏器，尤其肾脏、神经系统、心脏受累较多见且进展快。发热、乏力、脱发、淋巴结肿大、肝脾肿大等全身症状也更常见。所以对儿童患者的治疗，应尽早给予强有效的治疗方案。初始治疗激素量普遍比成人要大，一般泼尼松1.5~2mg/（kg·d）。24h尿蛋白＞3g，或尿蛋白（+++）；可疑脑病；血小板＜2万，应及早给予激素联合丙球蛋白冲击治疗。肾脏损害为主者同时联合环磷酰胺冲击治疗。我们有入院4小时即给予激素冲击治疗的病例，患者4小时内从头痛、狂躁到癫痫发作，冲击治疗第二天患者即神志正常。可见儿童病例进展迅速，其治疗必须稳、准、狠，才有希望挽救一些恶性病例。

（六）零金碎玉

我学术流派在临床中，注重中西医结合，总结出一系列行之有效的治疗经验。治疗红斑狼疮是离不开激素及其他免疫抑制剂的，临床中如何正确使用，如何减量，临床治疗的目标与达标后的临床决策是什么，中药如何配伍应用以及减少激素不良反应，这里介绍一些相关的经验。

红斑狼疮临床症状错综复杂，虚实互见，寒热兼有。急性期以西医治疗为主，以期迅速控制病情，减轻系统损害，以中医中药为辅，目的是改善症状，缩短西医疗程，提高疗效；病情缓解期和稳定期中西药并重，可以减少激素和免疫抑制剂的维持量，减少西药不良反应，改善脏器受累，提高生存质量。急性期，用甘寒清凉之药，如生石膏、知母、大青叶、玄参等。若长期低热，则应滋补培本。心热用水牛角、绿豆衣；肺热用桑白皮、地骨皮；脾热用黄芩、黄连；肝热用龙胆草、栀子；肾热用知母、玄参；骨蒸用鳖甲、胡黄连；血热用生地、丹参。缓解期可依据五脏主证分别论治：心虚宜养心安神，三子养亲汤加减；肺虚宜养肺保阴，百合固金汤加减；脾虚宜益气健脾，小建中汤加减；肝虚宜养血柔肝，一贯煎加减；肾阴虚宜甘润壮水，麦味地黄丸加减；肾阳虚宜补肾助阳，肾气丸加减；高热不退，热陷心包，安宫牛黄丸治之。

（七）专病专方

扶正汤（院内协定处方）：适用于红斑狼疮脾肾阳虚证。

处方：黄芪 30g	太子参 15g	白术 10g	枸杞子 15g
茯苓 15g	女贞子 12g	秦艽 10g	仙灵脾 10g
丹参 15g	鸡血藤 15g	重楼 9g	菟丝子 12g
当归 15g	生地黄 15g	熟地 15g	白花蛇舌草 30g
甘草 10g			

（八）诊疗技术路线

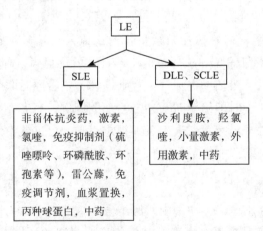

第七节 酒渣鼻

（一）疾病认识

酒渣鼻好发于面中部，尤其是鼻部，皮损特点以红斑、毛细血管扩张、丘疹、鼻赘为主要表现。因患者鼻色紫红如酒渣故名酒渣鼻。临床分三期，各期之间无明显界限。

（1）分期

1）红斑期（早期）：颜面中部，特别是鼻、两颊、眉间及颏部出现红斑，对称分布，在进食辛辣食物或热饮、环境温度升高、精神兴奋时更为明显。初为暂时性红斑，反复发作后持久不退，伴有鼻翼、鼻尖和面颊处浅表毛细血管扩张。

2）丘疹脓疱期（中期）：在红斑基础上，出现较多散在分布的丘疹、脓疱、结节，鼻部、面颊部毛孔粗大。病情时轻时重，少数患者伴有眼睑炎、结膜炎、虹膜睫状体炎等眼部损害。女性患者皮疹常在月经前加重。

3）鼻赘期（晚期）：鼻部结缔组织增生，皮脂腺异常增大，鼻尖肥大，呈暗红色或紫红色，形成大小不等的结节状隆起称为鼻赘。

（2）分型

1）单纯鼻型：约占10%，皮损只发生于鼻部，鼻部油腻，易形成鼻赘。

2）面颊口周型：约占60%，皮损分布在面颊、口周，也可以同时发生在鼻部，但不易形成鼻赘。部分患者合并痤疮，通常先有痤疮，再出现酒渣鼻，大部分皮损区干燥。

3）特殊类型：眼型，常表现为非特异的睑缘炎和干眼症，亦可表现为结膜炎，罕见巩膜炎、前葡萄膜炎。本病生理病理过程复杂，可能与先天免疫失调、神经血管功能失调、毛囊蠕形螨感染、共生菌过度生长、皮肤屏障功能受损、遗传因素相关。

中医学关于本病记载最早见于《黄帝内经》，《素问·刺热》中指出"脾热病者，鼻先赤"。《素问·生气通天论》亦有"劳汗当风，寒薄为渣，郁乃痤"的记载。根据其症状特点，中医学又有"鼻赤""齄鼻疮""肺风"等病名。临床多数情况下，酒渣鼻轻度红斑期为肺胃有热或热盛生风，疾病发病较急；重度酒渣鼻患者多存在固定性红斑片，中医证候为热毒蕴肤；晚期患者的临床症状特点是鼻赘、皮肤肥厚，为痰瘀互结所致。

（二）辨证思路

酒渣鼻多因内有湿热，实火上攻，外有风寒外束，局部寒热、气血、痰浊相互搏结所致。临床辨证主要分为三型：肺胃蕴热证、热毒蕴肤证、痰瘀互结证。采用中西结合方法可明显减轻症状、缩短病程。中医治疗不外乎清热除湿、发散表邪、活血化瘀。西医治疗可应用口服、外用药物，以及激光、手术疗法，中西医结合治疗，可取得良好的疗效。

（三）治疗方案

1. 一般治疗

（1）注意预防各种感染。

（2）尽量避免服用可以引起过敏的药物和食物。少食辛辣之品，少食鱼、蟹、牛乳等腥发之品，不饮酒。

（3）注意冷暖适当，起居有节。

（4）加强锻炼，增加机体的抵抗力和免疫力。

2. 中医治疗

（1）辨证论治

1）肺胃蕴热证

主症：红斑多发生于鼻尖或两翼，压之褪色，平素嗜酒，饮食不节，可伴有便秘，口干口渴。舌红、苔黄腻，脉弦滑。

治法：清宣肺胃，凉血活血。

方药：枇杷清肺饮加减。

参考处方：枇杷叶 10g，桑白皮 10g，黄连 6g，黄芩 12g，生地黄 15g，白茅根 20g，赤芍 12g，生石膏 20g，金银花 15g，丹皮 12g，车前草 15g，甘草 10g。

加减：便秘者加大黄 10g、槐花 10g；口燥咽干者加葛根 10g；瘙痒重者加防风 10g、白鲜皮 10g。

分析：肺经阳气偏盛，肺失宣降，湿热蕴胃化热，热与血相搏，入于肺窍，使鼻渐红而致病。湿热内蕴，伤津耗液则便秘、口干口渴。方中枇杷叶、桑白皮、金银花宣肺清热解毒；生地、赤芍、丹皮凉血活血；黄连、黄芩、石膏清上焦、中焦之热；白茅根、车前草清利湿热。

2）热毒蕴肤证

主症：丘疹脓疱期多见。红斑转为深红色，红斑上出现丘疹、脓疱，血丝显露，局部灼热，口干便秘。舌红，苔黄，脉滑或弦数。

治法：清热解毒。

方药：五味消毒饮（《医宗金鉴》）或黄连解毒汤（《外台秘要》）加减。

参考处方：金银花 15g，石膏 20g，蒲公英 12g，黄柏 10g，天葵子 9g，黄连 9g，黄芩 10g，紫花地丁 9g，栀子 9g，野菊花 10g，丹参 12g，甘草 6g。

加减：红斑明显加地骨皮 15g、紫草根 10g；脓疱明显者加刺蒺藜 10g、败酱草 10g；便秘者加大黄 10g、槐花 10g。

分析：脾胃积热，湿热化毒，热毒蕴积化火，循经熏蒸，使鼻深红，毒热相搏，则起丘疹、脓疱，脉络充盈则血丝显露；热毒伤津耗液则口干、便秘。方中金银花、野菊花、蒲公英、紫花地丁、天葵子、栀子清热解毒；黄连、黄芩、黄柏、石膏清利三焦湿热；丹参凉血活血。

3）痰瘀互结证

主症：鼻赘期多见。鼻部暗红或紫红，并逐渐肥厚增大，或有结节增生如瘤状，血丝明显，全身症状不明显。舌暗苔薄白，脉涩。

治法：活血化瘀散结。

方药：痤疮汤（院内协定处方）。

参考处方：浙贝母 10g，生地黄 15g，川芎 10g，赤芍 10g，黄芩 15g，牡蛎 30g，红花 10g，连翘 15g，夏枯草 15g，丹参 10g，桃仁 10g，金银花 15g，甘草 10g。

加减：体质强者可加三棱、莪术各 10g；体质虚弱者加黄芪 10g。

分析：病久血瘀凝结，久则鼻部暗红或紫红。血瘀、痰湿交织，故肥厚、结节。方中生地、川芎、赤芍、红花、丹参凉血活血；浙贝母、牡蛎软坚散结、祛瘀；金银花、连翘、夏枯草清热解毒。

（2）中成药 可选用丹参酮片、大黄䗪虫丸、西黄丸。

（3）外治及其他疗法

1）中药面膜：颠倒散（大黄、硫黄等量研细末）清水调敷，涂于皮损处，30 分钟后清水洗净，每晚 1 次。用于炎性丘疹、脓疱、结节、囊肿，适用于丘疹脓疱期，起到活血化瘀、清热散结的作用。

2）中药溻渍：马齿苋、紫花地丁、黄柏等水煎取汁，开放性冷湿敷，每日 2 次，每次 20 分钟，用于红斑、炎性丘疹、脓疱，适用于红斑期、丘疹脓疱期，起到清热凉血解毒、减轻炎症的作用。

3）四黄膏（《朱仁康临床经验集》）：外涂，每日 2~3 次，适用于红斑期，起到清热解毒、消肿的作用。

4）针灸：毫针法。主穴：印堂、素髎、迎香、地仓、承浆、颧髎。配穴：

禾髎、大迎、合谷、曲池。手法：轻度捻转，留针 20 分钟，隔日 1 次。

5）耳穴敷贴法：取穴外鼻、肺、内分泌、肾上腺。局部贴压王不留行籽，每日按压数次，以微痛或麻胀感为度。

6）梅花针法：患处用梅花针（七星针）轻刺，每日或隔日 1 次。

7）刺络拔罐放血法：取穴大椎、脊柱两侧反应点。局部常规消毒，用三棱针在皮肤上点刺放血，然后用闪火法拔罐，10~15 分钟起罐，局部再次消毒，不需包扎，隔日 1 次或每周 2 次。也可在第 1~12 胸椎两侧旁开 0.5~1.5 寸处寻找反应点，用三棱针挑刺后，挤出血 1~2 滴，隔日 1 次，5 次为 1 个疗程。

8）火针疗法：局部常规消毒，针灸针在火上烧红后，迅速刺入红斑、丘疹、脓疱等。每周治疗 1 次，4 次为 1 个疗程。

3. 西医治疗

（1）外用药治疗

1）一线药物

①壬二酸：该药对治疗酒渣鼻的红斑、丘疹、脓疱有效，且药效温和。常用 15% 或 20% 壬二酸每日 1~2 次。

②甲硝唑制剂：该药对减轻酒渣鼻的炎症和红斑有效。常外用 0.75% 甲硝唑凝胶（霜）每日 2 次、1% 甲硝唑凝胶（霜）每日 1 次。常见不良反应是局部烧灼感或刺痛感。

③复方硫黄制剂：对丘疹脓疱型酒渣鼻有效，可用于疾病活动期和维持期。常用 10% 硫胺醋酰钠 +5% 硫黄溶液，每日 1 次。

2）二线药物

①抗生素：常用 3% 红霉素凝胶、1% 克林霉素凝胶、2% 阿奇霉素溶液，每日 1~2 次。

②他克莫司和吡美莫司：他克莫司和吡美莫司对酒渣鼻的红斑性损害有效，常用 0.03% 他克莫司软膏、0.1% 他克莫司软膏、1% 吡美莫司乳膏，每日 1~2 次。

③维 A 酸：常用 0.025% 维 A 酸霜、0.1% 维 A 酸霜、异维 A 酸凝胶，每日 1 次。常见不良反应是局部烧灼感及脱屑。

④过氧苯甲酰：对红斑、丘疹、脓疱及鼻赘有效。常用 5% 过氧化苯甲酰凝胶，每日 1~2 次。

⑤糖皮质激素：应避免使用，但对于暴发性酒渣鼻，短期合用强效糖皮质激素可减轻炎症。

（2）系统药物治疗

1）维 A 酸类药物：可治疗多型酒渣鼻。

①适应证：A.鼻赘期酒渣鼻患者。B.其他治疗方法无效的红斑及毛细血管扩张期和丘疹脓疱期酒渣鼻患者。C.其他治疗方法无效的眼型酒渣鼻患者。

②剂量和疗程：小剂量异维A酸口服对各型酒渣鼻的临床疗效好，且不良反应较小，因此推荐对各型酒渣鼻的治疗均可予异维A酸0.3mg/（kg·d）口服，疗程≥12周。患者临床症状得以控制后，可减量至最小有效量维持，但停药后症状易复发。

③不良反应及注意事项：使用小剂量异维A酸治疗时不良反应轻微，主要为皮肤黏膜干燥。其他少见不良反应包括光敏感、骨质疏松、肌肉疼痛、眼部损害、血脂升高、肝酶异常、致畸等，故妊娠、哺乳、严重肝肾损害者应禁用，长期饮酒、肥胖、血脂异常、骨质疏松、糖尿病及有肝脏疾病患者应慎用，女性患者在治疗中及治疗前后3个月内均应严格避孕。

2）抗生素：系统使用抗生素类药物的目的并非在于治疗细菌感染，而在于控制局部炎症反应。因此在使用抗生素类药物治疗酒渣鼻时应注意选择药物的种类、剂量及疗程，同时还需警惕长期使用抗生素类药物可能带来的药物不良反应。

①适应证：A.丘疹脓疱期酒渣鼻患者。B.以炎性红斑皮损为主的难治性红斑及毛细血管扩张期的酒渣鼻患者。C.外用药物治疗无效的酒渣鼻患者。

②药物选择：首选四环素类如多西环素、四环素、米诺环素等。四环素类不能耐受或有禁忌者可考虑选择大环内酯类如红霉素、阿奇霉素、克拉霉素及甲硝唑、替硝唑治疗。

③剂量和疗程：推荐多西环素200mg/d，每日1次或分2次口服；四环素1.0g/d，分2次口服；米诺环素0.1g/d，每日1次或分2次口服；红霉素1.0g/d，分2次口服；阿奇霉素0.25~0.5g/d，每周3次；克拉霉素0.25g/d，隔日1次；甲硝唑0.4g/d，分2次口服。以上药物使用至患者临床症状控制后，减量至最小维持量或停药。

④不良反应及注意事项：常见不良反应有胃肠道反应、药物性食管炎、药疹、肝损害、光敏反应、前庭受累（如眩晕）。罕见不良反应有良性颅内压增高症（如头痛等）、狼疮样综合征和自身免疫性肝炎。

3）氯喹及羟氯喹：氯喹及羟氯喹有抗血管新生及抗光敏作用，尤其适用于日晒后加重的病例，氯喹0.25~0.5g/d，每日1次或分2次口服；羟氯喹0.2~0.4g/d，分2次口服。

4）氨苯砜：可用于治疗严重和难治性酒渣鼻，尤其适用于有异维A酸禁忌者。成人50~150mg/d口服，待症状控制后逐渐减量，维持在25~100mg/d。定期查血常规、尿常规、肝功能。

5）雌激素：适用于绝经后女性，如己烯雌酚。

4. 激光、光动力及手术治疗

（1）激光疗法　激光疗法为难治性酒渣鼻皮损提供了重要的治疗手段，应针对不同临床分期，选择合适的激光设备及参数。

1）红斑毛细血管扩张期：常用设备：585/595nm 脉冲染料激光（PDL）、强脉冲光（IPL）、Nd:YAG 脉冲激光可调脉宽 1064nm 波长、542nm KTP 激光等。

① 585nm PDL 适合于直径 < 0.2mm、深度 < 1.2mm 的血管，直径 > 0.2mm 的血管需要多次治疗，而 > 0.4mm 则效果较差。

② 595nm PDL 波长更长，能量略增大，穿透力相应增强，不良反应发生率相对较低。

③ IPL 具有大光斑、疗效确切、无紫癜、无需停工的优点，疗效与 PDL 相当。

④ 542nmKTP 倍频 Nd：YAG 激光穿透深度 1mm，适合直径 < 1mm 的血管，疼痛轻，无紫癜，但易于出现色素异常和瘢痕。

⑤ Nd:YAG 脉冲激光可调脉宽 1064nm 波长适于直径 3mm 以下、深达 2~6mm 血管的治疗，对酒渣鼻的毛细血管扩张疗效好。

应用血管性激光时可联合抗生素等药物疗法，需激光治疗 3~5 次，间隔 4~6 周，最好每年巩固 1~2 次治疗。

2）丘疹脓疱期：单独使用激光或 IPL 疗效不确定，建议联合药物治疗。PDL、IPL、1450nm 半导体激光可能减轻酒渣鼻的丘疹和脓丘疱疹，但需增加治疗次数。

3）鼻赘期：主要应用 CO_2 激光和 Er:YAG 激光。CO_2 激光剥脱深度为 25~50μm，对 0.5mm 以下的血管具有止血作用。疗效与传统外科切除相当，但痛苦更小。Er:YAG 激光的水吸收率为 CO_2 激光的 10 倍，但波长短，剥脱深度 15~20μm，术中易出血，适于较小鼻赘。短脉冲 Er:YAG 激光适合于切除，长脉冲或双脉冲 Er:YAG 激光更适合止血。还可选择 Er:YAG 激光（切除）联合低能量 CO_2 激光（止血）治疗。

激光治疗酒渣鼻疗效确切，但不能完全替代药物治疗，应根据患者皮肤类型、皮损特点等情况进行综合治疗。

（2）光动力（PDT）疗法　使用氨基酮戊酸（ALA）外敷 1~3 小时后，以红光照射治疗，每 2 周 1 次，治疗 1~6 次，对丘疹脓疱等皮损有显著疗效，对合并光损伤的酒渣鼻疗效更佳。

（3）手术疗法　对于不伴丘疹、脓疱皮损，而以毛细血管扩张和鼻赘损害为主的酒渣鼻，药物治疗很难奏效，需酌情选用手术疗法治疗。

1）划痕及切割术：对毛细血管扩张及较小的鼻赘损害可以采用切割术治疗。根据鼻部毛细血管扩张程度、病变表面皮肤粗糙程度及局部皮损增生肥大程度调节二锋刀或五锋刀露出的刀刃长短。左手食指、拇指固定鼻部，在鼻部作"十字"形划破皮肤，每划破10~15次，即刻用纱布压迫止血1次，当创面出现无数个丝状乳头，宛如杨梅状时，划破即停止，术毕加压包扎1周。术后不满意，间隔3~6个月可行第2次手术。

2）切削术及切除术：对于巨大鼻赘（鼻瘤）损害，可采用切削术或切除术治疗，但术前应参考病前鼻部形态照片，或根据患者鼻孔的大小、形状，粗略地估计出患者大致正常的鼻部形态。具体手术方法：①电刀或普通手术刀大致切除增生的鼻赘，然后采用切割术修型。②电刀或普通手术刀切除孤立的增生鼻赘，局部缝合处理，其他无明显增生皮损采用切割术处理。③对于有较多增生鼻赘并且体积较大的皮损先用电刀切削，创面止血后再行切割术修型。④手术切除后植皮。

3）射频刀手术疗法：全身麻醉或鼻周区域神经阻滞麻醉，环状电极切削鼻部增生的组织，如有活动性出血，改用凝血模式。点状电灼出血点以止血。鼻尖、鼻翼处可选择三角或针形刀头精细雕刻，鼻外形满意后，创面上喷重组人表皮生长因子溶液，凡士林纱布覆盖创面，外层用16层干纱布覆盖。术后3天每日换药，创面0.9%氯化钠溶液清洁，外用重组人表皮生长因子软膏，凡士林纱布及无菌多层纱布覆盖。此后每隔2天换药，直至鼻部创面愈合。术后口服抗生素3~5天。射频刀切割组织时造成的热损伤对术后创面的愈合时间、术区红斑的恢复时间以及瘢痕形成的情况不会产生明显影响，一般术后14天创面愈合，4~8周后红斑消退，未见增生性瘢痕及皮肤色素沉着等并发症。

5. 调护

（1）忌饮酒，忌食刺激食物，少饮浓茶、咖啡；饮食清淡，多食水果蔬菜。

（2）纠正胃肠功能障碍和内分泌失调，保持大便通畅。

（3）避免局部过热、过冷及剧烈的情绪波动等可能引起面部潮红的因素。

（4）生活应有规律，注意劳逸结合；避免长时间的日光照射。

（5）避免接触有刺激性的物质、收敛剂、磨蚀剂，使用无皂清洁剂。

（6）应写酒渣鼻诱发物日记，记下可能促使病情发作或加重的原因，以便以后确定和避免接触这些诱发物。

（四）案例分析

案例1 孟某，男，54岁，2017年6月22日初诊。

患者6个月前开始，鼻部起红斑，红斑多发生于鼻尖或两翼，之后逐渐起丘疹、脓疱，血丝显露，无明显痒痛。平素嗜酒，饮食不节，伴有大便溏、口干口渴。舌质红，舌边齿痕，苔黄腻，脉弦滑。化验：血常规、肝肾功能均无明显异常。

中医诊断：酒渣鼻。

西医诊断：酒渣鼻（丘疹脓疱期）。

辨证：热毒蕴肤证。

治法：清热利湿解毒。

处方：金银花15g 野菊花10g 黄柏10g 炒薏苡仁20g
天葵子9g 黄连5g 黄芩10g 紫花地丁9g
蒲公英12g 茯苓15g 丹参12g 甘草6g

同时口服盐酸米诺环素50mg，2次/日，外用湿毒洗液溻渍，2次/日。

二诊：上方10剂后，皮疹好转，脓疱大部分消退，红斑色减淡。大便溏，小便微黄，略痒，舌红，苔薄黄，脉弦滑。

处方：金银花15g 牛膝9g 丹参12g 野菊花10g
灯心草3g 白术12g 黄芩10g 炒薏苡仁20g
蒲公英12g 茯苓15g 黄柏10g 甘草6g

同时口服盐酸米诺环素50mg，2次/日，外用湿毒洗液溻渍，2次/日。

三诊：上方10剂后，皮疹颜色减淡，脓疱消退，局部见毛细血管扩张。无明显不适。纳可眠欠安，大便干，小便正常，舌淡红，苔薄，脉细数。

处方：当归12g 川芎10g 赤芍12g 酸枣仁10g
牛膝9g 白术12g 黄芩10g 炒薏苡仁20g
茯苓15g 丹参12g 黄柏10g 甘草6g

停用中药溻渍。

四诊：上方服用10剂后，皮疹基本消退。局部见毛细血管扩张。纳可眠安，二便正常。舌淡红，苔薄白，脉滑。复查血常规、肝肾功无异常。病情基本痊愈，盐酸米诺环素共应用6周，门诊随诊。

案例点评：患者起病半年，鼻部起红斑，红斑多发生于鼻尖或两翼，之后逐渐起丘疹、脓疱，血丝显露，平素嗜酒，饮食不节，伴有大便溏、口干口渴。舌质红，舌边齿痕，苔黄腻，脉弦滑。诊为酒渣鼻，热毒蕴肤证，治以清热利湿解毒。方中金银花、野菊花、蒲公英、紫花地丁、天葵子清热解毒；黄连、黄芩、黄柏清利三焦湿热；舌苔黄腻，有齿痕，为脾虚湿热之象，茯苓、炒薏苡仁健脾利湿；丹参凉血活血。同时联合盐酸米诺环素，加强抗炎效果。二诊皮疹好转，脓疱大部分消退，红斑色减淡。大便溏，小便微黄，略痒，舌红，苔薄黄，脉弦滑，热象得减，去紫花地丁、天葵子，加牛膝凉血活血；小便微黄，加灯心草利水、清心火。三诊脓疱消退，纳可眠欠安，大便干，小便正常，热象已消，去金银花、野菊花、蒲公英、灯心草苦寒之品，加当归、川芎、赤芍活血；眠欠安，加酸枣仁宁心安神。

案例2 刘某某，男，59岁，2006年9月12日初诊。

患者9年前开始，鼻部起红斑，红斑多发生于鼻尖或两翼，之后逐渐起丘疹、脓疱，之后逐渐起结节，聚集成团，平素嗜酒，饮食不节，伴有大便干、口干口渴。舌质红，苔黄腻，脉弦滑。化验：血常规、肝肾功能均无明显异常。查体：鼻部两侧巨大结节呈葡萄状、瘤样，表面凹凸不平，皮脂腺开口明显增大，挤压后有白色分泌物溢出，毛细血管明显扩张。

中医诊断：酒渣鼻。

西医诊断：酒渣鼻（鼻赘期）。

辨证：痰瘀互结证。

治法：活血化瘀散结。予手术治疗。

方法：患者取仰卧位，常规消毒，铺无菌治疗巾，利多卡因加肾上腺素局部浸润麻醉。参考患者病前鼻部形状照片及患者现在鼻孔大小、形状，粗略估计出患者大致正常的鼻部形态，以电刀首先切除巨大鼻赘，电凝止血。此时鼻部形状更加直观，再用多功能电离子治疗机进行塑形，使鼻创面平坦或呈杨梅状外观，术后创面置含抗生素的凡士林纱布及厚敷料包扎。术后静脉点滴青霉素5d预防感染，口服维胺脂胶囊1周，抑制皮脂腺分泌，减少渗出，同时还有抗炎及调节细胞增殖、分化作用，术后3天每日换药，1周左右去除敷料包扎。术后伤口愈合良好，仅留轻微瘢痕。

案例点评：鼻赘期酒渣鼻是酒渣鼻发展的最后阶段，而巨大酒渣鼻在国内少见，此时药物治疗已无效，因此皮肤外科治疗已成为首选的治疗手段。皮肤外科治疗手段有若干，应根据病期和具体的皮损形态，审慎采用不同的外科治疗措施，较小的鼻赘可采用多功能电离子手术治疗及超脉冲及连续脉冲激光烧灼治疗，也可采用切割术等，而巨大鼻赘则需要切割术治疗。根据患者病前鼻部形状的照片及患者鼻孔的大小、形状，设计出患者大致正常的鼻部形态，用电刀首先切除鼻赘，电凝止血，此时鼻部形状更直观、更易塑形，而且能使扩张的毛细血管闭塞、破坏，使增生的皮脂腺汽化、碳化，同时在改善鼻部外形的基础上祛除了增生的皮脂腺，减少了皮脂腺的分泌，破坏了毛囊虫寄生的巢穴，减少了复发现象。在此基础上再用多功能电离子机对余下皮损进行修整，使鼻部创面呈杨梅状，有利于残存在皮脂腺内的表皮细胞增生，覆盖创面。术后不留瘢痕或仅留轻微瘢痕。值得注意的问题是术中一定要无菌操作，保持创面无菌、干燥，使创面在痂下愈合。

（五）临床经验

酒渣鼻临床上不多见，但也不少见，是一种发病率并不算低的皮肤病。因为李铁男教授及其团队在20世纪80年代末期就拿出相当精力专注于该病的诊断和治疗，所以在酒渣鼻的治疗方面颇具特色，甚至独树一帜，积累了比较丰富的临床经验。不仅多次应邀在国内大型学术会议上做专题演讲，1995年所立科研课题曾获市科技进步奖，还于2017年主持制定了《中西医结合治疗酒渣鼻专家共识》，在《中华皮肤科杂志》上发表。因此，在酒渣鼻的治疗方面，我们有较高的声望及影响，也有诸多体会和感悟。

1. 关于命名及诊断

（1）命名 本病共有三个称谓，即"酒渣鼻""红斑痤疮""玫瑰痤疮"。究竟哪一个更为确切？我们认为应该视皮损形态来命名。如已表现为巨大鼻赘和鼻瘤，用"红斑痤疮""玫瑰痤疮"命名显然是不合适的，应以"酒渣鼻"来命名；反之，仅有单纯毛细血管扩张及一些小的丘疹、脓疱损害而以"酒渣鼻"命名也不适宜，应以"红斑痤疮""玫瑰痤疮"来命名。

（2）关于病因 本病病因不明，虽然有时表现与痤疮皮损相似，但发病机制不同。另外，蠕形螨感染亦是发病学说及病因之一，但我们认为不是主要病因，并且不能以所谓的蠕形螨镜检阳性为依据，因为诸多健康人的面部均可以检出阳性。是否致病还应根据单位面积蠕形螨的数量来判断。

（3）关于皮损认知的一些误区应该消除

1）误区之一：鼻部一定要有皮损。实际上50%以上的红斑痤疮鼻部可以没有皮损，而只表现为口周、面颊等部位的损害。

2）误区之二：三期的临床表现须同时具备及依次演变进展。实际上诸多酒渣鼻也好，红斑痤疮也好，有时仅有一种皮损形态，如可以直接发生皮赘，根本没有毛细血管扩张，无丘疹、脓疱等病期的损害。

3）误区之三：巨大的鼻赘及鼻瘤一定需要较长的时间才出现。实际上我们所治疗的巨大鼻赘皮损病史大多不超过2年。

4）误区之四：把一些红斑痤疮（玫瑰痤疮）诊断为激素依赖性皮炎。追踪溯源，相当一部分激素依赖性皮炎实际上是玫瑰痤疮。

（4）本病发病的性别情况　本病以中年人为主，女性多于男性，但鼻赘则以男性为主，我们所治疗的众多鼻瘤患者均为男性，迄今尚无女性病例。

2. 关于治疗

规范、精准的施治关系到该病的疗效，一些细节问题不容忽视。

（1）关于外用药物　酒渣鼻可以有单纯性毛细血管扩张、单纯性红斑、炎性浸润红斑、丘疹、脓疱、小结节、大结节及鼻瘤等各种损害，应该视不同损害选择不同的外用药物。

1）单纯性毛细血管扩张及大的鼻赘鼻瘤外用药物无效，前者应选切割术或激光治疗，后者应选用手术方法治疗。

2）单纯性红斑：宜选用他克莫司等钙调神经磷酸酶抑制剂外用。

3）浸润性红斑：宜选用甲硝唑制剂、壬二酸外用。

4）丘疹、脓疱损害：宜选用抗生素软膏、过氧化苯甲酸外用。

5）痤疮样皮损：可选用维A酸类外用药物。

（2）关于系统用药

1）主要是两类药，即四环素类和维A酸类，主要针对炎性红斑、丘疹、脓疱及小的结节损害。我们多选用米诺环素和异维A酸。

2）对米诺环素有效的皮损，异维A酸更有效，同时对米诺环素无效的小增生结节，异维A酸亦有效。但鉴于异维A酸不良反应较大，所以还是对较重的皮损再选用。

3）以往曾选用米诺环素与异维A酸联用，而且取得了比单一用药要好的疗效，但鉴于有假性脑瘤发生的风险，并且指南共识不主张用，所以近10年已不再联用。

4）对于鼻部较均匀一致肥大的皮损治疗很棘手，因不能轻易手术，外用药物及激光无效，我们曾尝试服用异维A酸取得了一定疗效，目前仍在探索中。

5）对于丘疹、脓疱消退后，表现为轻度炎性红斑及单纯性红斑的皮损，可选用羟氯喹治疗。

6）对于误诊的"激素依赖性皮炎"的酒渣鼻，可以谨慎地选用雷公藤多苷来治疗。

（3）关于非手术治疗

1）激光：①应视皮损形态选择不同性能参数的激光仪器治疗。②可与药物治疗联用。

2）光动力：对于一些痤疮样皮损可以审慎地选用光动力治疗。

3）手术治疗：李铁男教授及所率领的皮肤外科团队（王学军主任、刘岩主任、张健主任、王维楠医生）多年来不断探索完善各种外科手段治疗以往药物治疗、激光治疗无效的酒渣鼻，积累了一些经验和体会，并且在国内皮肤科领域治疗巨大皮损酒渣鼻的种类及数量均居国内首位，有的则为世界所罕见。

①手术的适应证：A.单纯的毛细血管扩张。B.小的非炎性结节。C.大的鼻赘及鼻瘤。

②手术方式选择：A.单纯的毛细血管扩张及微小的增生结节：选择切割术（划切术），亦可选用染料激光或光子。B.较大的结节和鼻瘤：选用切削术（普通手术刀及电刀）。C.巨大的鼻赘及鼻瘤：选用切削术及射频刀切削切除。D.联合手术：视皮损情况，分别采用切割术、切削术及电离子术联合治疗，即先将大的皮损切削切除，再用电刀或电离子进行塑形修整。

③巨大鼻赘及鼻瘤如何塑形：参照患者病前鼻部正常形态的照片，或根据患者鼻孔的大小形态，粗略地估计出患者大致正常的鼻部形态。

（4）关于中医药治疗

1）外治：一些酒渣鼻的皮损表现为皮肤高度的敏感状态，此时外用一些西药可以激惹加重，为安全起见，采用本院中药溻渍治疗有较好疗效。

2）内治：尽管从西医角度来讲，酒渣鼻与痤疮发病机制不同，但从中医异病同治角度，可以选用痤疮的一些治疗药物进行治疗。我们多选用院内制剂加味散结痤疮丸，配合西药治疗表现为丘疹、脓疱损害的酒渣鼻患者，亦收到较好的临床疗效。

（六）零金碎玉

桃仁、红花

（1）单味应用　桃仁性味苦、甘，平。有小毒。归心、肝、大肠经。具有活血祛瘀、润肠通便、止咳平喘之功效。桃仁质润，"苦以泄滞血""体润能润肠燥"，有活血祛瘀、润肠通便之功。且味苦性降，入肺则降气止咳。凡瘀血诸证皆可用，尤善治局部有形瘀血，亦治肠燥便秘及咳嗽喘促。

红花性味辛温。归心、肝经。具有活血通经、祛瘀止痛之功效。红花辛散温通，长于活血通经、祛瘀止痛，适用于各种瘀血阻滞之证，为内、外、妇、伤各科活血方中常用之品。小剂量活血通经，大剂量则破血逐瘀、催生下胎。亦可借其活血之力，治斑疹色不红活，因于血滞者。

（2）配伍应用　二药相须为用，一升一降，一散一收，活血祛瘀之力倍增，并有活血生新、消肿止痛之功，且作用范围扩大，入心可散血中之滞，入肝可理血中之壅。对于酒渣鼻痰瘀互结证之血瘀凝结有良好效果。

（七）专病专方

痤疮汤（院内协定处方）：用于酒渣鼻痰瘀互结证。

处方：浙贝母 10g　　生地 15g　　川芎 10g　　赤芍 10g
　　　黄芩 15g　　　牡蛎 30g　　红花 10g　　连翘 15g
　　　夏枯草 15g　　丹参 10g　　桃仁 10g　　金银花 15g
　　　甘草 10g

（八）诊疗技术路线

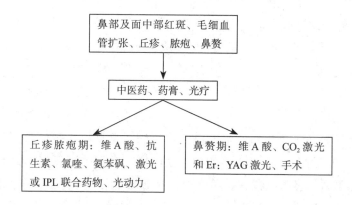

第八节　玫瑰糠疹

（一）疾病认识

玫瑰糠疹是一种常见的红斑鳞屑性皮肤病，皮损为圆形、卵圆形的玫瑰色斑疹，其上附有糠秕状鳞屑，常先发一个母斑，少数病例可有风团、苔藓样变、水疱、脓疱、紫癜及严重的瘙痒。好发于躯干及四肢的近侧端。部分患者可有低热、周身不适、咽痛及淋巴结肿大等。病程有自限性，一般4~8周自愈。通常不复发。病因不明，可能与感染、药物、自身免疫、遗传性过敏等相关，目前认为细胞免疫反应参与玫瑰糠疹的发病机制。

古代文献称之为"风热疮""风癣""子母癣"等。

（二）辨证思路

玫瑰糠疹初起因血热内蕴，复感风邪，致风热客于肌肤，腠理闭塞，内外合邪，营卫失和而致发病，故病之初起，多为风热犯表之证；日久风热之邪蕴郁肌肤，化热生燥，为血热风燥之象；病久热邪灼伤阴血、津液，阴火内热，肌肤失养而致血虚风燥。故临床辨证主要分为三型：风热犯表、血热风燥、血虚风燥。以驱邪治本、内外表里治疗相结合为准则。散风而不动血，重在驱邪；润燥而不碍湿，意在治本。总的治疗法则是疏风、凉血、养血、生津、润燥。

（三）治疗方案

1. 一般治疗

（1）注意预防各种感染。

（2）尽量避免服用可引起过敏的药物和食物。少食辛辣之品，少食鱼、蟹、牛乳等腥发之品，不饮酒。

（3）注意冷暖适当，起居有节。

（4）加强锻炼，增加机体的抵抗力和免疫力。

2. 中医治疗

（1）辨证论治

1）风热蕴肤证

主症：起病急，皮疹呈圆形或椭圆形斑疹，常有相互融合的倾向，形如地图，淡红色或鲜红色，上覆较多的糠秕状鳞屑。自觉中度瘙痒感，可伴有轻度发热、咽疼不适、轻微咳嗽、口渴欲饮。舌质微红，苔薄黄或少苔，脉浮微数。

治法：疏风清热，解毒止痒。

方药：生青汤（院内协定处方）。

参考处方：蝉蜕6g，牛蒡子12g，大青叶15g，薏苡仁30g，白鲜皮10g，生地黄15g，赤芍12g，紫草10g，丹皮12g，丹参15g，板蓝根15g，甘草10g。

加减：表寒未解，有恶寒等症状，加用麻黄5g或薄荷5g等解表之品；剧痒者加刺蒺藜10g、地肤子10g；心烦口渴者加天花粉15g。

分析：血热内蕴，复感风邪，或汗出当风，风邪闭塞腠理，致风热客于肌肤，内外合邪，营卫失和而发病。肌肤失养，则瘙痒；正邪交争则身热恶风；邪热内蕴，则口渴欲饮。方中牛蒡子、大青叶、板蓝根清热解毒；白鲜皮清热祛风止痒；蝉蜕疏散风热；生地黄、赤芍、紫草、丹皮、丹参凉血活血；薏苡仁健脾利湿。

2）血热风盛证

主症：皮疹呈片状，圆形或椭圆形，色泽鲜红，上覆糠状鳞屑，分布以上半身为多，发病急骤，或伴有心烦、口渴、口干、大便干燥、小便微黄、瘙痒。

舌尖红、苔薄黄，脉弦滑微数。

治法：清热凉血，祛风解毒。

方药：消风散加减。

参考处方：生地黄 10g，紫草 15g，荆芥 10g，蝉蜕 6g，苦参 15g，刺蒺藜 10g，知母 10g，石膏 20g，防风 10g，牛蒡子 10g，当归 10g，通草 6g，生甘草 10g。

加减：热象重者加水牛角 20g、丹皮 10g、丹参 10g；口燥咽干者加葛根 10g；瘙痒重者加防风 10g、白鲜皮 10g。

分析：素体血热，外感风邪，两邪相合，邪热内蕴，熏蒸肌肤故疹色鲜红；邪热伤津，肌肤失于濡养则瘙痒；邪热扰心则心烦；津不上承则口渴、口干。方中石膏、通草、知母清热；生地黄、紫草凉血；当归养血；荆芥、蝉蜕、牛蒡子、防风祛风；苦参、刺蒺藜止痒。

3）血虚风燥证

主症：病程较长，皮疹范围大，色暗红或淡褐色，皮肤干燥，鳞屑较多，伴有口干咽燥、瘙痒剧烈。舌红或淡红，苔少，脉细数或弦数。

治法：养血润肤，祛风止痒。

方药：当归饮子加减。

参考处方：首乌藤 15g，当归 12g，白芍 10g，生地黄 15g，鸡血藤 15g，防风 10g，白鲜皮 10g，秦艽 10g，地肤子 15g，苦参 9g，刺蒺藜 9g，甘草 10g。

加减：血虚、阴虚重者，加熟地黄 15g、玄参 10g；瘙痒剧烈者，加地肤子 15g、蛇床子 10g。

分析：多因风邪久留，伤阴耗液，或由于情志抑郁，久则伤阴，化燥生风，外泛肌肤所致。血虚则舌色、疹色暗淡，肌肤失养则瘙痒。方中首乌藤、当归、生地黄、鸡血藤、白芍养血润肤；秦艽、防风祛风；白鲜皮、苦参、刺蒺藜、地肤子止痒。

（2）中成药

1）皮疹初起、发病急、疹色红者，抗敏灵颗粒、防风通圣丸口服。

2）疹色鲜红、皮疹广泛、心烦易怒明显者，二丁胶囊或苦木胶囊或黄柏胶囊口服。

3）病程长、皮疹色红不甚、脱屑、血虚风燥征象明显者，润燥止痒胶囊口服。

4）风热蕴肤或血热风盛证者，用喜炎平 10ml，或热毒宁 20ml，日 1 次静脉滴注。

5）起病急、病情重、以上治疗疗效不佳者，雷公藤多苷片口服。

（3）外治法

1）外用药

①中药溻渍：选用清热凉血解毒药物，如黄连 15g，黄柏 30g，马齿苋 30g，金银花 20g，煎汁外敷，20 分钟 / 次，2 次 / 日。

②封包疗法：皮损处涂药（根据皮损不同，选用不同种类的药物），薄涂，外用保鲜膜包裹，表面扎眼通风，20~30 分钟 / 次，1~2 次 / 日。

2）针刺：取合谷、血海、足三里、三阴交、曲池及风池等穴。根据辨证分型予以配穴，风热蕴肤，配风门、尺泽以疏风清热；血热风盛证配委中、耳尖以清热凉血；血虚风燥证配膈俞、足三里、三阴交以养血润肤，留针 20~30 分钟，日 1 次。

3）耳穴疗法：耳中、风溪、对屏尖、肺、耳背沟、耳背肺等穴位，耳内埋针或埋压中药王不留行籽，3~4 次 / 日局部按压，2~3 天更换 1 次。

4）穴位贴敷疗法：多虑平软膏（或中医脐疗药膏）填塞于脐部（神阙穴），每日 1 次，具有镇静、止痒、抗过敏作用。

5）中药熏蒸：选用具有清热凉血、疏风止痒作用的中药。参考方剂：白茅根 30g，槐花 30g，紫草 15g，板蓝根 30g，白鲜皮 30g，苦参 15g，地肤子 15g，土茯苓 15g，中药熏蒸仪雾化熏洗。

6）放血疗法：初起皮疹色鲜红，瘙痒明显者可在耳尖行放血疗法以清热泻火。

3. 西医治疗

（1）系统治疗

1）抗组胺药

①第一代 H_1 受体拮抗剂：氯苯那敏、赛庚啶、异丙嗪等。

②第二代 H_1 受体拮抗剂：非索非那定、西替利嗪、左西替利嗪、氯雷他啶、地氯雷他啶、咪唑斯汀、阿伐斯汀、依巴斯汀、氮卓司汀、枸地氯雷他定、盐酸奥洛他定、苯磺贝他斯汀、富马酸卢帕他定等，单独或联合用药。

2）继发皮肤细菌感染时，应合并使用抗生素治疗，需要做分泌物的细菌培养及药物敏感试验，选用敏感抗生素。

3）非特异性脱敏治疗：10% 葡萄糖酸钙 10ml 或氯化钙溴化钠 10ml、维生素 C 1.0g 日 1 次静脉注射。硫代硫酸钠 0.6g 日 1 次静脉滴注。

4）甘草类药物：复方甘草酸单胺 S 氯化钠注射液 200ml 或复方甘草酸苷 0.12g，日 1 次静脉滴注；或者复方甘草酸苷片 50~75mg/ 次，3 次 / 日，口服。

5）起病急、皮损广泛、皮损伴有紫癜、合并湿疹、难治性玫瑰糠疹、全身症状明显者，可系统应用糖皮质激素，可短期应用醋酸泼尼松，20~30mg/d，控制病情后逐渐减量至停用。

（2）局部治疗　原则：根据皮损情况选用适当剂型和药物。

1）轻度红肿、丘疹而无渗液时，用炉甘石洗剂。

2）有明显渗液时，用2%硼酸溶液、利凡诺溶液做冷湿敷，每日2次。

3）非糖皮质激素类药物：氟芬那酸丁酯膏、硼酸氧化锌膏、氧化锌油、煤焦油软膏、他克莫司软膏。

4）糖皮质激素霜剂、软膏或硬膏，如丁酸氢化可的松、地奈德、糠酸莫米松、丙酸氟替卡松、卤米松等。

（3）物理疗法

1）窄谱中波紫外线（UVB）照射：可用红斑量或亚红斑量照射，每周2~3次，连续2周。

2）红光治疗仪照射：2次/日，红光的波长为620~760nm，红光及其相邻的红外线能透入组织10~15mm，穿透性强，可引起较深组织的血管扩张，血流加快，改善局部组织营养，促进炎症吸收和消肿。

3）氦氖激光照射：1~2次/日，促进炎症吸收。

4）激光疗法：每日1~2次，通过一定波长的激光照射鼻腔、内关穴、桡动脉，能改善微循环，提高红细胞携氧能力，调节免疫。

4.调护

（1）饮食调理　忌食辛辣刺激性食物、鱼腥等发物，光疗期间勿服光敏性食物。

（2）生活起居　劳逸结合；保持室内通风，适宜湿度；保持室内清洁；不宜用热水、肥皂等烫洗或洗浴，避免用刺激性强的外用药；宜穿着宽松棉质衣服，减少对皮肤刺激；夏季避免日光暴晒皮肤。

（3）情志调摄　玫瑰糠疹患者多以青年为主，多存在焦虑情绪，及时沟通疏导不良情绪。

（四）典型案例

刘某某，男，24岁，2015年3月12日初诊。

患者因1周前开始躯干部位起红疹，略痒，逐渐增多来诊，病来纳可眠安，口干，大便偏干，小便正常。舌质微红，苔薄黄，脉浮数。查体：躯干四肢见散在红斑，以躯干为主，皮疹潮红，少量脱屑，皮疹走行与皮纹一致。化验：

血常规、C 反应蛋白、肝肾功能等均无异常。

中医诊断：风热疮。

西医诊断：玫瑰糠疹。

辨证：风热犯表证。

治法：辛凉解表，疏风清热。

处方：蝉蜕 6g　　　　牛蒡子 12g　　　大青叶 15g　　　丹皮 12g

　　　生地黄 15g　　　赤芍 12g　　　　紫草 10g　　　　白鲜皮 10g

　　　丹参 15g　　　　板蓝根 15g　　　薏苡仁 30g　　　甘草 10g

同时口服左西替利嗪片 5mg，1 次 / 日，外用湿毒洗液溻渍，2 次 / 日。

二诊：上方 7 剂后，皮疹增多，伴有心烦、口渴、口干、大便干燥、小便微黄、瘙痒明显，舌尖红，苔薄黄，脉弦滑。查体周身密集红斑，色泽鲜红，上覆糠秕状鳞屑，证属血热风燥，治宜清热凉血、散风止痒。

处方：生地黄 10g　　　紫草 10g　　　　蝉蜕 6g　　　　荆芥 10g

　　　苦参 15g　　　　白蒺藜 10g　　　知母 10g　　　　石膏 20g

　　　防风 10g　　　　白鲜皮 10g　　　葛根 10g　　　　甘草 10g

同时口服左西替利嗪片 5mg/ 次，1 次 / 日；复方甘草酸苷片 50mg/ 次，3 次 / 日；窄谱中波紫外线（UVB）照射，3 次 / 周。

三诊：上方 10 剂后，皮疹颜色减淡，仍自觉瘙痒不适。纳可眠欠安，大便干，小便正常，舌淡红，苔少，脉细数。查体见周身红斑变暗，皮肤干燥，鳞屑较多，证属血虚风燥，治以养血润燥、消风止痒。

处方：首乌藤 15g　　　当归 15g　　　　白芍 10g　　　　生地黄 15g

　　　鸡血藤 15g　　　防风 10g　　　　白鲜皮 10g　　　秦艽 10g

　　　苦参 10g　　　　金银花 15g　　　白蒺藜 10g　　　甘草 10g

同时外用丁酸氢化可的松软膏，每日 2 次。

四诊：上方服用 10 剂后，皮疹大部分消退，略痒。纳可眠安，二便正常。舌淡红，苔薄白，脉滑。查体见躯干四肢散在少数淡褐色斑疹，少量脱屑。予硼酸氧化锌软膏日 2 次适量外用。病情基本痊愈，门诊随诊。

案例点评：患者急性起病，躯干部位起红疹，略痒，逐渐增多，证属风热犯表，治以辛凉解表、疏风清热，方中板蓝根、大青叶、白鲜皮辛凉清热，蝉蜕、牛蒡子疏风解表，生地黄、紫草、丹参、赤芍、丹皮凉血活血，薏苡仁清热利湿。二诊时，患者病情未能有效控制，皮疹增多，为继发斑，其发展顶峰约 10 天，疹色鲜红，瘙痒明显，伴有心烦、口渴、口干、大便干燥、小便微黄，是为表邪入里，风邪与血热相合，邪热内蕴，熏蒸肌肤，故疹色鲜红，邪热伤津，肌肤失于濡养则瘙痒，邪热扰心则心烦，津不上承则口渴、口干，舌尖红、苔薄黄、脉弦滑微数均为血热风燥之证。故治以清热凉血、散风止痒，方以消风散加减，加石膏清热，荆芥、防风、白蒺藜祛风散风，葛根滋阴润燥，苦参清热止痒。同时配合复方甘草酸苷口服、窄谱中波紫外线（UVB）照射，中西医结合治疗。三诊时，皮疹颜色减淡，仍自觉瘙痒不适。纳可眠欠安，大便干，小便正常，舌淡红，苔少，脉细数。属血虚风燥，治以养血润燥、消风止痒，以当归饮子加减，当归、生地、首乌藤、鸡血藤、白芍养血润燥，金银花、秦艽清余毒湿热。

（五）临证经验

玫瑰糠疹是常见的皮肤病，临床表现具有特征性，有自愈倾向。但在临床实践中，我们发现其存在不典型的皮损和治疗困难的病例，甚至可发展至红皮病，且病因不明，仍有继续探索的空间。我们自20世纪初开始关注该病，积累了一定的临床经验，并主持制定了《玫瑰糠疹中医治疗专家共识》。现将我们诊治玫瑰糠疹的体会总结如下。

1. 重视病因

虽然本病病因不明，但我们认为，应该积极探寻病因，从而选用合适的治疗方案。

（1）如果血常规、病毒检测等找到病毒感染证据，给予阿昔洛韦、伐昔洛韦或更昔洛韦治疗，患者的急性炎症反应可以迅速得到控制。

（2）如果药物诱发的玫瑰糠疹，应该立即停用可疑致敏药物，给予抗组胺药物，通常需要系统应用糖皮质激素，泼尼松每天40~60mg。

（3）关注是否合并其他皮肤病（脂溢性皮炎、痤疮）。我们发现这几种疾病患者容易伴发玫瑰糠疹，治疗玫瑰糠疹的同时，需要积极治疗这些合并疾病。

2. 关于非典型皮疹

（1）除了典型临床表现的玫瑰糠疹，存在约20%的不典型皮肤损害，如水疱型、紫癜型、荨麻疹型、反向型、局限型、单侧型、丘疹型、多形红斑型、渗出型、苔藓样型等。

（2）母斑通常为一个，少数患者可有两个或多个母斑，常聚在一起。

（3）玫瑰糠疹可有黏膜及甲改变。颊黏膜及舌发生出血、糜烂、水疱、溃疡；疾病后期，出现甲营养不良和指甲凹痕。

3. 药物诱发的玫瑰糠疹

药物诱发的玫瑰糠疹可以迁延6个月，甚至数年，需要及时采取有效治疗方案。

（1）诱发药物：重金属剂（铋剂、砷剂、金剂、有机汞）、异维A酸、特比萘芬、甲硝唑、奥美拉唑、羟氯喹、卡托普利、乙肝疫苗等。

（2）皮损特点：典型皮疹及疾病非典型特征——广泛、皮损大、治疗困难、病程长、愈后暂时性色素沉着斑。

4. 治疗小贴士

内服中药配合 UVB 照射治疗，能明显缩短病程，1~2 周痊愈，缓解症状。

5. 复发问题

本病病程有自限性，一次发病后，一般不再发病，但也有 3% 或更多的病例愈后可复发，也有多次复发的病例。复发期间，母斑可以在与前次相同的部位或其他部位发生。

（六）零金碎玉

荆芥、防风

（1）单味应用　荆芥性微温，外感风寒、风热皆可应用，辛散之力强，散风消疮，炒炭用治衄血、便血、崩漏等病证。

防风为风药中之润剂，擅长于祛风止痉、胜湿止痛，治疗风寒湿痹，祛内风，息外风，尤擅治外风引动内风的破伤风、角弓反张、抽搐痉挛等。

（2）配伍应用　荆芥、防风均味辛性温，归肺与膀胱经，均具有开表发汗、疏风散寒之功效，均为祛风解表透疹的常用药，均可用治风寒与风热感冒、风疹瘙痒。荆芥配防风，相须为用，能增强开表发汗、疏散风邪的作用。风邪贯穿玫瑰糠疹整个病程，荆芥、防风配伍应用，疏风祛风效果良好。

（七）专病专方

生青汤（院内协定处方）：用于玫瑰糠疹风热蕴肤证。

板蓝根 15g	牛蒡子 12g	蝉蜕 6g	紫草 10g
白鲜皮 10g	生地黄 20g	赤芍 12g	丹皮 12g
大青叶 15g	薏苡仁 30g	丹参 15g	甘草 10g

（八）诊疗技术路线

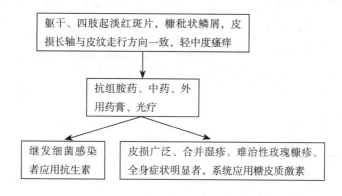

```
躯干、四肢起淡红斑片，糠秕状鳞屑，皮
损长轴与皮纹走行方向一致，轻中度瘙痒
            │
            ▼
      抗组胺药、中药、外
      用药膏、光疗
       ┌──────┴──────┐
       ▼             ▼
继发细菌感染      皮损广泛、合并湿疹、难治性玫瑰糠疹、
者应用抗生素      全身症状明显者，系统应用糖皮质激素
```

第九节　荨麻疹

（一）疾病认识

荨麻疹是一种皮肤出现红色或苍白风团，时隐时现的瘙痒性、过敏性皮肤病。本病病因复杂，常见致病因素有食物及食物添加剂、吸入物、感染、药物、物理因素、昆虫叮咬、精神因素及内分泌改变、遗传因素等。发病机制的中心环节是肥大细胞活化脱颗粒，释放组胺、合成细胞因子及炎症介质等引起血管扩张及血管通透性增加，导致真皮水肿。皮疹通常在24小时内消退，但反复发生新的皮疹，可迁延数日至数月。一年四季均可发病，老幼都可罹患，约有15%～20%的人患过本病。

本病相当于中医学"瘾疹"，其发病多因禀赋不耐，风寒、风热之邪外袭，营卫失调所致。急性荨麻疹多为实证，慢性荨麻疹多为虚实夹杂之证。《医宗金鉴·外科心法要诀》云："此证俗名鬼风疙瘩，由汗出受风，或露卧乘凉，风邪多中表虚之人。初起皮肤作痒，次发扁疙瘩，形如豆瓣，堆累成片，日痒甚者，宜服秦艽牛蒡汤，夜痒重者，宜当归饮子服之。"

（二）辨证思路

本病总因禀赋不耐，人体对某些物质过敏所致。可因卫外不固，风寒、风热之邪客于肌表；或因肠胃湿热郁于肌肤；或因气血不足，虚风内生；或因情志内伤，冲任不调，肝肾不足，致风邪搏结于肌肤而发病。禀赋不耐为发病基础，为本，致病因素不离乎风邪，为致病条件，为标。标象明显时，则发病快，来势急骤，是为实证；本虚突出时，则反复发作，缠绵难愈，是为虚证。若卫外不固或冲任失调，复受风邪，则反复发作，其证多属虚实夹杂。临床上常见以下5个证型：风热犯表证、风寒束表证、血虚风盛证、胃肠湿热证、表虚不固证。急性荨麻疹，宜采用中西医结合疗法，一方面应用中医中药以疏风解表、调和营卫，另一方面可配合西药，如抗组胺药、激素类，以抗组胺、抗炎、止痒。慢性荨麻疹，病情反复日久者，采用中医辨证施治，针药并用，可获得较好疗效。

（三）治疗方案

1. 一般治疗

（1）避免各种可疑的致病因素。

（2）避免各种外界刺激，如洗烫、搔抓等。

（3）避免易致敏和有刺激性的食物。

2. 中医治疗

（1）辨证论治

1）风热犯表证

主症：本病发病急骤，风团鲜红，灼热剧痒，皮疹时消时起，遇热则皮损加重；可伴发热恶寒、咽喉肿痛；或恶心呕吐，腹痛腹泻。舌质红，苔薄白或薄黄，脉浮数。

治法：辛凉解表，疏风清热。

方药：抗敏灵颗粒（院内制剂）。

处方：鱼腥草15g，板蓝根15g，金银花15g，连翘15g，黄连10g，黄柏10g，乌梅10g，五味子6g，天花粉15g，柴胡10g，防风10g，威灵仙9g，白鲜皮10g，青风藤10g，蝉蜕6g，生甘草10g。

加减：风团隆起不消退者，加车前子15g、茯苓皮15g、大腹皮15g、冬瓜皮15g等以皮制皮，达到祛湿消肿之效；瘙痒甚者，加地肤子10g、桑白皮10g；皮损色鲜红者加丹皮12g、紫草10g；便秘者，加生大黄5g；心烦口渴者，加莲子心5g、竹叶15g、麦冬10g。

分析：风热之邪客于肌肤，外不得透达，内不得疏泄，风邪郁于腠理之间故发疹。风性主动，善行而数变，发无定处，故风团泛发，时消时起；毛窍郁闭，热邪不散，故风团鲜红、灼热，遇热则皮损加重；风盛则剧痒；营卫不和则发热恶寒；风热壅肺则咽喉肿痛。方中鱼腥草、板蓝根、金银花、连翘、天花粉清热解毒；防风、青风藤、威灵仙祛风；柴胡和解表里；白鲜皮、黄连、黄柏清热利湿；乌梅、五味子生津、敛肺。

2）风寒束表证

主症：风团色白，遇风寒加重，得暖则减，口不渴。舌质淡，苔白，脉浮紧。

治法：辛温解表，宣肺散寒。

方药：荨麻疹 2 号汤（院内协定处方）。

参考处方：麻黄 10g，桂枝 10g，杏仁 10g，防风 10g，荆芥 10g，浮萍 10g，白鲜皮 10g，陈皮 10g，当归 12g，姜皮 10g，丹参 10g，甘草 10g。

加减：腹痛者，加白芍 12g；胸脘满闷者，加柴胡 10g、川芎 10g。

分析：白色主寒，风性瘙痒，风寒外袭，营卫不和，故风团色白，皮肤瘙痒；寒性阴冷，故皮损得热则减，遇寒加重；阴津未伤，故口不渴。方中防风、荆芥、浮萍、白鲜皮疏风；麻黄、桂枝、杏仁辛温解表、宣肺；陈皮理气；姜皮利水消肿；当归、丹参养血活血。

3）血虚风盛证

主症：风团反复发作，迁延日久，午后或夜间加剧；伴心烦易怒、口干、手足心热。舌红少津，脉沉细。

治法：养血润肤，祛风止痒。

方药：荨麻疹 3 号汤（院内协定处方）。

参考处方：丹参 15g，白术 12g，白芍 10g，生地黄 10g，熟地黄 15g，当归 12g，川芎 10g，防风 10g，钩藤 10g，蒺藜 10g，地骨皮 15g，甘草 10g。

加减：瘙痒不能入眠者，加珍珠母 10g、生牡蛎 15g、首乌藤 15g、酸枣仁 10g；腰酸肢软者，加狗脊 10g、仙灵脾 10g、菟丝子 10g；皮肤干燥者，加益母草 20g、鸡血藤 15g。

分析：血虚日久则肌肤失养，化燥生风，风气搏于肌肤，故风团、瘙痒反复迁延日久；津血同源，血虚亦致阴血不足，虚火内生，故伴心烦易怒、口干、手足心热；虚热内扰阴分则午后或夜间症状加剧。丹参、生地、地骨皮凉血活血；生地黄、熟地黄、当归、川芎、白芍养血补血；蒺藜活血祛风止痒；取"治风先治血，血行风自灭"之意。防风祛风，钩藤息风；白术健脾益气。

4）胃肠湿热证

主症：风团色红，瘙痒剧烈，伴有脘腹疼痛、恶心呕吐、神疲纳呆、大便秘结或泄泻。舌质红，苔黄腻，脉弦滑。

治法：清解表里，通腑利湿。

方药：防风通圣散加减。

参考处方：防风 10g，川芎 10g，当归 25g，薄荷叶（后下）6g，麻黄 10g，连翘 15g，石膏 20g，黄芩 10g，桔梗 10g，滑石 10g，荆芥穗 10g，栀子 10g，生甘草 15g。

加减：热邪重者加黄连 10g、白芍 15g；大便秘结者，加生大黄 10g、芒硝 10g（冲服）；脾虚泄泻者加炒白术 10g、白豆蔻 6g、茯苓 15g；脘腹痞满不解者加炒神曲、山楂、麦芽各 10g，枳实 10g；肠寄生虫诱发者加乌梅 10g、黄连 10g、苦楝皮 6g、使君子 10g。

分析：多因脾虚生湿，湿久化热，湿热内结，同时饮食不节，过食辛辣腥膻之物，使肠道积热生风，内不得疏泄，外不得透达，郁于皮毛腠理之间而发疹。湿热壅阻中焦，气机阻滞，热聚气滞，胃气失和，则脘腹疼痛、恶心呕吐；湿热阻滞气机，浊气上蒙，故神疲纳呆；肠胃积热，耗伤津液，肠道失于濡养则便秘；肠胃湿热，运化失职，升降失调，清浊不分，则泄泻。麻黄宣肺利水；桔梗、荆芥穗、防风、薄荷疏风解表；连翘、石膏、黄芩、滑石、栀子清利湿热；川芎、当归活血养血。

5）表虚不固证

主症：风团色淡，针帽至蚕豆大小，较少融合成片，但其风团往往在汗出当风，或者表虚恶风后诱发，自觉瘙痒不止，发作不休，伴有恶风自汗，舌质淡红，苔薄白或少苔，脉沉细。

治法：固表御风，祛风止痒。

方药：荨麻疹 1 号汤（院内协定处方）。

参考处方：黄芪 25g，白术 10g，防风 10g，荆芥 10g，桂枝 10g，香附 10g，枳壳 10g，白鲜皮 10g，菖蒲 10g，当归 15g，陈皮 10g，甘草 10g。

加减：新感寒邪加干姜皮 10g、陈皮 10g；热邪较重加桑白皮 10g、地骨皮 15g、牡丹皮 12g；湿邪较重加冬瓜皮 10g、茯苓皮 10g、大腹皮 10g、扁豆皮 15g；风邪较重加五加皮 5g。

分析：平素体弱，或久病体虚，气血不足，气不足则卫外失固，风邪乘虚而入，则起风团；血不足则虚风内生，肌肤失养则皮肤瘙痒不已；气不足不能宣发卫气于肌表，腠理不密，卫表不固，出现自汗恶风。黄芪、白术、防风益气固表；陈皮、香附、枳壳、菖蒲理气；荆芥、白鲜皮解表止痒；桂枝调和营卫；当归养血。

（2）中成药

1）喜炎平注射液 10ml 或热毒宁注射液 20ml，每日 1 次，静脉滴注。适用于风热犯表证。

2）康艾注射液 5~10ml，每日 1 次，静脉滴注。适用于肿瘤患者、气血亏虚者。

3）抗敏灵冲剂（院内制剂）：10g，每日 3 次，口服，适用于风热犯表证。

4）白芍总苷胶囊：0.6g，每日 2~3 次，口服，适用于慢性荨麻疹。

5）润燥止痒胶囊：4 粒，每日 3 次，口服，适用于血虚风盛证。

6）玉屏风颗粒：1 袋，每日 3 次，口服，适用于表虚不固证。

7）雷公藤多苷片或昆仙胶囊：10~20mg，每日 3 次，口服，适用于顽固难治性荨麻疹。

（3）外治法

1）中药浴：用对荨麻疹有治疗作用的中药组成方剂，经汽疗蒸发器加热后形成蒸汽，直接作用于人体皮肤表面的皮损，以治疗荨麻疹。它能改善皮肤微循环，并且药物直接作用于皮肤，使药物发挥更大作用。适用于风寒证、血虚风燥证。可选用祛风止痒的药物，如：香樟木、蚕沙各 30~60g，或苍耳草、凌霄花、艾叶、冬瓜皮等任选 2~3 味适量水煎去渣外用，2~3 次 / 周。

2）中药脐封：应用生玳瑁、冰片、赤芍、栀子等研磨，少量蜂蜜调制，外用涂塞于脐部，日 1 次。该疗法是通过神阙穴经皮给药，使药物通过神阙穴直接进入血液，参与血液循环，发挥疗效，从而控制病情发展。同时药物不断刺激神阙穴，起到疏通经络、调节气血的作用。

3）针刺：可酌情取曲池、内关、血海、足三里、三阴交、风池、大椎、大肠俞等穴治疗，适用于风寒证、血虚风燥证。

4）拔罐：根据不同证型采用大椎、风门、肺俞、膈俞、脾俞、胃俞、曲池、神阙、血海、足三里等穴位拔罐，留罐 10 分钟，每日 1 次，3 次为一疗程，神阙穴用闪罐法。

5）耳穴疗法：耳中、风溪、对屏尖、肺、耳背沟、耳背肺等穴位，埋压中药王不留行籽，每日 3~4 次局部按压，2~3 天更换 1 次。

3. 西医治疗

（1）系统治疗

1）急性荨麻疹

①抗组胺药：单用 H_1 受体阻断剂；H_1 受体阻断剂＋H_2 受体阻断剂。

②严重泛发荨麻疹伴休克或严重泛发的荨麻疹伴血管性水肿等紧急情况时，立即皮下注射 0.1% 肾上腺素 0.2~0.4ml，20~30 分钟可重复使用。

③甘草酸苷类：复方甘草酸单胺 S 氯化钠注射液 200ml，复方甘草酸苷 0.12g，日 1 次静脉滴注或者复方甘草酸苷 50~75mg，日 3 次口服。

④糖皮质激素：泼尼松 30~40mg 口服（或相当剂量的地塞米松静脉或肌内

注射），特别适用于重症或伴有喉头水肿的荨麻疹。

2）慢性荨麻疹

①一线治疗：首选第二代抗组胺药，包括西替利嗪、左西替利嗪、氯雷他定、地氯雷他定、非索非那定、阿伐斯汀、依巴斯汀、依匹斯汀、咪唑斯汀、奥洛他定、苯磺贝他斯汀、富马酸卢帕他定等，治疗有效后逐渐减量，以达到有效控制风团发作为标准。慢性荨麻疹疗程一般不少于1个月，必要时可延长至3~6个月，或更长时间。第一代抗组胺药可酌情选择，常用的包括氯苯那敏、苯海拉明、多塞平、异丙嗪、酮替芬等。

②二线治疗：常规剂量使用1~2周后不能有效控制症状，可选择：A.更换品种或获得患者知情同意情况下增加2~4倍剂量；B.联合第一代抗组胺药；C.联合第二代抗组胺药。

③三线治疗：对上述治疗无效的患者，考虑选择以下治疗：A.生物制剂：奥马珠单抗（omalizumab，抗IgE单抗）对难治性慢性荨麻疹有肯定疗效；B.免疫球蛋白0.4g/（kg·d），连用5天，适合严重的自身免疫性荨麻疹；C.环孢素，每日3~5mg/kg，分2~3次口服；D.光疗：对于慢性自发性荨麻疹和人工荨麻疹患者在抗组胺药治疗的同时可试用UVA和UVB治疗1~3个月。

3）诱导性荨麻疹

①胆碱能性荨麻疹：A.联合酮替芬1mg，每日1~2次。B.联合美喹他嗪5mg，日2次服用。C.联合达那唑0.6g，日1次，以后逐渐减为0.2~0.3g，日1次。D.逐渐增加水温和运动量。

②人工荨麻疹：A.减少搔抓。B.联合酮替芬1mg每日1~2次。C.窄谱UVB或UVA。

③冷接触性荨麻疹：A.联合赛庚啶2mg，日3次。B.联合多塞平25mg，日2次。C.冷水适应性脱敏。

④延迟压力性荨麻疹：抗组胺药无效，可选择：A.泼尼松30~40mg/d晨顿服，7~10天减量。B.难治患者可选用氨苯砜，每日50mg口服。C.柳氮磺胺吡啶片2~3g/d，口服。

⑤日光性荨麻疹：A.羟氯喹200mg，日2次。B.UVB或UVA脱敏治疗。

4）妊娠和哺乳期妇女及儿童的治疗：原则上，妊娠期间尽量避免使用抗组胺药物。在权衡利弊情况下选择相对安全可靠的药物如氯雷他定等。西替利嗪、氯雷他定在乳汁中分泌水平较低，哺乳期妇女可酌情推荐上述药物，并尽可能使用较低的剂量。氯苯那敏可经乳汁分泌，降低婴儿食欲和引起嗜睡等，应避免使用。非镇静作用的抗组胺药同样是儿童荨麻疹治疗的一线选择。

5）对自体血清皮肤实验阳性或证实体内存在针对 FceRIa 链或 IgE 自身抗体的患者，常规治疗无效且病情严重时可酌情考虑加用免疫抑制剂、自体血清注射治疗或血浆置换等。

（2）局部治疗

1）激光照射：通过一定波长的激光照射鼻腔、内关穴、桡动脉，能改善微循环，提高红细胞携氧能力，调节免疫。

2）氦氖激光照射：促进皮疹吸收。

3）红光照射：促进微循环，抗炎。

4）炉甘石洗剂、地奈德乳膏等外用止痒。

（3）对症治疗

1）合并感染者积极抗感染治疗。

2）累及胃肠道者，可给予泮托拉唑或奥美拉唑静脉滴注。

4. 调护

（1）保持性情开朗，避免不良的精神刺激。

（2）忌用热水烫洗和肥皂等刺激物洗涤。避免摩擦、搔抓。

（3）忌食鱼腥、辛辣、牛羊、鸡等发物。

（4）注意起居有常，寒温适度，劳逸结合。

（5）遵医嘱按时用药，及时治疗。

（四）典型案例

案例 1 张某，男，37 岁，2016 年 7 月 5 日初诊。

患者昨晚开始，周身起风团，瘙痒，伴腹痛腹泻来诊。病来无发热，纳眠差，大便稀，小便正常。舌红，苔黄腻，脉弦滑。血常规：白细胞 12.2×10^9/L，中性粒细胞 0.81；肝功能：丙氨酸氨基转移酶 61U/L；肾功能、便常规、淀粉酶无异常。

中医诊断：瘾疹。

西医诊断：急性荨麻疹。

辨证：胃肠湿热证。

治法：清解表里，通腑利湿。

处方：荆芥穗 10g   防风 10g   川芎 10g   当归 12g

       白术 10g   连翘 15g   石膏 20g   黄连 10g

       黄芩 10g   桔梗 10g   白芍 10g   茯苓 12g

       薄荷 6g（后下）   甘草 10g。

同时口服盐酸左西替利嗪片，5mg/d；复方甘草酸苷片，50mg/次，3次/日；外用炉甘石洗剂。

二诊：服上方5剂后，腹痛腹泻症状缓解，进食后自觉脘腹胀满，偶有新发风团，略痒，纳可眠安，大便溏，小便正常。舌淡红，苔薄黄，脉滑。患者胃肠湿热之象得减，去石膏、黄连苦寒之品以防伤脾阳，脘腹胀满，加炒麦芽、炒神曲、炒山楂各10g，消食化积，健胃。

复方甘草酸苷片减为50mg/次，2次/日，口服。

三诊：服上方5剂后，已无新起皮疹，无腹痛腹泻。纳眠可，二便正常。舌淡红，苔薄黄，脉滑。复查血常规、肝肾功均无异常，嘱门诊随诊。

案例2 李某某，女，49岁，2017年11月15日初诊。

患者周身反复起风团伴痒6个月来诊。病来无发热，纳可，夜寐不安，梦多易醒，大便干，小便正常。孕1产1，绝经1年。舌质淡红，苔薄白，脉弦细。化验：血常规、肝肾功能均无异常。

中医诊断：瘾疹。

西医诊断：慢性荨麻疹。

辨证：血虚风盛证。

治法：养血润肤，祛风止痒。

处方：

生地黄10g	熟地黄15g	当归12g	川芎10g
珍珠母10g	白芍12g	钩藤10g	蒺藜10g
地骨皮15g	夜交藤10g	防风10g	甘草10g

同时口服盐酸左西替利嗪片5mg，1次/日。

二诊：服上方10剂后，皮疹明显减少，受凉后较明显，瘙痒缓解。睡眠质量改善，大便正常。舌淡红，苔薄白，脉细。上方去蒺藜、珍珠母，加黄芪25g、白术15g，配合防风加强补气固表之功。

同时口服盐酸左西替利嗪片5mg，1次/日。

三诊：服上方10剂后，皮疹已无新起。纳可眠安，二便正常。舌淡红，苔薄白，脉细。继服10剂，同时口服盐酸左西替利嗪片5mg，隔日1次。随诊3个月未再复发。

案例点评：案例1患者急性起病，周身起风团，瘙痒，伴腹痛腹泻，大便稀，小便正常。舌红，苔黄腻，脉弦滑。证属胃肠湿热，治以清解表里、通腑利湿。方中荆芥、防风、连翘、桔梗、薄荷疏风解表，黄连、黄芩、石膏清脏腑积热，白术、茯苓健脾利湿，川芎、当归养血活血。二诊时，患者腹痛腹泻症状缓解，进食后自觉脘腹胀满，偶有新发风团，略痒，大便溏，小便正常。

舌淡红，苔薄黄，脉滑。患者胃肠湿热之象得减，去石膏、黄连苦寒之品以防伤脾阳，脘腹胀满，加炒麦芽、炒神曲、炒山楂各10g，消食化积，健胃。同时配合抗组胺药物、复方甘草酸苷等，病情缓解后，复方甘草酸苷逐渐减量，防止反弹，中西医结合取得良好疗效。

案例2患者周身反复起风团伴痒6个月来诊。病来无发热，纳可，夜寐不安，梦多易醒，大便干，小便正常。舌质淡红，苔薄白，脉弦细。为慢性荨麻疹，血虚风盛证，治以养血润肤、祛风止痒。方中生地黄、熟地黄、当归、川芎活血行气、祛风，蒺藜散风行血，钩藤定风，镇惊安神，地骨皮凉血、祛风。李杲言：地骨皮治在表无定之风邪，传尸有汗之骨蒸。白芍调养心肝脾经血，舒经降气，防风治风通用。二诊时，皮疹明显减少，受凉后较明显，瘙痒缓解。睡眠质量改善，大便正常。舌淡红，苔薄白，脉细。上方去蒺藜、珍珠母，加黄芪25g、白术15g，配合防风加强补气固表之功。三诊时，皮疹已无新起，纳可眠安，二便正常。舌淡红，苔薄白，脉细。继服10剂，同时口服盐酸左西替利嗪片减量至隔日1次。中西医结合治疗，取得良好疗效。

（五）临证经验

我学术流派在临床中，探索出一套中西医结合治疗本病的方法，根据病情轻重缓急，选择适当的治疗方法，中西医结合手段并重，可取得良好的临床效果。

1.慢性荨麻疹临证宜首辨虚实

慢性荨麻疹多从虚证论治，但也有不少患者属于虚实夹杂者，此外，尚有少数患者虽病久迁延而仍属实证者。临证宜详辨症状舌脉而细诊之。实证宜攻，虚证宜补，虚实夹杂者当扶正祛邪、攻补兼施。

（1）虚证 在辨证为虚证的情况下，应进一步辨气虚还是血虚，或是气血两虚；虚在哪一个脏腑，是脾虚还是肾虚等等。治以补益气血法、补肾法、调摄冲任等。

对于虚证慢性荨麻疹，临床多配伍荆芥、防风等疏风止痒中药。疏风止痒中药，既可止痒，又能疏通皮肤腠理，引药入表。若因虚而生内风者，可配伍一两味平息内风的中药，如全蝎、地龙、僵蚕、钩藤、龙骨、牡蛎、珍珠母等。对虚证配伍上述祛风药效果欠佳者，酌伍收敛之品，如乌梅、五味子、酸枣仁、煅龙骨、煅牡蛎等，有时可以取得意想不到的疗效。另外，虚证日久，因虚致瘀，故常须在辨证处方中加入一二味活血通络之品，如当归、丹参、鸡血藤、红花等。

（2）实证　常见的致病邪气不外风、湿、寒、热、瘀等。

1）因"风"所致者，临证分为风寒、风热两种证型。风寒者，常用药物有荆芥、防风、桂枝、麻黄、羌活、紫苏等，代表方有荆防败毒散、桂枝汤、麻黄汤等；风热者，常用药物有桑叶、菊花、牛蒡子、蝉蜕、薄荷等，为增加辛凉解表药的作用，临证可于辛凉之中配以小量辛温解表之品，使辛温药不燥，既有利于透邪外出，又不背辛凉之旨。若风热日久不解者，应搜剔风热之邪，可选用乌蛇驱风汤。

2）因"湿"而致者，要化湿、利湿，常用药物有苍术、薏苡仁、茵陈、茯苓皮、白鲜皮、地肤子、苦参等，常用方为龙胆泻肝汤、多皮饮等。

3）由"寒"而致者，除外感风寒外，内寒多为肺、脾、肾等寒证，可用干姜、桂枝、肉桂、附子、鹿角霜等，代表方如小青龙汤、胃苓汤、阳和汤等。

4）因"热"所致者，须清解热邪，最好选用同时具有抗过敏作用的清热解毒中药，如清热解毒的马齿苋、连翘，清热凉血的丹皮、赤芍、紫草，清气分的石膏、知母等。

5）风、湿、寒、热日久壅郁，皆能致"瘀"，因此，慢性荨麻疹患者均存在程度不同的"瘀滞"状态。常用的活血通络药有丹参、鸡血藤、赤芍、桃仁、红花等，方用桃红四物汤、血府逐瘀汤等。对实证患者，慎用牡蛎、乌梅、五味子等收敛之品，以免敛邪而致荨麻疹缠绵难愈。

2. 关于荨麻疹急重症的治疗

在临床中，尤其是急诊，常能遇到急性荨麻疹患者，该病发病急，病情重者可伴有心悸、烦躁、恶心、呕吐甚至血压降低等过敏性休克样症状；部分可因胃肠黏膜水肿出现腹痛，剧烈时颇似急腹症；亦可发生腹泻，出现里急后重及黏液稀便；累及气管、喉黏膜时，出现呼吸困难，甚至窒息。我院皮肤科开设了沈阳地区唯一的皮肤科急诊，在救治急性荨麻疹及过敏性休克方面积累了丰富的临床经验。

（1）过敏性休克的抢救　及时找到致敏因素，切断过敏原。保证呼吸道通畅，马上给予高流量吸氧，及时清除呼吸道分泌物。及时应用肾上腺素。建立静脉通路补液并第一时间静脉注射地塞米松 5~10mg，然后根据病情酌情给予糖皮质激素维持治疗。当收缩压降至 80mmHg 以下时，应同时给予抗休克药物，常用多巴胺（血管收缩升压的同时，舒张肾血管，保护肾脏）。辅助用药，肌内注射异丙嗪 25~50mg。神志清醒者可口服西替利嗪 20mg 或地氯雷他定 10mg。

（2）必要时需要气管插管，插管困难者可行气管切开　我们对此方法持谨慎态度，认为气管插管或气管切开不能显著提升患者生存率。

3. 关于慢性荨麻疹的治疗

反复发作达每周至少两次并连续 6 周以上者称慢性荨麻疹（chronic urticaria, CU）。CU 多数病因不清、诱因复杂，治疗效果欠佳。我们的体会如下。

（1）弄清几个相关概念　一种常规剂量非镇静二代抗组胺药治疗 CU，不能有效控制症状，称为慢性难治性荨麻疹；如果应用抗组胺药物增加至 4 倍剂量治疗慢性难治性荨麻疹，依然无效，称为抗组胺类药物抵抗性荨麻疹，是慢性难治性荨麻疹的重型。

（2）慢性难治性荨麻疹的临床特点

1）好发于 20~60 岁女性，具备慢性荨麻疹的特征性表现，一种常规剂量的二代抗组胺药物治疗，无明显改善。

2）临床症状重、风团数量多、发作频繁、风团持续时间长、症状评分高、患者日常生活质量明显降低。

3）病程多数＞ 2 年。

4）伴发其他症状或疾病：皮肤划痕症；血管神经性水肿；哮喘、过敏性鼻炎、特应性皮炎、甲状腺疾病、高血压、胃炎等疾病。

（3）实验室指标与慢性荨麻疹　结合一些相关的实验室检查，有助于某些特殊棘手的慢性荨麻疹治疗方案的选择。

1）抗组胺药物抵抗性荨麻疹：外周血嗜碱性粒细胞数量减少，平均血小板体积增大；血清转氨酶略升高；C 反应蛋白及血清补体 C3、C5a 升高；而血沉与疗效无关。

2）血清总 IgE 水平：血清变应原特异性 IgE 阳性率增高，与疾病严重程度、抗组胺药物的疗效无关。对于间断性发作的患者，过敏原检测有意义。

3）一些自身抗体呈现阳性者：易出现抗组胺药物抵抗。常见的有血清 ANA、甲状腺自身抗体（抗甲状腺球蛋白抗体、抗甲状腺过氧化物酶抗体），甲状腺功能低下者可行甲状腺素治疗。

4）D 二聚体水平增高 CU 患者：临床症状更严重，对抗组胺药反应差。

（4）首诊尽量选用具有多重作用的抗组胺药物　CU 患者的致病因素除肥大细胞释放组胺，还存在血小板活化因子、p 物质等其他炎症因子。我们应用阿伐斯汀、依巴斯汀、咪唑斯汀、奥洛他定、苯磺贝他斯汀、富马酸卢帕他定等具有抗组胺、抗炎多重作用的二代抗组胺药物治疗，取得良好疗效。

（5）二线药物治疗无效者　需要三线药物治疗（慢性荨麻疹的一线、二线、三线治疗方案见西医治疗部分）。

1）奥马珠单抗对慢性抗组胺药物抵抗性 CU 疗效佳。剂量为 150mg 或

300mg，每隔 4 周皮下注射，有效率可达 75% 以上，无严重不良反应。

2）对一些治疗困难的慢性荨麻疹可以尝试使用雷公藤多苷片口服。

3）环孢素可完全或基本控制约 60% 的抗组药抵抗性 CU 的症状。剂量 3~5mg/（kg·d），分 2 次口服。

4）合并甲状腺疾病者，积极治疗原发病；或吗替麦考酚酯 0.5g 日 2 次口服，起效慢于糖皮质激素和环孢素，但安全性好；或 IVIG 0.4g/（kg·d），连续 3~5 天，可成功治疗难治及抵抗性荨麻疹。

5）对 CU 二线治疗失败、皮疹泛发或伴有腹痛、呼吸困难、且无糖皮质激素禁忌证者，审慎地加用糖皮质激素（甲基泼尼松龙 40mg/d 或地塞米松 5~10mg/d），能控制其中 80% 的患者，需要逐渐减量，停药后仅有 20% 患者复发，但往往是轻症。应用时间应 < 2 周。

（6）奥马珠单抗治疗荨麻疹　奥马珠单抗是一种人源化的抗 IgE 单克隆抗体，它对慢性荨麻疹治疗有效且耐受性好。最新的 2018 年 EAACI/GA2LEN/EDF/WAO 指南将奥马珠单抗列为慢性荨麻疹的三线治疗，我们进行了尝试，并结合文献报道总结如下。

1）剂量与疗程

①150~300mg/ 次，每 4 周皮下注射 1 次，持续 3~6 个月。

②最快 1 周内起效，较慢的需 2 周 ~3 个月，文献中有病例 12~24 周才有效。原因可能与患者血清 IgE 水平和基线 FceRI 受体密度等的差异有关。

③当患者 BMI 大于 30 时，与每月 300mg 相比，增加到每月 600mg 能更快控制病情并减少血管水肿的出现。

2）应用奥马珠单抗治疗后，血总 IgE 水平明显上升的原因

①CU 患者经过奥马珠单抗治疗后，血清中游离 IgE 迅速减少，而总 IgE 水平增加了 2~11 倍，其原因是，患者血清总 IgE 由游离 IgE 和 IgE– 奥马珠单抗复合物组成，后者的半衰期比游离 IgE 长。

②将治疗前后总的 IgE 水平作为对奥马珠单抗治疗慢性荨麻疹疗效的预测指标，即血清基线 IgE ／第 4 周 IgE 的比率。

③接受 4 周的奥马珠单抗治疗后，血清 IgE 水平未达到基线值的 2 倍，则该患者对奥马珠单抗反应不佳。

3）奥马珠单抗与糖皮质激素联用：在严重的 CU 患者两次注射奥马珠单抗体，系统使用短期糖皮质激素作为过渡干预治疗，发现患者症状得到明显缓解。

4. 预防荨麻疹复发的对策

由于慢性荨麻疹的致病原因不易找到和去除，所以慢性荨麻疹常反复发作。

"治未病"是中医预防疾病发生的重要指导思想，从以下几个方面入手，有助于防止慢性荨麻疹复发。

（1）消除诱因　对被证实与慢性荨麻疹发作确有关系的食物，要避免使用，有时还要避免使用类似结构或有交叉成分的食品。对易引起药疹的药物，慢性荨麻疹患者要谨慎使用，尽量选择不易引起过敏的药物；对于通过花粉、粉尘、动物皮屑等引起者，应尽量避免接触这类过敏源；由冷、热、日光等物理性刺激诱发者，应注意气候变化增添衣物，避免日光直接照射；胆碱能性荨麻疹要避免精神紧张。受热、情绪激动、用力等都会加重皮肤血管扩张，激发或加重荨麻疹；劳力伤气，房劳伤肾，均可致正气不足，若外邪侵袭，每易致病情发作，因此，要避免劳倦过度。

（2）控制感染　荨麻疹的发生与感染有密切关系，一般的感染源有寄生虫、病毒、细菌、真菌等。中药驱虫药对寄生虫感染，有较好的疗效；清热解毒类中药具有广谱抗菌的特点，在辨证的基础上，适当配伍，有助于减少荨麻疹的复作。

（3）清除余邪　余邪未尽常是慢性荨麻疹迁延难愈和反复发作的重要原因。因此，治疗慢性荨麻疹，祛邪务尽，防止敛邪，邪未尽者，不可妄补。清除余邪，要注意给邪出路，如便秘者，要用泻下药，使邪从大便而出。另外，不可早用或过用牡蛎、乌梅、酸枣仁、五味子等收敛药。

（4）顾护正气　疾病过程中，病邪损正，正气必伤，从疾病新瘥到病体完全康复还存在着一个使正气复强的过程。在病体初愈正虚未复的前提下，在诱因作用下，就易于邪胜正负而反复发病。常用方剂，如玉屏风散、归脾丸、六味地黄丸等。

（5）提前用药，阻断发病　对于慢性荨麻疹发作有规律性的患者，在发病前提前用药，常能截断病情，防止发作。与月经有关的荨麻疹，每随月经周期而发作，治疗当在月经周期前开始用药，常用方如四物汤、二至丸、二仙汤、逍遥丸等。对其他发作有时的慢性荨麻疹患者，常用小柴胡汤化裁。

（6）巩固服药，预防复发　慢性荨麻疹新瘥阶段，机体并未完全康复，尚具有正虚邪恋、阴阳未和之特点，如果病后不注意预防调护或未继续给予巩固性治疗，诱发因素作用于机体，非损正即助邪，邪胜正负，从而导致慢性荨麻疹反复发作。实践表明，临床治愈慢性荨麻疹后，继续巩固服用一段时间中药，确有助于减少荨麻疹复发。巩固服药须辨证用药：偏于肺卫气虚者，用玉屏风散；阴虚血亏者，用四物汤或地黄饮子；偏脾虚，用归脾丸；肾阳虚，用金匮肾气丸；肾阴虚者，用六味地黄丸；并可根据所夹病邪随证加减。

（六）零金碎玉

我学术流派在临床中，探索出一套中西医结合治疗本病的方法，在中药内服、外用等方面有丰富的经验和体会，简要介绍如下。

麻黄、桂枝

（1）单味应用　麻黄辛散苦泄温通，善于宣肺气、开腠理、透毛窍而发汗解表，发汗之力强，为发汗解表第一要药，主要适用于外感风寒无汗的表实证。同时，麻黄又善于宣肺而平喘、利水消肿。

桂枝归心经，辛甘温煦，善于温通卫阳而发汗解肌，其发汗之力较麻黄为缓，故外感风寒，无论是无汗的表实证（常配伍麻黄）、还是有汗的表虚证（常配伍白芍），桂枝均可使用。同时，桂枝又可温通经脉，助阳化气。

（2）配伍应用　麻黄配桂枝，相须为用，能增强发汗解表、祛风散寒、温阳和营的作用。用于荨麻疹风寒束表证，解表祛风，散寒和营。

（七）专病专方

1.荨麻疹1号汤（院内协定处方）：用于荨麻疹表虚不固证。

处方：黄芪25g	白术10g	防风10g	荆芥10g
桂枝10g	香附10g	枳壳10g	白鲜皮10g
菖蒲10g	当归15g	陈皮10g	甘草10g

2.荨麻疹2号汤（院内协定处方）：用于荨麻疹风寒束表证。

处方：麻黄10g	桂枝10g	杏仁10g	丹参10g
防风10g	荆芥10g	浮萍10g	白鲜皮10g
陈皮10g	当归12g	姜皮10g	甘草10g

3.荨麻疹3号汤（院内协定处方）：用于荨麻疹血虚风盛证。

处方：丹参15g	白术12g	白芍10g	地骨皮15g
熟地黄15g	当归12g	川芎10g	生地黄10g
防风10g	钩藤10g	蒺藜10g	甘草10g

4.抗敏灵颗粒（院内制剂）：用于荨麻疹风热犯表证。

处方：鱼腥草15g	板蓝根15g	黄连5g	连翘15g
五味子6g	金银花15g	黄柏10g	乌梅10g
天花粉15g	威灵仙10g	柴胡10g	防风10g
白鲜皮10g	青风藤12g	蝉蜕6g	生甘草10g

（八）诊疗技术路线

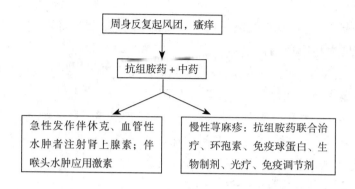

第十节　多形红斑

（一）疾病认识

多形红斑是急性皮肤炎症疾患，皮疹多形，重症有严重的黏膜和内脏损害。女性多于男性，10~30 岁发病率高，春秋两季好发。前驱期可有头痛、低热、四肢倦怠、食欲不振、关节肌肉疼痛，部分患者有扁桃体炎和上呼吸道感染。皮疹多形性：典型的水肿性红斑，虹膜现象阳性；可有丘疹、水疱、大疱、紫癜、风团等。

临床分型：

（1）斑疹 – 丘疹型　此型最常见，以红斑、丘疹为主要皮疹。

1）初起为水肿性红斑，或淡红色扁平丘疹，圆形、稍隆起、界清。

2）对称发生于面部、手足等露出部位。

3）有典型虹膜样损害。

4）轻度瘙痒。

5）黏膜受累轻或不受累。

6）无明显全身症状。

7）病程 2~4 周可自愈。

（2）水疱 – 大疱型　以水疱、大疱为主要皮疹。

1）水疱、大疱发生在红斑基础上或疱周有红晕，有时为血疱。

2）常有黏膜损害，颊黏膜、口唇有充血、糜烂、水疱，阴部有潮红、糜烂、浅溃疡，眼结膜炎，少数侵犯角膜和巩膜。

3）全身症状明显：关节痛，发热，蛋白尿、血尿，血沉快等。

（3）**重症型**　即 Steven-Johnson 综合征，是多形红斑中的严重型。

1）突然发病。

2）皮肤损害为水肿性红斑、水疱、大疱、血疱、瘀斑等。

3）黏膜损害广泛而严重：口腔、鼻、咽、眼、尿道、肛门、呼吸道、消化道黏膜发生大片糜烂、坏死。眼损害严重，发病率高，有角膜炎、角膜溃疡、虹膜炎、虹膜粘连，可使视力减退甚至失明。

4）全身症状严重：高热、头痛、乏力、咽部肿痛。脉搏细弱，呼吸快，可发生昏迷、抽搐，伴发肺炎、消化道出血、关节炎、心肌炎、心包炎、脑出血、肝肾损害等。

5）病程 3~6 周，死亡率 5%~15%。

本病相当于中医学"猫眼疮"。《医宗金鉴·外科心法要诀》云："猫眼疮，一名寒疮，每生于面及遍身，由脾经久郁湿热，复被外寒凝结而成。初起形如猫眼，光彩闪烁无血，但痛痒不常，久则近胫，宜服清肌渗湿汤，外敷真君妙贴散。"猫眼疮多因禀赋不耐，风寒外袭，以致营卫不和，寒凝血滞而成；或为外感风热，风热之邪郁于肌肤而发；或因风湿热邪内蕴，毒火炽盛，气血燔灼，蕴结肌肤而致；亦可因病灶感染，药物及鱼、虾、蟹类食物过敏等引起。

（二）辨证思路

猫眼疮多因素体血热或内蕴湿热，复感风热或风寒之邪，以致营卫不和，疏泄不畅，邪郁肌肤而发。辨证可分风湿热证、寒湿阻络证和毒热炽盛证，而分别治以疏风清热利湿、祛风散寒和营及清热凉血解毒，并宜联合外治法。病情严重者，如皮损泛发或有水疱或有黏膜损害者或累及脏器者要及时应用激素或免疫抑制剂以及相应科室的会诊（如眼科、肾内科、消化科等）。

（三）治疗方案

1. 一般治疗

（1）避免各种可疑的致病因素。

（2）避免各种外界刺激，如洗烫、搔抓等。

（3）避免易致敏和有刺激性的食物。

2. 中医治疗

（1）辨证论治

1）风湿热证

主症：发病急，以红斑和丘疹为主，皮损色红或鲜红，中心可有水疱或紫癜，自觉灼热、瘙痒。可伴发热、咽痛、口干、关节痛、便结、尿黄。舌红，苔薄黄或黄腻，脉弦或滑数。

治法：疏风，清热，利湿。

方药：茵陈蒿汤合消风散。

参考处方：荆芥10g，防风10g，牛蒡子10g，胡麻仁10g，栀子10g，生地黄15g，苦参10g，苍术10g，赤芍10g，鸡血藤15g，桑枝10g，茵陈10g，当归15g，知母12g，生甘草10g，土茯苓15g。

加减：咽痛者，加玄参10g；肿胀明显者，加车前子10g、泽泻10g、冬瓜皮10g；瘙痒甚者，加白鲜皮10g、地肤子10g、桑白皮10g；焮红热盛者，加板蓝根10g、黄连10g，去牛蒡子、桑枝；便秘者，加生大黄10g；关节酸痛者，加防己10g、秦艽10g。

分析：证属禀赋不受，风热外感，湿热内蕴，郁于皮肤而起红斑、丘疹；风热之邪与气血相搏结故灼热、瘙痒；风热燥胜，伤津耗液故口干、便结、尿黄；风热毒邪上犯而发热、咽痛、关节痛。舌红，苔薄黄或黄腻，脉弦或滑数为风热湿盛之征象。方中荆芥、防风、牛蒡子祛风解表止痒；茵陈、山栀清热利湿；苦参、苍术燥湿止痒；生地黄、知母清热而不伤阴；赤芍清热凉血；胡麻仁、当归、鸡血藤养血润燥以防疏泄太过伤阴；桑枝是以枝通肢，为引经药；甘草调和诸药。

2）寒湿阻络证

主症：皮疹色暗红，指（趾）可肿胀，手足发凉。可伴有恶寒、肢冷、便溏、小便清长。每于气候寒冷潮湿时发作或加重，在天气转暖时症状减轻或消失，易复发。舌淡苔薄白，脉濡缓。

治法：和营，祛寒，化湿。

方药：桂枝汤合当归四逆汤。

参考处方：桂枝10g，白芍15g，白术10g，丹参15g，鸡血藤15g，干姜6g，黄芪20g，陈皮10g，党参10g，茯苓15g，当归15g，大枣10g，生甘草10g。

加减：便溏者，重用山药，加扁豆10g；胸脘满闷者，加柴胡10g、川芎10g。

分析：证属素体阳虚，复感寒邪，致营卫不和，气血凝滞，郁于肌肤而起红斑、色暗、肿胀；阳虚不能温煦四末则手足发凉；脾阳受损，运化失常故便溏；肾阳虚不能温化水液则小便清长。舌淡苔薄白、脉濡缓为阳虚寒盛之征象。方中桂枝辛甘而温，温经散寒，与干姜合用而除内外之寒；当归苦辛甘温，补血和血，与芍药合而补血虚。桂枝与芍药配伍还可调和营卫；党参、黄芪益气补虚；白术、茯苓健脾利湿。丹参、鸡血藤活血化瘀；陈皮理气以防补益类药物滋腻碍胃；大枣、甘草益气健脾，即助归、芍补血，又助桂、姜散寒通阳。

3）毒热炽盛证

主症：发病突然，除全身皮疹外，口腔、阴部黏膜亦可广泛累及，有红斑、水疱、糜烂、出血、结痂。可伴有高热、头痛无力、咽干喉痛、胸痛咳嗽、关节疼痛。舌红苔黄，脉滑数。

治法：清热解毒，凉血利湿。

方药：普济消毒饮加减。

参考处方：黄芩10g，黄连10g，黄柏10g，板蓝根15g，连翘10g，山栀10g，紫草10g，金银花15g，赤芍10g，苦参10g，土茯苓15g，玄参10g，柴胡10g，生地黄15g，薏苡仁20g，甘草10g。

加减：恶心呕吐者，加姜半夏5g、陈皮5g、炒竹茹10g；腹泻者，改金银花、黄芩为金银花炭10g、黄芩炭10g；高热者加水牛角5g、生石膏10g。

分析：火毒炽盛蕴结肌肤，熏蒸皮肤、黏膜而致红斑、水疱、糜烂、出血；热毒炽盛则发热；火性炎上，伤津耗液则咽干喉痛；热毒犯肺则胸痛咳嗽；壮火食气，火毒耗气，气血郁滞则头痛、关节痛。舌红苔黄、脉滑数为火热炽盛之征象。方中黄芩、黄连、黄柏、山栀清降三焦热毒；连翘疏散风热；板蓝根、金银花、土茯苓、玄参加强清热解毒之功，玄参还有防止伤阴的作用；生地黄、紫草、赤芍凉血活血；柴胡调畅气机；苦参、薏苡仁清热燥湿；甘草调和诸药。

（2）中成药

1）喜炎平注射液10ml，或热毒宁注射液20ml，每日1次静脉滴注。适用风湿热证、毒热炽盛证。

2）抗敏灵冲剂（院内制剂），10g/次，3次/日，口服。适用于风湿热证。

3）雷公藤多苷片或昆仙胶囊：10~20mg/次，3次/日，口服。适用于各种证型。

（3）外治法

1）中药溻渍：选用清热凉血解毒药物，如黄连15g，黄柏30g，马齿苋30g，金银花20g煎汁外敷，20分钟/次，2次/日。适用于风湿热证、毒热炽盛证。

2）中药封包：双黄膏（院内制剂）封包治疗。功效：清热凉血，润肤止痒。薄涂，外用保鲜膜包裹，表面扎眼通风，20~30分钟/次，1~2次/日。适用于疾病后期脱屑患者。

3）口腔黏膜损伤糜烂者可用冰硼散或双料喉风散外吹，或中药煎汤含漱（黄芩20g，黄连15g，金银花20g，麦冬10g，玄参10g）。

4）穴位贴敷：多虑平软膏（或中药脐疗膏）填塞于脐部（神阙穴），每日 1 次，具有镇静、止痒、抗过敏作用。

5）耳穴压豆：取耳穴肺、三焦、耳轮脚、下屏尖等。烦躁、眠差者加神门，发热者加耳尖，隔日 1 次。在耳穴贴压期间，应嘱患者每日自行按压数次，每次每穴 1~? 分钟。刺激强度以患者情况而定，一般儿童、年老体弱、神经衰弱者用轻刺激法，急性疼痛性病证宜用强刺激法。

6）紫草油纱或甘草油纱：油纱敷于结痂、破溃处，可清热凉血、祛痂消肿，促进愈合，缩短疗程。30 分钟 / 次，2 次 / 日。

3. 西医治疗

（1）系统疗法

1）轻症者

①口服抗组胺药：一代抗组胺药如赛庚啶、马来酸氯苯那敏片、去氯羟嗪等。二代抗组胺药如咪唑斯汀、氯雷他定、西替利嗪、左西替利嗪、地氯雷他定、盐酸非索非那定、枸地氯雷他定、富马酸卢帕他定、盐酸奥洛他定、盐酸阿伐斯汀等，1 种单独使用或 2 种联合使用。

②硫代硫酸钠 0.64g 日 1 次静脉滴注。

③甘草酸苷类药物：复方甘草酸单胺 S 液 200ml，或复方甘草酸苷 0.12g，日 1 次静脉滴注。或者复方甘草酸苷片（胶囊）50~75mg/ 次，3 次 / 日，口服。

2）水疱 – 大疱型及重症型

①早期足量糖皮质激素，如泼尼松 60~80mg/d 或相当量的氢化可的松、地塞米松、甲基泼尼松龙口服或静脉滴注或得宝松肌内注射。

②有广泛水疱、糜烂、渗出严重者，应预防性应用抗生素。

③免疫抑制剂：皮损广泛，累及口腔黏膜者，可联合免疫抑制剂。

④病情凶险者，采用甲泼尼松冲击治疗，500~1000mg 静脉滴注，日 1 次，连续 3~5 天。

⑤严重病例可予大剂量免疫球蛋白 0.4g/（kg·d）静脉滴注，连续 3~5 天。

⑥血浆置换：可迅速缓解症状，减轻变态反应，挽救生命。

（2）局部治疗　原则为消炎、收敛、止痒、预防感染。

1）红斑 – 丘疹型可外用炉甘石洗剂或糖皮质激素类软膏。

2）有水疱和渗出者可用庆大盐水、2% 硼酸溶液湿敷。

3）大疱可用无菌注射器抽出疱液。

4）口腔黏膜糜烂可用生理盐水漱口。

5）眼部加强护理，及时请眼科会诊，外用糖皮质激素及抗生素眼药水，注意并发症。

4. 物理疗法

（1）氦氖激光照射：促进皮疹干燥，吸收。

（2）红光照射：促进微循环，抗炎。

5. 调护

（1）保持性情开朗，避免不良的精神刺激。

（2）忌用热水烫洗和肥皂等刺激物洗涤。避免摩擦、搔抓。

（3）忌食鱼腥、辛辣、牛羊、鸡等发物。

（4）注意眼部护理，有表皮剥脱者按烧伤处理。

（5）遵医嘱按时用药，及时治疗。

（四）案例分析

李某，女，26岁，2017年4月6日初诊。

主诉：面、四肢起水肿性红斑、水疱，瘙痒伴发热、口腔破溃3天。入院前3天无明显诱因，面部、四肢起水肿性红斑，瘙痒明显，口唇破溃，发热，咽痛，口干口渴，纳差，便结，尿黄。病来无关节疼痛，无腹痛腹泻。否认发病前2个月内有用药史。T:38.7℃，P:102次/分，R:22次/分，Bp:120/80mmHg。面、四肢见密集分布黄豆至指甲大紫红色水肿性斑片，虹膜现象阳性，双手足肿胀，咽赤，扁桃体Ⅰ度肿大，口唇破溃，口腔黏膜见4处黄豆至花生粒大溃疡面，舌红，苔薄黄，脉滑数。化验检查：白细胞 13.2×10^9/L，中性粒细胞 8.04×10^9/L，血沉25mm/h，降钙素原0.21ng/ml，超敏C蛋白42.7mg/L，抗核抗体（ANA）阴性，抗ds-DNA阴性，ENA谱均阴性。

中医诊断：猫眼疮。

西医诊断：多形红斑，上呼吸道感染。

辨证：风湿热证。

治法：疏风，清热，利湿。

处方：荆芥10g　　　防风10g　　　玄参10g　　　牛蒡子10g

栀子10g　　　生地黄15g　　　苦参10g　　　苍术10g

赤芍10g　　　丹皮15g　　　桑枝10g　　　茵陈10g

当归12g　　　知母12g　　　金银花10g　　　菊花10g

冬瓜皮10g　　　生甘草10g

水煎服，每日1剂。

同时甲强龙40mg静脉滴注；克林霉素注射液0.6g，12小时1次静脉滴注；

口服盐酸左西替利嗪片；外用中药溻渍、氦氖激光照射、糠酸莫米松软膏；口腔予激素盐水（0.9% 氯化钠注射液 250ml 加地塞米松注射液 5mg，盐酸利多卡因注射液 5ml）漱口，3 次 / 日。

二诊：上方 7 剂后，体温恢复正常，水疱均已干燥结痂，双手足肿胀消退，无新发皮疹，瘙痒减轻，无咽痛，扁桃体无肿大，口唇破溃处结血痂，口腔内溃疡面积减少，疼痛明显减轻。仍觉口干口渴，便干，小便正常，乏力嗜睡。舌红苔薄黄，脉滑。证属热盛伤阴、气阴两伤。上方去茵陈、栀子花、苍术、苦参、冬瓜皮，加益气生津之品，沙参 15g，黄芪 15g，天花粉 15g，葛根 10g。激素改为甲强龙 32mg 静脉滴注。化验检查：降钙素原 0.03ng/ml，超敏 C 蛋白 20.3mg/L，停用克林霉素。口唇结痂处予甘草油纱外敷以祛痂，四肢皮损处停用中药溻渍，改予药膏封包治疗以促进皮损消退。

三诊：上方应用 7 天，皮损结痂均已脱落，颜色暗红，口腔破溃愈合，口唇部血痂脱落，咽不赤，扁桃体无肿大，饮食二便均正常，轻微口干口渴，疲乏无力减轻，舌红苔薄白，脉弦。化验检查：超敏 C 蛋白 4mg/L，血沉 15mm/h。证属气阴两伤，余热未清。治宜益气养阴、兼清余热。

处方：太子参 15g　　麦冬 10g　　　白术 10g　　　竹叶 6g
　　　天花粉 10g　　沙参 10g　　　黄芪 20g　　　柴胡 6g
　　　白芍 10g　　　石斛 6g　　　　丹皮 10g　　　甘草 10g

激素改为 28mg/d，口服，出院，随诊，激素逐渐减量至停用。随访 3 个月，病情无复发。

案例点评：本例患者起病急骤，累及黏膜，有水疱，手足肿胀，伴有发热，病情较重，患者否认发病前用药史，伴有感染，免疫指标均阴性，故诊断为猫眼疮，风湿热证；多形红斑，上呼吸道感染。本病可与感染相关，病情发展迅速，故予中西医结合治疗，以免延误病情。予激素治疗以抑制免疫、抗过敏，同时应用抗生素以抗感染治疗，及时控制住病情，联合外治法以促进皮疹消退。疾病初期，为风湿热证，治以疏风、清热、利湿。方中荆芥、防风、牛蒡子祛风解表止痒；茵陈、山栀清热利湿；苦参、苍术、冬瓜皮燥湿止痒；生地、知母清热而不伤阴；丹皮、赤芍清热凉血；玄参清热凉血、泻火解毒；当归、鸡血藤养血润燥以防疏泄太过伤阴；桑枝是以枝通肢，为引经药；甘草调和诸药。二诊时，病情明显好转，水疱均已干燥结痂，无新发疹，无发热，无咽痛，口腔破溃明显好转，故激素减量，抗生素停用。患者风湿热邪已大部分被清除，热邪耗气伤阴，加上利湿药的应用，患者出现津液不足的现象，故去除利湿药茵陈、冬瓜皮、苦参、苍术，加入益气养阴生津的沙参、黄芪、天花粉、葛根。

调整外治法：因皮疹颜色暗淡，停用中药溻渍，改为封包以润燥止痒，加用甘草油纱以祛痂生肌。三诊时，病情处于恢复期，激素逐渐减量，给予益气养阴、兼清余热的药物促进机体恢复。

（五）临证经验

多形红斑是皮肤科常见疾病，原因不清，多见于青年女性及儿童，部分患者表现为季节性发病，病情轻重程度差异较大。在多年的临床工作中，我们有些治疗体会和感悟。

1. 关于病因

多形红斑病因迄今尚未完全明确，可能是对多种抗原物质发生的免疫反应。

（1）感染　细菌、病毒（特别是单纯疱疹）、支原体、衣原体、螺旋体等，此类病因诱发的多形红斑多为轻症，多以四肢为皮疹首发部位，躯干皮损较少。

（2）药物　抗生素、抗惊厥药、解热镇静药、抗结核药、抗真菌药等，此类病因诱发的多形红斑多较重，可起水疱，多累及黏膜，甚至有脏器受累。

（3）内脏疾病　肿瘤（白血病、多发性骨髓瘤、非霍奇金淋巴瘤等）、血管炎（早期）、结缔组织疾病、风湿免疫性疾病等，这种情况下，多形红斑仅是疾病的一种表象，要注意甄别。

（4）过敏物质　接触或食入致敏物质导致疾病发生。

（5）物理性因素　放射线、寒冷、日晒等，此类诱因导致的多形红斑多表现为季节性发病。

2. 关于鉴别

警惕多形红斑样皮损是结缔组织疾病及副肿瘤性天疱疮的皮肤表现。中青年女性，出现多形红斑样皮损，一定要详细询问病史，结合患者其他症状、体征（关节痛、脱发、口腔溃疡、乏力、肌肉酸痛、肌无力等）及相关化验检查（血沉、血常规、ANA、ENA谱、尿常规等），避免漏诊误诊。如多形红斑皮损伴有水疱（红斑上或正常皮肤）、口腔溃疡者，要注意鉴别是否为副肿瘤性天疱疮。

3. 关于治疗

（1）多形红斑轻症　皮损较轻者有一定自限性，对轻症，特别是反复发作者采用以中医药为主，中西医综合治疗法，将辨证与辨病相结合，整体与局部并治，可收到较好疗效。联合应用抗组胺药、甘草类制剂、糖皮质激素类药膏、中药汤剂、中药溻渍的方法多能治愈疾病。

（2）多形红斑重症　重症者可有水疱、血疱、坏死、黏膜损害、眼部受累、肝肾脏器损害、高热、寒战等。病情急重者，宜采用中西医结合疗法。一方面应用中医中药以清热解毒、固护正气；另一方面配合西药以抗组胺、抗炎、保护脏器，如抗组胺药、糖皮质激素类、免疫抑制剂、丙种球蛋白等。注意监测肝肾功能、尿蛋白定量、尿系列；注意水、电解质平衡；注意眼部病情变化；注意黏膜护理；注意预防感染。

（3）皮损处理　重症患者需放置于消毒病房，应用离被架，铺设消毒床单，保持病室内适宜的温度、湿度，陪护人员及医务人员做好隔离措施，减少交叉感染。皮损严重，有水疱、糜烂者要按烧伤处理，保护创面，注意预防感染（可系统应用抗生素）。水疱可行疱液抽取术；糜烂渗出处可予开放性冷湿敷；表皮剥脱处可应用水胶体辅料或紫草油纱（或甘草油纱）；均可应用红光照射，以杀菌、抑制炎症，促进创面愈合。

（4）中医药治疗　因多形红斑皮损多紫红或鲜红，多从营血辨证，从血论治，应用清热凉血、消斑化瘀药物。对于与寒冷相关，有季节性发作的，从温经散寒通络的角度予以中药治疗，配合艾灸可取得良好效果。

（六）零金碎玉

1. 荆芥、防风

（1）单味功用　荆芥，味辛、微苦，性微温，入肺、肝经，能祛风、解表、透疹、止血。现代药理研究表明荆芥具有解热、降温、镇静、镇痛、抗炎、止血作用。可用于治疗感冒发热、头痛、咽喉肿痛、中风口噤、吐血、衄血、便血、崩漏、产后血晕、痈肿、疮疥、瘰疬等疾病。

防风，味辛、甘，性微温，入膀胱、肝、脾经，能解表祛风、胜湿、止痉。现代药理研究表明防风有解热、镇痛、镇静和抗惊厥、抗炎、抗病原微生物等作用。可用于治疗感冒头痛、风湿痹痛、风疹瘙痒、破伤风等疾病。

（2）伍用经验　荆芥气清香，质轻上浮，长于发表散风，且微温不烈，药性和缓，对于外感表证，无论风寒、风热或寒热不明显者，均可广泛使用；其质轻透散，祛风止痒，宣散疹毒效佳。防风辛而不烈，甘缓不峻，微温不燥，药性和缓，故被誉为"风药中之润剂"，亦为治风通用之品。凡外感表证，无论证属风寒、风热均可配伍应用。无风不作痒，以其善祛风而止痒。

二药相须配伍，既能发散风寒，又能去经络中之风邪，故为四季外感表证及风疹、皮肤瘙痒症的常用药对。且二药发汗之力缓和，既有麻桂解表之功，又无麻桂伤阴之弊。"用防风必兼荆芥者，以其能入肌肤宣散故耳"（《本草求真》），"若属外感证，用麻桂嫌热、嫌猛；用银翘嫌寒时，荆防用之宜"（《施今墨对药临床经验集》），可见荆芥与防风相配有达腠理、发汗散邪之效，二者相辅相成。

2. 生地黄、赤芍

（1）单味功用　生地黄，味甘、苦，性寒，入心、肝、肾经，能清热凉血、养阴生津。现代药理研究表明有降压、镇静、抗炎、抗过敏、强心、利尿作用。可用于治疗热病舌绛烦渴、阴虚内热、骨蒸劳热、内热消渴、发斑发疹、吐血、衄血、咽喉肿痛等疾病。

赤芍，味苦，性微寒，入肝经，能清热凉血、散瘀止痛。现代药理表明有抑制血小板聚集、镇静、抗炎止痛、抗惊厥、解痉作用。可用于治疗瘀滞经闭、疝瘕积聚、腹痛、胁痛、衄血、血痢、肠风下血、目赤、痈肿、跌扑损伤等疾病。

（2）伍用经验　生地有"润皮肤燥、去诸湿热"（《医学启源》），"内专凉血滋阴，外润皮肤荣泽"（《本经逢源》）等功能，赤芍善走血分，能清肝火，除血分郁热而有凉血、止血、散瘀消斑之功。有"血气者，喜温而恶寒，寒则泣不能流，温则消而去之"（《素问·调经论》）之论，但是热乃温之甚，血遇热失其度而妄行，或邪热煎熬营血而滞涩，故在用生地的同时，配赤芍既可加强凉血清热的作用，又能活血散血，以防火热煎熬，营血瘀滞。此即取叶天士热入血分"恐耗血动血，直须凉血散血"之意。

（七）专病专方

凉血消斑汤：适用于疾病初期，皮损颜色鲜红或紫红，瘙痒，伴有或不伴有发热、咽痛，舌红苔薄白或薄黄，脉浮或浮数。

荆芥 10g	牛蒡子 10g	防风 10g	胡麻仁 10g
栀子 10g	生地黄 15g	苦参 10g	苍术 10g
赤芍 10g	鸡血藤 15g	桑枝 10g	茵陈 10g
当归 15g	土茯苓 15g	知母 12g	生甘草 10g

（八）诊疗技术路线

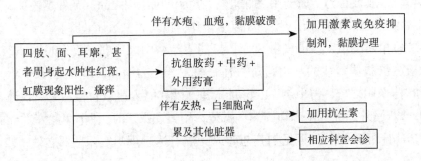

第十一节　药疹

（一）疾病认识

药疹是药物通过各种途径进入人体后引起的皮肤、黏膜的炎症反应，严重者尚可累及机体其他系统。

（1）病史

1）致敏药物确认。

2）有明确服药史。

3）有一定潜伏期。

4）起病急，皮疹多泛发（固定药疹除外），分布对称。

5）排除内科、皮肤科、传染科疾病类似皮疹。

（2）临床分型

1）荨麻疹及血管性水肿型。

2）猩红热样或麻疹样发疹型。

3）剥脱性皮炎或红皮病型。

4）大疱性表皮松解萎缩坏死型。

5）固定性药疹。

6）多形红斑型。

7）紫癜。

8）湿疹样型。

9）光敏皮炎型。

10）扁平苔藓样皮疹。

11）痤疮样疹。

12）血管炎型。

13）急性泛发性发疹性脓疱病。

14）药物超敏反应综合征。

（3）致敏途径　药物进入人体途径包括口服、注射、灌注、点眼、滴鼻、漱口、含化、喷雾、吸入、外用、药熏、阴道及膀胱冲洗等。

（4）常见致敏药物

1）抗生素类。

2）解热镇痛药。

3）安眠镇静药。

4）磺胺类药。

5）抗癫痫药。

6）免疫抑制剂和抗肿瘤制剂。

7）中药。

祖国医籍上有"中药毒""药毒"之称，总因禀赋不耐、毒邪内侵所致，或素禀血热之体，受药毒侵扰，火毒炽盛，燔灼营血，外发皮肤，内攻脏腑；或素禀湿热之体，受药毒侵扰，体内湿热蕴蒸，郁于肌肤；病久药毒灼伤津液，气阴两伤，肌肤失养，或阴液耗竭，阳无所附，浮越于外，病重而危殆。《太平圣惠方·卷第三十九解诸药毒诸方》："凡药毒及中一切毒，皆能变乱。于人为害，亦杀人。但毒有大小，可随所犯而救解之。"

（二）辨证思路

药疹的发生，多由湿热内蕴，禀赋不足，复加药毒入血，外泛于肌肤而成。临床常出现皮疹潮红肿胀瘙痒、神疲等。在治疗上，清解利湿是本病的基本治疗方法。毒邪还可侵犯结膜与黏膜，同时伴有头痛泛恶、胸闷、纳呆、精神不振、腹痛、发热等症，舌质红或光红，苔剥，此是热毒炽盛动血的表现，治疗时清解利湿方中需加入凉血清热、养阴生津之品。如果病邪初起或兼有表证，或皮疹集中于头面、躯干上部是风胜之证，可在清热利湿方中加入祛风清热之品。因此，将药疹辨证分为湿热、血热、风热3型，通过临床实践体会，较为适用。

临床上大部分药疹是猝然发病，来势急骤，皮疹迅即布满躯干、四肢而达全身，如水疱、渗出，伴纳呆、苔腻、脉滑数等湿热证候，为湿热感毒证，治宜清热解毒、凉血利湿，方用龙胆泻肝汤加减；如皮损泛发，颜色鲜红或紫暗，高热，甚至水疱、大疱，表皮剥脱，舌红绛，苔少，脉洪数，为毒入营血证，治宜清营解毒，方用清营汤加减；疾病后期，皮损颜色暗淡，结痂脱屑，少气懒言，乏力，口干渴，便干，舌红，少苔，脉细数，为气阴两伤证，治宜益气养阴清热，方用沙参麦冬汤合补中益气汤加减。外治以清热利湿、收敛止痒为原则，酌情选用炉甘石洗剂、激素类药膏、双黄膏外涂及中药湿敷、油纱等。

（三）治疗方案

1. 一般治疗

（1）停用或更换可疑致敏药物。

（2）多饮水或静脉输液以促进体内药物排泄。

（3）在用药过程中，有可疑症状出现，如见局部红斑或出现皮肤瘙痒，应立即停用可疑药物。

2. 中医治疗

（1）辨证论治

1）湿热感毒证

主症：急性起病，皮损为鲜红斑丘疹、水疱、糜烂、渗出。伴剧痒、烦躁、口干口渴或渴不欲饮、纳呆、腹胀、便干或便溏、溲赤，或有发热。舌质红，苔黄或黄腻，脉滑数。

治法：清热解毒，凉血除湿。

方药：龙胆泻肝汤加减。

参考处方：龙胆草6g，黄芩10g，栀子10g，知母10g，生地黄15g，紫草10g，甘草10g，金银花15g，连翘15g，车前草10g，白茅根20g，石膏10g，薏苡仁20g，泽泻10g。

加减：痒甚者加白鲜皮10g、刺蒺藜10g、苦参10g；脾虚者加茯苓10g、白术10g；大便干结者加大黄5g。

分析：湿热感毒，毒入血脉，故急性起病，皮损为鲜红色。湿热蕴结肌肤则皮肤见鲜红斑丘疹、水疱、糜烂、渗出；邪热扰心则发热烦躁；邪热伤及津液则口干口渴、便干溲赤。舌质红、苔黄、脉滑数为湿热之象。方中龙胆草、黄芩、石膏清热泻火解毒；金银花、连翘清热解毒；生地、白茅根、知母凉血生津；紫草凉血活血化瘀；车前草清热利湿，使湿热之邪从小便泻出；薏苡仁、泽泻健脾利湿；甘草即可调和诸药，又有解除药毒之功效。

2）毒入营血证

主症：皮疹鲜红或紫红，甚则紫斑、血疱、糜烂、渗出，表皮剥脱，高热，神志不清，口唇焦燥。舌红绛，苔少或镜面舌，脉洪数。

治法：清热解毒，养阴凉血。

方药：清营汤加减。

参考处方：生地黄15g，金银花15g，栀子10g，黄连5g，板蓝根15g，玄参15g，麦冬15g，淡竹叶10g，连翘15g，紫花地丁15g，白芍15g，白茅根20g，牡丹皮15g，甘草10g。

加减：湿重者加茵陈10g、黄柏10g、薏苡仁15g；血瘀者加赤芍10g、红花5g、莪术5g；皮损瘙痒者加白鲜皮10g、刺蒺藜10g。

分析：毒入营血，气血两燔，则高热；热扰神明，则烦躁、神昏；毒热入营血，皮疹鲜红或紫红，甚则紫斑、血疱、糜烂、渗出；热邪伤阴，故见口唇焦燥；肌肤严重失养，故见表皮剥脱。舌红绛、脉洪数为毒入营血之象。方中金银花、连翘、黄连、竹叶、山栀清热解毒以透邪热，使入营之邪透出气分而解；板蓝根、紫花地丁加强清热解毒之功；玄参、麦冬、生地、白芍养阴清热；白茅根清热生津；丹皮凉血活血消瘀热。

3）气阴两伤证

主症：皮疹红斑消退，大片糠秕状脱屑，伴低热烦渴、乏力、气短、大便干。舌红，少苔，脉细数。

治法：养阴益气，兼清余毒。

方药：沙参麦冬汤合补中益气汤加减。

参考处方：黄芪25g，沙参15g，麦冬15g，石斛12g，陈皮10g，黄柏10g，炙甘草10g，枳壳6g，薏苡仁30g，当归12g，白术12g，山药20g。

加减：毒邪较重、正虚邪恋者加金银花10g、蒲公英10g、连翘10g；瘙痒明显者加白鲜皮10g、苦参10g；大量脱屑、口干唇燥者加天花粉15g、玉竹15g。

分析：重病后进入慢性期，红斑消退，皮疹颜色变暗。气阴两伤，阴伤则低热烦渴；气伤则乏力气短；肌肤失于濡养则大片糠皮状脱屑。舌红、少苔、脉细数为气阴两伤之象。方中黄芪、当归补益气血；沙参、麦冬、石斛滋阴生津清热；白术、薏苡仁、山药益气健脾；枳壳、陈皮条达气机；黄柏清除余热；甘草调和诸药。

（2）中成药

1）喜炎平10ml，或热毒宁20ml，日1次静脉滴注。适用于湿热感毒证、毒入营血证。

2）抗敏灵冲剂（院内制剂）：10g/次，3次/日，口服。适用于湿热感毒证。

3）雷公藤多苷片或昆仙胶囊：10~20mg/次，2~3次/日，口服，适用于各证。

（3）外治法

1）中药湿渍：选用清热凉血解毒药物，如黄连15g，黄柏30g，马齿苋30g，金银花20g煎汁外敷，20分钟/次，2次/日。适用于湿热感毒证、毒入营血证。

2）穴位贴敷疗法：多虑平软膏填塞于脐部（神阙穴），每日1次。该疗法是通过神阙穴经皮给药，不断刺激脐中穴，起到疏通经络、调节气血、镇静止痒的作用。

3）药膏：双黄膏封包治疗（院内协定方），清热凉血，润肤止痒。薄涂，外用保鲜膜包裹，表面扎眼通风，20~30分钟/次，1~2次/日。适用于结痂、干燥者。

4）耳穴压豆：取穴肺、三焦、耳轮脚、下屏尖等，烦躁、眠差者加神门，发热者加耳尖，隔日1次。在耳穴贴压期间，应嘱患者每日自行按压数次，每次每穴1~2分钟。刺激强度以患者情况而定，一般儿童、年老体弱、神经衰弱者用轻刺激法，急性疼痛性病证宜用强刺激法。

5）紫草油纱或甘草油纱：油纱敷于结痂处、破溃处，可清热凉血、祛痂消肿，促进愈合，缩短疗程。30分钟/次，2次/日。

3. 西医治疗

（1）系统治疗

1）对于轻症药疹，可口服抗组胺药。一代抗组胺药如赛庚啶、马来酸氯苯那敏片、去氯羟嗪等。二代抗组胺药如咪唑斯汀、氯雷他定、西替利嗪、左西替利嗪、地氯雷他定、盐酸非索非那定、枸地氯雷他定、富马酸卢帕他定、盐酸奥洛他定、盐酸阿伐斯汀等，1种单独使用或2种联合使用。

2）甘草酸苷类药物：复方甘草酸单胺S液200ml，或复方甘草酸苷0.12g，日1次静脉滴注。或者复方甘草酸苷片（胶囊）50~75mg/次，3次/日，口服。

3）中等严重者，可短期合并应用小到中等量糖皮质激素，如泼尼龙20~40mg/d，皮疹消退即可减量、停药。

4）血管炎型和泛发性脓疱型可联合应用DDS、四环素。

（2）局部治疗

1）对于红斑、丘疹为主的皮损可给予炉甘石洗剂等。

2）皮损局限，有水疱而无破溃、瘙痒明显者，可短期外用糖皮质激素制剂，如地奈德乳膏、复方尿素软膏、丁酸氢化可的松霜、糠酸莫米松霜、丙酸氟替卡松软膏、卤米松乳膏等。

3）破溃、糜烂皮损，应用2%硼酸溶液、庆大霉素及生理盐水溶液局部湿敷，配合氦氖激光、红光治疗。

（3）重症药疹的治疗 主要包括剥脱性皮炎型或红皮病型、大疱性表皮松解萎缩坏死型、史蒂文斯－约翰逊综合征、药物超敏反应综合征。

1）对于重症药疹的皮疹，应在严格消毒、隔离、无菌操作的环境下，减少糜烂皮肤和黏膜的渗出，防止局部感染，促进糜烂面的愈合。采用全身暴露干燥疗法，皮损处局部红光照射。注意口腔黏膜、眼部的护理。

2）早期、足量使用糖皮质激素是治疗和抢救成功的关键。使用剂量通常以泼尼松1~2mg/（kg·d）进行换算。可选用甲基泼尼松龙80~120mg/d，或地塞米松10~20mg/d，或氢化可的松200~400mg/d，加入5%~10%葡萄糖溶液

250~500ml 中静脉滴注。当无新皮疹出现、且皮疹颜色变暗、水疱干涸、尼氏征转为阴性时，糖皮质激素即可减量，每周减原剂量的 1/4~1/2 左右，至停药。

3）糖皮质激素冲击疗法：大剂量激素治疗或其他方法不能控制的重症药疹，可采用冲击疗法，甲泼尼松龙 0.5~1g/ 次，连用 3~5 天。还可甲泼尼松龙冲击，第一日 300~400mg，第二日 200~300mg，第三日 100~200mg。滴注时间大于 2 小时，连续 3~5 天后恢复至冲击前剂量。

4）免疫球蛋白冲击治疗：免疫球蛋白 0.4g/（kg·d）静脉滴注，连续 3~5 天。此方法可迅速中和体内致病抗体，控制病情，缩短治疗时间。

5）血浆置换疗法：通过血浆置换迅速清除血浆中致病物质。

6）环孢素：环孢素可使皮损上皮化更快，减少合并多脏器衰竭，减少死亡率。

7）生物制剂：注射用重组人Ⅱ型肿瘤坏死因子受体 – 抗体融合蛋白（依那西普）、英夫利昔单抗、阿达木单抗可治疗重症药疹。

8）注意水电解质紊乱及加强支持疗法：患者可发生水电解质紊乱以及低蛋白血症，可能原因如下：①应用大量激素治疗。②黏膜损害导致进食不良。③表皮剥脱。治疗中支持疗法尤为重要，注意补充每日能量供给、纠正离子紊乱。

9）避免继发感染：密切观察皮损变化，监测体温、血常规，必要时进行皮肤黏膜渗出物的细菌培养，针对性使用抗生素，如合并真菌感染则予抗真菌治疗。

10）升白药：白细胞低可用脱氧核苷酸钠注射液 150mg，每日 1 次静脉滴注。严重者可应用重组人粒细胞集落刺激因子。

4. 调护

（1）皮损忌用水洗或搔抓。

（2）多饮开水，忌食鱼腥、虾蟹、辛辣食物。

（3）重症药疹注意黏膜、暴露皮肤的保护及消毒隔离。

（四）案例分析

张某，女，29 岁，2018 年 6 月 12 日初诊。

周身起水肿性红斑、水疱、血疱，瘙痒伴发热、口腔外阴破溃 5 天。入院前 13 天因三叉神经痛口服卡马西平片，于 5 天前，躯干起红斑、丘疹，瘙痒，皮损迅速增多，蔓延至周身，口腔、外阴黏膜破溃疼痛，红斑上出现水疱、血疱，发热，口唇肿胀，四肢肿胀，口干口渴，纳差，便结，尿黄。病来无关节疼痛，无腹痛腹泻。曾在当地静脉滴注头孢类药物，口服盐酸左西替利嗪片，外涂炉甘石洗剂，病情进行性加重。诊查：T 39.3℃，P 120 次 / 分，R 23 次 / 分，Bp 130/80mmHg。双眼结膜充血，分泌物多，口唇肿胀，张口受限，口唇破溃，上见血疱，口腔黏膜见多处破溃，头面、躯干、四肢见密集分布黄豆至鸡蛋大紫红色水肿性斑片，虹膜现象阳性，其上可见黄豆至蛋黄大厚壁松弛性水疱、血疱，尼氏征阳性，四肢肿胀，舌绛红，苔黄腻，脉滑数。化验检查：白细胞 14.1×10^9/L，中性粒细胞 9.04×10^9/L，血沉 50mm/h，血钾 3.0mmol/L，降钙素原 0.03ng/ml，超敏 C 蛋白 76.2mg/L；肝功、肾功、血糖、心肌酶谱均正常。

中医诊断：药毒。

西医诊断：药物性皮炎（史蒂文斯 – 约翰逊综合征），低钾血症。

辨证：毒入营血证。

治法：清热解毒，养阴凉血。

处方：

生地黄 15g	金银花 15g	栀子 10g	黄连 5g
板蓝根 15g	玄参 15g	麦冬 15g	连翘 15g
淡竹叶 10g	白茅根 20g	白芍 15g	紫花地丁 15g
牡丹皮 15g	石膏 20g	茯苓 10g	茵陈 10g
薏苡仁 10g	赤芍 10g	黄柏 10g	甘草 10g

水煎服，每日 1 剂。

同时地塞米松 10mg，日 2 次静脉滴注；丙种球蛋白 20g/d，泮托拉唑注射液，日 2 次静脉滴注。糖盐水、补钾液 2500ml（全天液体量 3500ml），口服盐酸左西替利嗪片、钙片，含服制霉菌片；外用中药湿渍、红光照射、糠酸莫米松软膏；口腔予激素盐水（0.9% 氯化钠注射液 250ml 加地塞米松注射液 5mg，盐酸利多卡因注射液 5ml）漱口，日 3 次。外阴破溃处予甘草油纱湿敷。眼科会诊后，予左氧氟沙星滴眼液，重组人表皮生长因子眼凝胶涂眼。记 24 小时出入水量，流质饮食。

二诊：上方 5 剂后，体温有所下降，无新发水疱，皮损颜色变暗，但皮损融合成大片，伴有多处表皮剥脱，露出糜烂面，渗出明显，患者疼痛明显，四肢仍肿胀，口唇破溃处结血痂，口腔内疼痛减轻。仍觉口干口渴，便干，小便正常，乏力嗜睡。舌绛无苔，脉滑数。白蛋白 27g/L，补充诊断为低蛋白血症。血钾恢复正常。肝功、肾功均正常。病情得到控制，停用丙种球蛋白。予白蛋白 10g/d，连续静脉滴注 5 日，以纠正低蛋白血症。出入水量不平衡，予利尿剂（呋塞米片 20mg，螺内酯片 20mg，各日 1 次口服）。为防寒凉药物太过，停用石膏、黄连。激素用量不变。表皮剥脱及糜烂面，口唇结痂处予甘草油纱外敷以祛痂生肌，预防感染；继续中药湿渍、红光照射。

三诊：上方应用 7 天，体温恢复正常，大部分糜烂面干燥结痂，颜色暗红或暗褐色，四肢肿胀消退，口腔破溃好转，可进半流食，口唇部结厚血痂，口干口渴，疲乏无力，舌红苔薄黄，脉滑。白蛋白恢复正常，血离子、肝功、肾功均正常。血常规三系均高，为应用糖皮质激素所致。证属气阴两伤、余热未清。治以益气养阴、兼清余热。

处方：太子参 15g　　麦冬 10g　　　白术 10g　　竹叶 6g
　　　天花粉 10g　　沙参 10g　　　黄芪 20g　　柴胡 6g
　　　白芍 10g　　　石斛 6g　　　　丹皮 10g　　葛根 10g
　　　甘草 10g

激素量不变，停用糖盐水补液，停止静脉补钾，改为口服。停用泮托拉唑静脉滴注，改为口服。皮损颜色暗淡，停用中药湿渍，继续油纱外敷、红光照射治疗。

四诊：上方应用 5 天，糜烂面均干燥结痂，部分结痂脱落，口唇部血痂脱落，口腔、外阴溃疡均愈合，可正常饮食。糖皮质激素改为地塞米松注射液早 10mg，晚 5mg，应用 7 天后改为地塞米松注射液早 10mg，应用 7 天后，改为泼尼松片 50mg/d，分次口服，出院。出院前复查肝功、肾功、血离子、白蛋白、超敏 C 均正常。逐渐减量，停药。

案例点评：本例患者是重症药疹，起病急骤，皮损泛发，累及黏膜，有水疱、血疱，四肢肿胀，伴有高热，病情危重，发病前有明确用药史（卡马西平），钾离子低，故诊断为药毒，毒入营血证，药物性皮炎（史蒂文斯－约翰逊综合征），低钾血症。病情危重，发展迅猛，可危及生命，故予中西医结合治疗，以西医学为主，中医药治疗为辅。立即予激素治疗以抑制免疫、抗炎、抗过敏，同时联合丙种球蛋白中和抗体，预防感染，尽快控制病情。重视补液，纠正离子紊乱，保护胃黏膜，预防糖皮质激素不良反应。联合外治法（中药湿渍、红光照射等）以促进皮疹消退。对眼部出现的损害，及时予以治疗。重症药疹，累及眼部，可导致失明。皮损颜色紫红、水疱、血疱、肿胀，舌绛红，苔黄腻，脉滑数，为毒入营血证，治以清热解毒、养阴凉血。方中金银花、连翘、黄连、竹叶、山栀、石膏清热解毒以透邪热，使入营之邪透出气分而解；板蓝根、紫花地丁加强清热解毒之功。玄参、麦冬、生地黄、白芍养阴清热；白茅根清热生津；丹皮、赤芍凉血活血消淤热；茯苓、茵陈、薏苡仁、黄柏清热利湿消肿。

二诊时，病情得到控制，停用丙种球蛋白。但患者出现低蛋白血症。糖皮质激素是以白蛋白为载体的，白蛋白低可降低激素效能，必须补充白蛋白。低蛋白血症还会导致或加重水肿，而且易继发感染，在补蛋白的同时，给利尿剂可消肿。虽然无新发水疱，但皮损融合成大片，表皮剥脱，由史蒂文斯－约翰逊综合征发展为大疱性表皮松解萎缩坏死型。糖皮质激素量不变，继续治疗，外部治疗有相应调整。油纱可有效保护糜烂面，减少感染。二诊时，病情明显改善，毒热之邪耗气伤阴，治以益气养阴、兼清余热。予太子参、黄芪益气，麦冬、沙参、天花粉、葛根养阴生津；柴胡、白术理气健脾；竹叶、丹皮凉血清热；白芍、石斛养阴清虚热。四诊时，糜烂面均已结痂，部分结痂脱落，口腔外阴溃疡愈合，激素减量。治疗过程中监测肝功能、肾功能、血离子、血常规。注意出入水量平衡，注意预防感染。

（五）临证经验

皮肤是药物不良反应最常见的靶器官之一。皮肤受累的药物不良反应俗称"药疹"，大多数药疹是一个良性病程。大约有2%左右的药疹却是严重而致命的，称为"重症药疹"，如Stevens-Johnson综合征（SJS）、中毒性表皮坏死松懈症（TEN）、急性泛发性发疹性脓疱病（AGEP）、伴嗜酸性粒细胞增多和系统反应的综合征（DRESS）。药疹的发病机制复杂，且只在少部分的有过敏体质或药物代谢途径改变的人中发生，基因的变异和细胞因子水平的差异可以通过细胞免疫在抗原识别、抗原递呈、TCR结合抗原表位、免疫效益等各个不同阶段诱导药疹的发生。遗传在药疹的发病中发挥着重要作用。我们科近30年来在李铁男教授带领下非常重视对本病的探索，尤其是对重症药疹的治疗形成了独具特色诊疗方案，积累了比较丰富的经验和体会。

由于药疹的皮损形态表现为多种类型，因此在治疗时要根据不同的皮损表现选择不同的治疗方案。

1. 关于药疹的潜伏期

多数药疹的潜伏期可以为数小时至二十几天，多为7~10天左右。别嘌醇及卡马西平的潜伏期分别为17.4 ± 10.3天、14.6 ± 4.6天，比解热镇痛药及抗生素所致药疹的潜伏时间要长。但氨苯砜诱发的药疹潜伏期为5~6周，故有"五周氨苯砜皮炎"之称。药物超敏反应综合征最长时间可达10周。所以临床上对药疹的诊断时间不能仅局限于1月内有服药史。

2. 关于导致重症药疹的药物

关于导致重症药疹的药物，我们科近30年的回顾性分析分别是卡马西平、解热镇痛药及抗生素。2019年病房收治了两例因口服降眼压药醋甲唑胺导致的Stevens-Johnson综合征，其中1例84岁女患者死于多脏器功能衰竭。

3. 关于轻型药疹

选择口服抗组胺药物及外用药物治疗，通常在 7~10 天可达到满意疗效。在治疗过程中注意药物的交叉反应及多价反应。

4. 关于重症药疹的系统治疗

目前临床上关于重症药疹的系统治疗没有规范的标准，最有效的治疗方法仍存在争议，我科常用的系统治疗方法为糖皮质激素、免疫抑制剂、丙种球蛋白、血浆置换。在治疗过程中注意药物引起的其他系统的改变（肝脏、肾脏、造血系统、眼部等），结合全身情况用药。注意白蛋白、血离子以及继发感染情况，重视支持疗法，注意监测糖皮质激素、免疫抑制剂带来的不良反应，而且特别要注意药物超敏反应综合征的出现并及时处理。

（1）注重影响重症药疹预后的因素

1）年龄：年龄大预后差。

2）基础疾病：原有系统疾病的患者预后差。

3）药疹类型：TEN 预后差。

4）从发病到采取正规治疗时间：时间越长死亡率越高。

5）脏器损害：出现 3 个或 3 个以上系统或器官功能异常时，预后差。

6）科学规范的治疗措施：早期足量的皮质类固醇治疗仍然是挽救重症药疹患者生命的主要措施。SCORTEN 评分系统列出 7 个变量为独立的死亡预后因素：①年龄 ≥ 40 岁。②恶性疾病（转移癌或恶性血液病）。③受累皮肤 ≥ 10% 体表面积。④心率 ≥ 120 次 / 分。⑤血糖 > 14.0mmol/L。⑥碳酸氢盐 < 20mmol/L。⑦血清尿素氮 > 10mmol/L。另外，治疗过程中应密切关注患者的一般生命体征情况，低蛋白、离子紊乱及严重的感染都可能导致之前的努力毁于一旦。

（2）糖皮质激素应用感悟　要掌握起始量、足量及减量三个重要环节。

1）起始量：成人可给予地塞米松 10~20mg/d 或氢化可的松 300~400mg/d，如 3~5 天未满意控制，则应加量（增加原剂量的 1/3~1/2）。

2）足量如何掌握：这个问题很重要，甚至决定救治的成功与否，因为在决定起始量之前无法准确判断疗效，特别是一旦 3~5 天病情未能控制后再增量，往往会贻误救治的宝贵时机或出现更多的并发症。关于足量，有以下三种方法可供参考：①泼尼松的起始量一定要大于 100mg/d。②严重药疹我们科曾尝试地塞米松 1mg/kg/d，疗效满意。③大剂量冲击，即甲强龙 0.2g/d 或 0.5~1.0g/d 连用 3~5 天。还可甲泼尼松龙冲击第一日 300~400mg，第二日 200~300mg，第三日 100~200mg。滴注时间大于 2 小时，连续 3~5 天后恢复至冲击前剂量。

3）科学减量：临床上减量不当造成病情反复迁延，甚至导致死亡。一般而言，在病情控制后 3~5 天即可减量，欲减量应为原剂量的 1/4~1/6，每次应观察 2~3 天后再减。减量的时间及减少的剂量还应参照是否同时采取了其他治疗措施的相关因素。

（3）静脉滴注丙种球蛋白

1）作用：快速控制症状；减少激素用量及加快减量；减少并发症。

2）机制：替代作用；中和抗原；抑制细胞因子和炎症介质的产生和释放；调节 T 和 B 淋巴细胞活性，减少自身抗体产生。

3）剂量及用法：0.4g/（kg·d）静脉滴注，连续 3~5 天为一疗程。特别在药物超敏综合征治疗中起重要作用。我们科的体会是对于一般状态不好的患者常常与激素同时使用，期望能在短时间内能迅速控制病情，减少并发症的发生。

（4）血浆置换疗法的独特功效

1）机制：迅速清除血液循环中的药物、抗原、抗体和免疫复合物。

2）作用：迅速改善病情，减少激素用量，减少不良反应及缩短疗程。

3）方法：离心法及膜式分离法均可。适用于：①严重药疹，病情凶险。②因基础疾病，应用大剂量糖皮质激素、免疫抑制剂受限者。我科曾进行过比较多的血浆置换治疗，体会是对于发病时间越短的患者进行血浆置换治疗效果越好，不但可以减少激素用量，还可以大大缩短疗程，改善预后。

5. 关于对黏膜损害的关注

注意腔口部位的受累情况：眼部、口腔、外阴，积极治疗，不可忽视。"TEN"眼综合征：由于睫毛、睑上皮增生，伴鳞状化生，结膜和角膜新生血管形成导致畏光、灼痛、视力下降甚至失明。眼科要及时会诊，遵眼科指导用药。口腔可 2% 碳酸氢钠溶液漱口；口腔破溃严重者也可用糖皮质激素盐水漱口；外阴破溃可用乳酸依沙吖啶溶液湿敷或甘草油纱（或紫草油纱）敷患处，促进愈合，减少感染。

6. 重视支持疗法

支持疗法极为重要，对损害广泛者应给予高蛋白饮食，补充多种维生素。注意水、电解质平衡，进食受影响者应由静脉补充。加强护理，注意皮肤清洁卫生，以减少创面继发感染。

7. 关于皮损创面的处理

皮损严重，有水疱、糜烂者要按烧伤处理，保护创面，注意预防感染。水疱可行疱液抽取术；糜烂渗出处可予开放性冷湿敷；表皮剥脱处可应用水胶体辅料或紫草油纱（或甘草油纱）；均可应用红光照射，以杀菌，抑制炎症，促进创面愈合。创面糜烂渗出严重时，我们曾采用磷霉素钙粉外敷而出现过高钙血症，在此提醒大家予以关注。

（六）零金碎玉

1. 栀子、知母

（1）单味功用　栀子，味苦，性寒。归肝、心、肺、胃、三焦经，能泻火除烦、利湿退黄、凉血解毒、消肿止痛。现代药理研究表明栀子有镇静、降温、镇痛、降血压、利胆、保肝作用。可用于治疗热病心烦、湿热黄疸、淋证涩痛、血热吐衄、目赤肿痛、火毒疮疡等疾病。炒栀子比焦栀子苦寒之性略强，一般热较甚者可用炒栀子，脾胃较虚弱者可用焦栀子。

知母，味苦、甘，性寒，归肺、胃、肾经，能清热泻火、生津润燥。现代药理研究表明有抗病原微生物、解热、降糖作用。可用于治疗外感热病、高热烦渴、肺热燥咳、骨蒸潮热、内热消渴、肠燥便秘等疾病。

（2）伍用经验　栀子配知母，栀子善于泻火清热除烦，既轻清上行能泻肺火，去肌表热，又苦寒泄降，泻三焦火，凉血清心；知母苦寒而不燥，既清实热，又可退虚热，与栀子配用起清热除烦之效，治疗热盛烦躁不眠，口渴，舌赤，故云"知母得山栀则降火"。

2. 牡丹皮、赤芍

（1）单味功用　牡丹皮，味苦、辛，性微寒，归心、肝、肾经，能清热凉血、活血化瘀。现代药理研究表明有解热、抗炎、抗过敏、抑菌、抗凝作用，可用于治疗温毒发斑、吐血衄血、夜热早凉、无汗骨蒸、经闭痛经、痈肿疮毒、跌扑伤痛等疾病。

赤芍，味苦，性微寒，入肝经，能清热凉血、散瘀止痛。现代药理研究表明有抑制血小板聚集、镇静、抗炎止痛、抗惊厥、解痉作用，可用于治疗瘀滞经闭、疝瘕积聚、腹痛、胁痛、衄血、血痢、肠风下血、目赤、痈肿、跌扑损伤等疾病。

（2）伍用经验　牡丹皮善清血，而又活血，因而有凉血散瘀的功效，使血流畅通而不留瘀，血热清而不妄行。善入血分，既能清血之热，又能散血分之瘀，有凉血止血而不致血液瘀滞、散瘀活血而不致血液妄行的特点，凡血热而兼瘀滞之症，用之最为适宜。丹皮偏泻心经之火，长于清热凉血，善治血中结热；赤芍偏清肝经之火，活血散瘀作用较佳，善治脉中瘀滞，二药合用，凉血活血之力倍增。现代研究表明两药可提高血栓溶解率及全凝血块溶解率。此二药，再加上生地为常用清热凉血的角药。三者联合既有凉血清热的作用，又能活血散血，以防火热煎熬，营血瘀滞。此即取叶天士热入血分"恐耗血动血，直须凉血散血"

之意。

（七）专病专方

本方适用于皮损颜色鲜红，瘙痒，或有发热，心烦口渴，舌红苔薄黄，脉滑数或弦数。

龙胆草 6g	黄芩 10g	栀子 10g	知母 10g
生地黄 15g	紫草 10g	蒺藜 10g	金银花 15g
连翘 15g	车前草 10g	白茅根 20g	石膏 10g
薏苡仁 20g	泽泻 10g	丹皮 10g	赤芍 10g
白鲜皮 10g	甘草 10g		

（八）诊疗技术路线

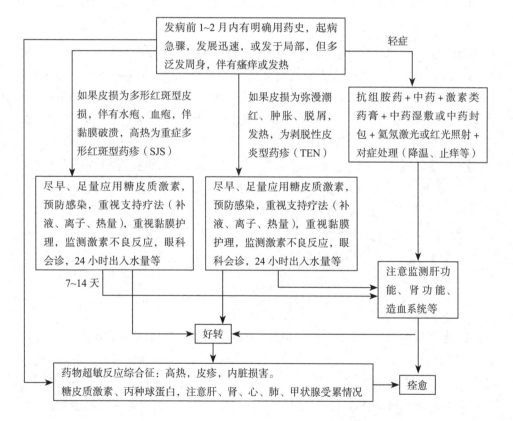

第十二节 丹毒

（一）疾病认识

丹毒是皮肤及其网状淋巴管的急性炎症，主要致病菌为 A 组 β 溶血性链球菌，好发于下肢和面部。临床表现为起病急，局部出现界限清楚斑片，颜色鲜红，压之褪色，皮肤表面紧张炽热，迅速向四周蔓延，有烧灼样痛，伴高热、畏寒及头痛等；具有复发倾向，可引起持续性局部淋巴水肿。皮损面积较大或累及危险部位，或红肿处出现水疱、大疱、脓疱、坏疽，或伴有全身中毒症状，或合并淋巴结炎，或并发肾炎、败血症均为重症。血白细胞总数及中性粒细胞明显增高。

本病相当于中医学"流火""抱头火丹"。发于颜面者，称抱头火丹；发于下肢者，称为流火；发生于新生儿或小儿的丹毒，称赤游丹或游火。丹毒的病因以火毒为主，可由风湿热诸邪化火而致。《诸病源候论·丹毒病诸候》云："丹者，人身忽然焮赤，如丹涂之状，故谓之丹。或发于足，或发腹上，如手掌大，皆风热恶毒所为。重者，亦有疽之类，不急治，则痛不可堪，久乃坏烂。"《普济方·卷二百七十九·诸疮肿门》认为"夫诸痛痒疮，皆属心。心虚寒则痒，心实热则痛。丹毒之病，由心实热也"。《圣济总录·诸丹毒》说："热毒之气暴发于皮肤间，不得外泄，则蓄热为丹毒。以其色如涂丹之赤，又复阳气伏于皮中，故谓之丹也。"清·顾世澄《疡医大全》说："流火，两脚红肿光亮，其热如火是也。初生儿丹毒，发无定处，游走甚速，称赤游丹毒。"

我学术流派认为本病总由素体血分有热，外受火毒，火侵脉络，热毒搏结，郁阻肌肤而发。

（二）辨证思路

丹毒多是内有湿热，外为毒邪侵袭，血分郁热，热毒与湿邪相搏于肌肉腠理，致使气血经络瘀滞为患。丹毒急性发作，应以清热利湿、凉血解毒为治，临证之时多以普济消毒饮或萆薢渗湿汤加减；对于反复迁延不愈的复发性丹毒，当以和营消肿、健脾渗湿为治。对于使用抗生素治疗后，热毒不容易透达外出，又不能消散，导致局部僵肿形成，应是气血邪浊阻滞经络，以益气通络、活血化瘀为治较为妥当。同时足量、敏感的抗生素足疗程应用也是至关重要的。联合恰当的外治法可促进皮损吸收，缩短病程。

（三）治疗方案

1. 一般治疗

（1）休息，抬高患处。

（2）积极去除诱因，治疗鼻炎、足癣、糖尿病等，以避免丹毒复发。

（3）阻断和消除链球菌入侵途径。

2. 中医治疗

（1）辨证论治

1）风热毒蕴证

主症：皮损发于头面部，皮肤焮红灼热，肿胀疼痛，甚至发生水疱，眼胞肿胀难睁。伴恶寒发热、头痛。舌红，苔薄黄，脉浮数。

治法：疏风，清热，解毒。

方药：普济消毒饮加减。

参考处方：金银花15g，连翘10g，紫花地丁15g，野菊花15g，蒲公英15g，黄芩10g，黄连5g，桔梗6g，板蓝根10g，牛蒡子10g，蚤休15g，丹皮10g，生地黄15g，赤芍10g，陈皮6g，知母10g，甘草10g。

加减：大便干结者，加生大黄10g、芒硝5g以泻下通腑。

分析：证属风热毒邪犯上，与血分热邪蕴结，郁阻肌肤，故见头面部皮肤焮红灼热，甚则发生水疱；经络阻塞，气血不畅，故皮肤肿胀疼痛，甚则眼胞肿胀难睁，或伴头痛；风热毒邪与正气相争，故见恶寒发热；舌红、苔薄黄、脉浮数为邪热在表之象。方中黄芩、黄连、板蓝根、金银花、土茯苓、菊花、公英、紫花地丁、玄参清热解毒；连翘、牛蒡子疏散风热；板蓝根、金银花、土茯苓、蚤休、玄参清热解毒之功，玄参还有防止伤阴的作用；生地、丹皮、赤芍、知母凉血活血；陈皮调畅气机；桔梗载药上行；甘草调和诸药。

2）湿热毒蕴证

主症：皮损发于下肢，局部红赤肿胀、灼热疼痛，或见水疱、紫斑，甚至结毒化脓或皮肤坏死。可伴发热、胃纳不香。反复发作，可形成象皮腿。舌红，苔黄腻，脉滑数。

治法：清热，利湿，解毒。

方药：萆薢渗湿汤加减。

参考处方：野菊花15g，紫花地丁15g，蒲公英15g，蚤休15g，大青叶15g，丹皮5g，赤芍10g，猪苓15g，薏苡仁10g，滑石10g，黄柏10g，牛膝10g，萆薢10g。

加减：肿胀严重或形成象皮腿者，加薏苡仁 15g、防己 10g、赤小豆 10g、丝瓜络 5g、鸡血藤 10g 以利湿通络。

分析：证属湿热下注，复感外邪，湿热毒邪瘀结于下肢，郁阻肌肤，经络阻塞，故局部红赤肿胀、灼热疼痛，或见水疱、紫斑；热毒炽盛，腐化肌肉，故甚者可至结毒化脓、肌肤坏死；湿邪中阻，故见胃纳不香；湿性黏滞，与热胶结，故易反复发作。舌红、苔黄腻、脉滑数为湿热蕴结之象。方中野菊花、紫花地丁、蒲公英、蚤休、大青叶清热解毒；丹皮、赤芍清热凉血；猪苓、薏苡仁、滑石、黄柏、萆薢健脾燥湿；牛膝引药下行。

（2）中成药

1）喜炎平 10ml，或热毒宁 20ml，日 1 次静脉滴注。适用于急性期，热毒征象明显时。

2）具有清热解毒作用的中成药，如二丁胶囊、苦木胶囊、西黄丸等。适用于急性期。

3）高热或神昏或谵语者，可加服安宫牛黄丸或紫雪丹、羚羊角粉以清热开窍、豁痰解毒。

（3）外治法

1）外用药

①中药溻渍：采用具有清热利湿、解毒作用的中药煎剂，如黄连 15g、黄柏 30g、马齿苋 30g、金银花 20g 等煎汁外敷于有红斑、肿胀、水疱的皮损，20 分钟 / 次，2 次 / 日。可减淡皮疹颜色，减少水疱，促进水疱结痂，改善灼热症状。

②早期红肿热痛时可用如意金黄散调敷或水调散或油调散；或用新鲜野菊花叶、鲜地丁全草、鲜蒲公英等捣烂外敷。皮肤坏死者，若有积脓，可在坏死部位切一两个小口，以引流排脓，掺九一丹；若出现水疱、血疱时可用一次性注射器抽取疱液，如水疱破溃可用甘草油纱外敷，未破溃者可用化毒散膏调匀外敷。

2）针刺、拔罐

主穴：合谷、曲池、阴陵泉、大椎、委中、阿是穴。随证配穴：头痛加太阳、百会，呕恶厌食加内关、足三里。采用泻法，每日 1 次，每次留针 30 分钟；或点刺出血。耳针可选穴：耳尖、肾上腺、肺、大肠、皮质下等相应部位。拔罐法选阿是穴，在红肿部位用皮肤针叩刺或散刺，然后拔火罐，使污血邪毒尽出，每日 1 次。面部禁用。

3. 西医治疗

（1）系统治疗　应用原则：足量、足疗程应用敏感抗生素。

1）宜选药物：青霉素类（如青霉素、阿莫西林），第一代头孢菌素（如头孢唑林、头孢硫脒），第二代头孢（如头孢呋辛）。

2）对青霉素及头孢菌素过敏者宜选克林霉素、米诺环素、左氧氟沙星。

3）可选药物：头孢曲松（用于以上药物无效或不能耐受者）。

4）复发性丹毒患者在淋巴管炎的活动期间，足量抗菌药物治疗有效，但需要间歇性小剂量维持较长时间以取得完全效果。

5）丹参类注射液，日1次静脉滴注，适用于多次复发者，淋巴管受阻时。

（2）局部治疗　皮损表面可外用抗菌药物，如莫匹罗星软膏、夫西地酸软膏、复方多黏菌素B软膏、氧氟沙星凝胶外涂，乳酸依沙吖啶溶液湿敷。加压治疗可减轻淋巴水肿，有助于预防复发。

（3）物理疗法

1）窄谱中波紫外线（NB-UVB）照射：加速血液循环、促进炎症吸收和消肿镇痛。

2）氦氖激光照射：促进红肿、水疱、血疱干燥，吸收。

3）红光治疗仪照射：红光的波长为760~620nm，红光及其相邻的红外线能透入组织10~15mm，红光穿透强，可引起较深组织的血管扩张，血流加快，改善局部组织营养，促进炎症吸收，有消肿、镇静、镇痛的作用。

（4）外科疗法　对以上治疗方案无效的持续性硬性水肿，可推荐用整形外科治疗。

4. 调护

（1）患者应卧床休息，多饮开水，抬高患肢。

（2）有皮肤黏膜破损者，应及时治疗，以免感染毒邪。

（3）因湿脚气致下肢复发性丹毒患者，应彻底治愈湿脚气，以减少复发。

（四）案例分析

宋某，男，63岁，2019年8月9日初诊。

主诉：右小腿起肿胀性红斑、疼痛伴发热3天。患者3天前右小腿起红斑，疼痛，皮损迅速扩大，出现肿胀，疼痛加剧，当晚发热38.8℃，口服阿奇霉素无效来诊。诊查：T 39.1℃，P 106次/分，R 22次/分，Bp 160/95mmHg。右小腿见约15×25cm^{2}肿胀性紫红色斑片，表面紧张光亮，其上可见鹅蛋大血疱，皮温高，触痛阳性，心烦口渴，便干溲赤，纳差眠差，舌红苔黄腻，脉弦数。白细胞13.8×10^9/L，中性粒细胞9.6×10^9/L，超敏C蛋白92mg/L；降钙素原0.36ng/L；尿蛋白（+）；心肌酶谱：乳酸脱氢酶286U/L，肌酸激酶356U/L。

中医诊断：流火。

西医诊断：丹毒。

辨证：湿热毒蕴证。

治法：清热，利湿，解毒。

处方：野菊花 15g　　紫花地丁 15g　　金银花 10g　　蒲公英 15g

　　　大青叶 15g　　丹皮 10g　　　　赤芍 10g　　　猪苓 15g

　　　薏苡仁 10g　　滑石 10g　　　　黄柏 10g　　　牛膝 10g

　　　赤小豆 10g　　萆薢 10g　　　　防己 10g　　　丝瓜络 5g

　　　连翘 10g

水煎服，每日 1 剂。

静脉滴注青霉素注射液 960 万单位，每 12 小时 1 次；局部中药溻渍外敷，红光照射，2 次/日。

二诊：上方 7 剂后体温正常，肿胀减轻，疼痛减轻，皮损颜色变暗，皮损面积缩小，但基底部浸润吸收缓慢，血疱未吸收，口渴，乏力懒言，证属热盛伤阴耗气、气血瘀滞。中药加强滋阴益气、化瘀散结之品，上方去滑石、防己、赤小豆、猪苓、薏苡仁，加黄芪 30g、白芷 10g、贝母 10g、皂角刺 6g、红花 6g、当归 10g、天花粉 10g。外用油调散外敷 12 小时（晚上），日 1 次。继续红光照射。

三诊：上方应用 5 天，皮损颜色暗淡，皮损面积缩小，基底部浸润明显吸收，但血疱仍有，内容物为胶陈样，疼痛轻微，肿胀轻微，舌淡红苔白，脉弦。继续上方口服，予复方倍他米松注射液 1ml，肌内注射。

四诊：第 16 天，血疱吸收，干涸为痂皮，皮损淡褐色，皮温正常，无压痛，饮食二便均正常，饮食睡眠佳。化验结果：白细胞 6.8×10^9/L，中性粒细胞 3.2×10^9/L，超敏 C 5mg/L；降钙素原 0.03/L；尿蛋白（−）；心肌酶谱：乳酸脱氢酶 156U/L，肌酸激酶 129U/L，痊愈出院。随访 1 个月，无复发。

案例点评：患者未及时就诊，延误治疗，导致病情较重，出现血疱、高热、皮损面积大，证属湿热毒蕴证，治以清热、利湿、解毒，予中西医结合治疗。予中药汤剂口服，方中野菊花、地丁、蒲公英、大青叶、金银花、连翘清热解毒散结；丹皮、赤芍清热凉血；猪苓、薏苡仁、滑石、赤小豆、萆薢、防己清热利湿消肿；黄柏清热燥湿；牛膝引药下行；丝瓜络以络通络。诸药合用共奏清热解毒、利湿散结之功效。同时静脉滴注青霉素，联合中药溻渍及红光照射以抗炎消肿止痛。治疗丹毒、疮疡疔毒时中药药对（金银花、连翘药对，黄芩、黄连药对，蒲公英、紫花地丁药对）的应用可取得良效。

一诊治疗后，炎症得到控制，体温恢复正常，皮损面积缩小，肿胀减轻，疼痛减轻，但炎症浸润仍较重，血疱未吸收，口渴，为湿热毒邪耗气伤津、瘀血阻络，故去掉利湿药物，加入黄芪30g、白芷10g、贝母10g、皂角刺6g、红花6g、当归10g、天花粉10g以益气生津、活血化瘀、散结消肿。同时外用油调散以散结消肿。三诊时，炎症得到控制，炎症后的渗出吸收困难，这是重症丹毒后期治疗的难点，我学术流派经过临床摸索及外国文献的查阅，此阶段予少量激素治疗，可获得惊人效果，缩短疗程，减轻患者痛苦（之前多是请外科切开引流，给患者造成较大损伤，愈合时间较长）。

（五）临证经验

丹毒发病急骤，多伴有高热，疼痛明显。要采用中西医结合方式治疗，足量、敏感的抗生素及时应用可有效治疗及控制病情，中医药内服外治可缩短病程，加速皮损恢复。

1. 总的治疗原则

足量、足疗程、敏感抗生素的及时应用是关键。首选青霉素及耐青霉素酶类药物（大多患者应用2~3天可有显著效果）；青霉素过敏者，可选用不易耐药的大环内酯类药物或克林霉素或克拉霉素等。

2. 关于激素的应用

大疱性丹毒，后期渗出呈胶冻样，吸收缓慢，多需要外科切开引流，愈合缓慢。国外有文献报道应用小量激素，可减轻毛细血管充血，减少水肿和渗出，促进炎症吸收。临床上，我们在疾病后期，血疱或大疱吸收缓慢时，给予复方倍他米松注射液1ml，肌内注射，可取得较好疗效，血疱或大疱吸收迅速，缩短治疗时间。

3. 关于辅助治疗

紫外线照射、氦氖激光照射、红光治疗仪照射可以改善局部组织营养，促进炎症吸收，有消肿、镇静、镇痛的作用。

4. 关于特殊类型丹毒

恶性肿瘤患者根治性手术后，因剔除淋巴结，导致丹毒皮损不典型，要注意识别，避免误诊。此类患者，丹毒皮损面积较大，呈弥漫性，境界不鲜明。

5. 关于中医药

中药口服可清热解毒、凉血利湿、消肿止痛，减少复发性丹毒的发生，疾病后期可应用些活血化瘀、化痰利湿的药物。局部早期应用中药溻渍可清热凉血消肿止痛；疾病后期，形成炎症性包块，持久不消退，我们应用中药外敷（油调散），可有效促进包块吸收、减轻疼痛、缩短疗程。

6. 关于复发性丹毒

（1）寻找原发病灶：足癣、面部感染灶、耳部湿疹、鼻炎等。

（2）肥胖、糖尿病、静脉曲张等是重要因素。

（3）抗生素足疗程应用（热退后再应用2周左右）。

（4）间歇小剂量抗生素维持较长时间（数月）。

（六）零金碎玉

1. 金银花、连翘

（1）单味功用　金银花，味甘性寒，入肺、心、胃经，能清热解毒、凉散风热。现代药理研究表明金银花可抗炎、解热、降血脂、兴奋中枢。可用于治疗痈肿疔疮、喉痹、丹毒、热血毒痢、风热感冒、温病发热等疾病。

连翘，味苦，性微寒；归肺、心、小肠经，能清热解毒、消肿散结、疏散风热。现代药理研究表明连翘可抗菌、止呕、强心利尿。可用于治疗疮痈肿毒、瘰疬痰核、风热外感、温病初起、热淋涩痛等疾病。

（2）伍用经验　金银花配连翘为治疗温病、疮痈肿毒的常用药对。金银花凉散风热优于连翘，连翘解毒消痈优于金银花，素有"疮家圣药"之称。连翘轻清上浮，善走上焦，以泻心火、破血结、散气聚、消痈肿；金银花质体轻扬，气味芳香，既能清气分之热，又能解血分之毒。二药伍用，并走于上，轻清升浮宣散，清气凉血，清热解毒之力量增强。二药相合，能流通气血，宣导十二经脉气滞血凝，以消肿散结止痛，并且退热效果佳。

2. 黄芩、黄连

（1）单味功用　黄芩，味苦，性寒；归肺、胆、脾、胃、大肠经，能清热燥湿、泻火解毒、止血、安胎。现代药理研究表明黄芩有抗菌、解热、降压、镇静、保肝、利胆、抑制肠管蠕动、降血脂、抗氧化等作用。可用于治疗壮热烦渴、肺热咳嗽、湿热泻痢、黄疸、热淋、吐衄崩漏、目赤肿痛、胎动不安、痈肿疔疮等疾病。

黄连，味苦，性寒；归心、脾、胃、胆、大肠经，能清热燥湿、泻火解毒。现代药理研究表明黄连有抗菌、解热、镇痛、降血脂、降血糖、利胆、止泻等作用。可用于治疗湿热痞满、呕吐吞酸、湿热泻痢、高热神昏、心烦不寐、血热吐衄、痈肿疔疮、目赤牙痛、消渴等疾病。

（2）伍用经验　黄芩、黄连均属清热降火药，但黄芩偏于清上焦火，黄连偏于清中焦火，临床上遇有心火、肺火时常选用黄芩，有胃火时常选用黄连。两者配伍则清热燥湿解毒功效更显著，可用于治疗一切热病的高热、烦躁及热盛所致的目赤肿痛、齿龈肿胀疼痛、口舌生疮、痈肿疗疮诸症。黄连与黄芩同用，其临床药效与二者剂量比例关系极为密切，若治疗脾胃湿热痞证，其用量比例关系为1∶3；若治疗大肠热利证或出血证或胃热脾寒证，其用量比例关系为1∶1；若治疗心肾虚热证，其用量比例关系为2∶1。

3. 蒲公英、紫花地丁

（1）单味功用　蒲公英，味苦、甘，性寒，归肝、胃经，能清热解毒、消肿散结、利尿通淋。现代药理研究表明蒲公英对金黄色葡萄球菌、溶血性链球菌及卡他球菌有较强的抑制作用，有利胆、保肝、抗内毒素及利尿、抗肿瘤作用。可用于治疗痈肿疗毒、乳痈内痈、热淋涩痛、湿热黄疸等疾病。

紫花地丁，味苦、辛，性寒，归心、肝经，能清热解毒、燥湿凉血。现代药理研究表明紫花地丁可抑菌、抗病毒、抗炎、抗肿瘤活性、降血脂。可用于治疗疔疮痈疽、丹毒、痄腮、乳痈、肠痈、瘰疬、湿热泻痢、黄疸、目赤肿痛、毒蛇咬伤等疾病。

（2）伍用经验　蒲公英、紫花地丁都属清热解毒抗菌药，外科疮疡疗疖应用最广。蒲公英偏入气分，疏郁散结力大，善治乳痈；紫花地丁凉血解毒作用较强，尤善除疔毒。二药合用，有清热解毒、消肿行滞之功效，一入气分，一入血分，适于治疗阳证疮疡。紫花地丁和蒲公英按照1∶4配伍使用时体外抗菌活性较强。

（七）专病专方

凉血解毒汤：适用于丹毒初期，红肿热痛，发热，烦渴，舌红苔薄白或薄黄或黄腻，脉滑数或弦数或洪大。

金银花 15g	连翘 10g	紫花地丁 15g	野菊花 15g
蒲公英 15g	黄芩 10g	黄连 10g	桔梗 6g
板蓝根 10g	茯苓 10g	萆薢 10g	丹皮 10g
生地黄 15g	赤芍 10g	陈皮 6g	知母 10g

（八）诊疗技术路线

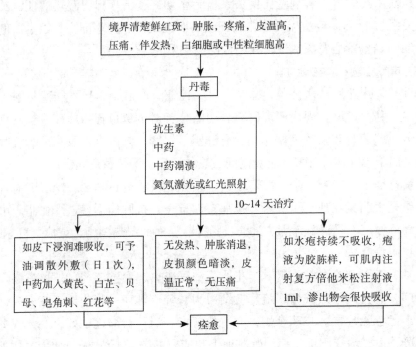

境界清楚鲜红斑，肿胀，疼痛，皮温高，压痛，伴发热，白细胞或中性粒细胞高

丹毒

抗生素
中药
中药溻渍
氦氖激光或红光照射

10~14 天治疗

如皮下浸润难吸收，可予油调散外敷（日 1 次），中药加入黄芪、白芷、贝母、皂角刺、红花等

无发热、肿胀消退，皮损颜色暗淡，皮温正常，无压痛

如水疱持续不吸收，疱液为胶胨样，可肌内注射复方倍他米松注射液 1ml，渗出物会很快吸收

痊愈

第十三节　天疱疮

（一）疾病认识

天疱疮是一组由于表皮棘层细胞间抗体沉积引起表皮内水疱形成，以壁薄、易破的大疱为特征的自身免疫性疾病。是少见皮肤病，30~50 岁发病者占半数。

（1）临床表现

1）寻常型天疱疮：是最常见的一型。可发生于全身任何部位，头面、颈、胸背、腋下、腹股沟等处多见，严重者可泛发全身。在外观正常皮肤上，少数在红斑基础上突发水疱或大疱，疱壁薄而松弛，易破，形成湿润糜烂面，渗液较多，部分结痂，尼氏征阳性。约 60% 的患者初发损害在口腔黏膜，见舌、颊、上腭、唇、口底部位出现水疱，易破裂，留下一层灰白色膜。也可口腔、皮肤同时发生。亦可侵犯鼻、咽喉、眼结膜、肛门、尿道、阴道、阴唇、子宫颈、龟头等处黏膜。

2）增殖型天疱疮：较少见，患者一般是免疫力较低的年轻人，皮损好发于脂溢部位，如头面、腋下、脐窝、乳房下、胸背、阴部、腹股沟等部位。常侵犯黏膜，出现剧痛。损害最初为薄壁的水疱，尼氏征阳性，破溃后在糜烂面上渐渐出现乳头状的肉芽增殖。损害表面有浆液或脓液渗出，覆有厚痂，周围有炎性红晕，边缘常有新生水疱，使损害面积逐渐扩大，有臭味，陈旧的损害表面略干燥，病程慢性，预后较好。

3）落叶型天疱疮：好发于中老年人，皮损开始主要发生在头面、躯干，黏膜受累罕见而轻微。水疱常发生于正常皮肤或红斑的基础上，尼氏征阳性。疱壁极薄，易破裂，形成红色、湿润微肿的糜烂面，上覆有黄褐色、油腻性的叶状结痂，易出血，有腥臭味。有时水疱不明显或不出现水疱。可见毛发稀疏、指甲营养不良、自觉瘙痒或灼痛、发热、畏寒、精神障碍等。病情缓慢发展，渐泛发全身。预后较好。

4）红斑型天疱疮：较常见，是落叶型天疱疮的良性型。皮损主要发生于头皮、面、耳，有时波及胸背、腋窝、腹股沟，四肢和黏膜很少累及。头面部损害类似于盘状或系统性红斑狼疮、脂溢性皮炎、脓疱病。局限性红斑上有脂性鳞屑、黄痂。上述皮损出现一至数月后，胸背部红斑上可出现散在大小不等的松弛性水疱，疱薄易破、渗液较多，表面结污秽色、黑褐色痂和脂性厚痂，不易脱落，愈后留棕褐色色素沉着。水疱此起彼伏，尼氏征阳性。自觉瘙痒。病情发展缓慢。可发展全身转化成落叶型天疱疮，本型日晒后可加重。

（2）组织病理 表皮内水疱、棘细胞层松解。水疱基底涂片可查见天疱疮细胞。

（3）免疫病理 表皮棘细胞间有 IgG、C_3 沉积。血清中有抗表皮棘细胞间物质抗体（天疱疮抗体）。

属中医学"天疱疮"范畴。中医学认为天疱疮多因心火妄动，脾虚失运，湿浊内停，郁久化热，心火脾湿交蒸，兼以风热、暑湿之邪外袭，侵入肺经，不得疏泄，熏蒸不解，外越肌肤而发。湿热邪毒蕴久则可伤阴化燥，灼津耗气，而致血燥津伤，故后期可见阴伤津耗或气阴两伤。《医宗金鉴·外科心法要诀》云："初起小如苋实，大如棋子，燎浆水疱，色赤者为火赤疱；若顶白根赤，名天疱疮。俱延及遍身，焮热疼痛，未破不坚，疱破毒水津烂不臭。"

我学术流派认为本病是内有湿热，复感风湿热毒之邪，以致热毒夹湿，内不得泄，外不能出，流溢肌肤之间而成。治疗上要从"湿"论治，或解毒除湿，或清热除湿，或泻心除湿，或健脾除湿，或温阳除湿或通络除湿。

（二）辨证思路

天疱疮的治疗应根据不同分型制定个体化治疗方案。目的是抑制和减少自身抗体的合成，以迅速控制病情、防止和减轻系统性损害、延长缓解期、降低死亡率为原则。重症以西医治疗为主，系统应用糖皮质激素和（或）免疫抑制剂可使大多数天疱疮患者获得持续缓解。由于需长期治疗，故采用中西医结合疗法，可以减少系统应用西药的不良反应，协助西药减量，减少并发症，可收到良好疗效。

病情与病期相结合来辨证：病程短，发病急，皮损颜色红，水疱多，多为热毒炽盛证、心火炽盛证、湿热蕴结证。热毒炽盛证，治宜清热解毒、清营凉血，方用解毒凉血汤加减；心火炽盛证，治宜清心泻火除湿，方用泻心汤合导赤散加减；湿热蕴结证，治宜清热除湿，方用除湿胃苓汤加减。病程中期多属脾虚湿蕴证，治宜健脾利湿，方用参苓白术散加减。病程日久多为气阴两伤证，治宜益气养阴、清解余热，方用增液汤合益胃汤加减。

（三）治疗方案

1. 一般治疗

（1）由于消耗较大，所以支持疗法很有必要，如补充蛋白质及多种维生素等。

（2）注意血容量、每日出入液体量及电解质平衡等，必要时输血浆或新鲜血。

（3）良好护理，减少擦伤，注意口腔及外阴卫生，防止细菌及真菌感染。

（4）注意并发症及某些加重因素。

2. 中医治疗

（1）辨证论治

1）热毒炽盛证

主症：发病急骤，水疱迅速扩展或增多，糜烂面鲜红，身热口渴，便干溲赤。舌质红绛，苔少色黄，脉弦滑而数。

治法：清热解毒，清营凉血。

方药：解毒凉血汤加减。

参考处方：水牛角（先煎）15g，生石膏（打碎先煎）30g，金银花15g，栀子10g，黄芩10g，丹皮10g，生地黄15g，天花粉15g，麦冬10g，甘草10g。

加减：高热神昏者，加安宫牛黄丸或紫雪丹；大便干燥者，加生大黄6g；小便短赤者，加木通3g、车前子3g、滑石10g、灯心草2g；水疱多，破后流滋多者，加土茯苓15g、鱼腥草15g。

分析：因七情过激，郁而生热，火邪侵肺，不得疏泄，外越皮肤而发大批水疱。火热毒邪结聚，故糜烂面鲜红；内热郁蒸，故发热；大热伤阴，津液被耗，故小便赤；津伤则引水自救，故口渴；肠热津伤，传导失职，则便干。舌质红绛、苔少或黄、脉弦滑或数为热毒炽盛之象。方中水牛角苦咸寒，入心、肝、脾、胃四经，可清热解毒、凉血定惊；生石膏辛甘寒，大清气分之热邪，可透热转气；金银花、栀子、黄芩苦寒，清热解毒；栀子可引热邪从小便而出；生地、丹皮清热凉血；大热伤阴，津液被耗，故加入生地、天花粉、麦冬滋阴清热生津。

2）心火炽盛证

主症：口腔糜烂或疮面色红，心烦口渴，小便短赤。舌质红，苔黄，脉数。

治法：清心泻火除湿。

方药：泻心汤合导赤散加减。

参考处方：黄芩10g，黄连5g，生地黄15g，竹叶15g，灯心草2g，栀子10g，莲子心3g，枳实5g，甘草10g。

加减：大便干燥者，加生大黄6g；心烦不宁者，加栀子10g、淡豆豉15g；痒甚者，加地肤子15g、白鲜皮10g；夜不能寐者，加珍珠母（打碎先煎）15g、首乌藤15g、酸枣仁15g。

分析：心火内炽，火热循经上行则口腔糜烂；火热毒邪结聚则疮面色红；火热扰心则心烦；热盛伤津则口渴、小便短赤。舌质红、苔黄、脉数为火热之象。方中黄连、莲子心、黄芩苦寒入心经，清心降火；竹叶甘淡，清心除烦，引热下行；栀子、灯心草苦寒入火腑小肠经，清心降火，利水通淋，引热邪从小便而出；枳实苦微寒，行气消痞，增加除湿利小便之功；生地甘凉质润，清心热而凉血滋阴，与上述通利之品合用，利湿而不伤阴。

3）湿热蕴结证

主症：糜烂面大或糜烂成片，口渴不欲饮，或恶心、呕吐。舌质红，苔黄腻，脉滑数。

治法：清热除湿。

方药：除湿胃苓汤加减。

参考处方：苍术10g，白术10g，厚朴10g，陈皮10g，猪苓15g，茯苓15g，防风10g，栀子10g，灯心草2g，茵陈15g，甘草10g。

加减：湿重热者，加萆薢10g、薏苡仁30g、泽泻10g；热重于湿者，加金银花15g、紫花地丁15g、蒲公英15g；水疱大而多者，加土茯苓15g、萆薢10g；脘痞纳呆者，加鸡内金10g、麦芽15g。

分析：饮食不节、劳倦太过，导致脾虚失运，水湿内停，郁而化热。湿热之邪壅于肌肤，故皮疹糜烂面大或湿烂成片；湿热壅滞三焦，气机升降失节，故恶心、呕吐；口渴不欲饮为津液分布障碍的表现。舌质红苔黄腻、脉滑数为湿热蕴结之征象。方中以平胃散（苍术、厚朴、陈皮、甘草）燥湿运脾、行气和胃；以五苓散（白术、泽泻、茯苓、猪苓）健脾助阳、化气利水渗湿；加栀子、灯心草、茵陈清热利湿；少佐防风散肝舒脾、祛风胜湿。诸药配伍，共奏清热除湿、健脾利水之功。

4）脾虚湿蕴证

主症：结痂较厚而不易脱落，或疱壁紧张，潮红不著。倦怠乏力，腹胀便溏。舌淡胖，苔白腻，脉沉缓。

治法：健脾利湿。

方药：参苓白术散加减。

参考处方：党参15g，白术15g，茯苓15g，薏苡仁30g，山药20g，莲子15g，桔梗10g，砂仁（后下）6g，柴胡6g，白扁豆15g，甘草10g。

加减：月经量少色淡者，加当归15g、益母草20g；乏力气短者，加黄芪30g；浮肿较甚者，加冬瓜皮20g。

分析：内湿壅盛，又兼饮食不节致脾阳被阻，不得温化水湿，水湿之邪浸渍肌肤，体表起疱壁紧张的水疱；水湿之邪为阴邪，故皮疹潮红不著；湿性黏腻不易化，故结痂厚而不易脱落；脾阳虚，寒湿内侵，中阳受困则倦怠乏力；脾气被阻，运化失司故腹胀；水湿停滞于肠中则大便溏薄。舌淡胖、苔白腻、脉沉缓为寒湿内盛之象。方中党参、白术健脾益气，恢复脾运化水湿之功；山药、扁豆、莲子健脾利湿；茯苓、薏苡仁淡渗利湿，导湿从小便而去；气化则湿化，故加入桔梗、砂仁、柴胡行气化湿；甘草调和诸药。

5）气阴两伤证

主症：病程日久，已无水疱出现。倦怠无力，气短懒言，口干口渴或五心烦热。舌质淡红，苔少或苔剥，脉沉细。

治法：益气养阴，清解余热。

方药：增液汤合益胃汤加减。

参考处方：玄参15g，生地黄15g，麦冬10g，北沙参15g，玉竹15g，石斛12g，白茅根10g，芦根10g，黄芪20g，白术10g，防风5g，丹皮10g，知母10g，甘草10g。

加减：腰膝酸软者，加旱莲草15g、女贞子12g；溃疡反复难愈者，加党参15g、生黄芪30g；阴虚发热者，加知母10g、青蒿10g、鳖甲（先煎）30g。

分析：久病不愈，耗气伤阴，气虚不能生血，或血虚无以化气所致。肺脾气虚则倦怠无力、气短懒言；阴虚生内热，见五心烦热。舌质淡红、苔少或苔剥、脉沉细为气阴两伤之象。方中沙参、石斛甘寒益气养阴，而偏于养阴；生地、麦冬、玄参为《温病条辨》的增液汤能滋阴增液，玉竹、白茅根、芦根养阴润燥、生津止渴；以上诸药同用可恢复已伤之阴。黄芪、白术能益气固表，恢复已伤之气。防风为风药之润剂，使黄芪、白术补而不滞。知母、丹皮清解余毒。诸药合用起到益气养阴，清解余毒之效。

（2）中成药

1）喜炎平 10ml，或热毒宁 20ml，每日 1 次静脉滴注。适用于热毒炽盛证、心火炽盛证及湿热蕴结证。

2）康艾注射液 5~10ml，每日 1 次静脉滴注，适用肿瘤患者、气血亏虚者。

3）雷公藤多苷片：一般用量为 10~20mg/ 次，2~3 次 / 日，口服。与糖皮质激素联合应用，可减少糖皮质激素的用量，辅助糖皮质激素减量。

（3）外治法

1）中药溻渍：选用清热凉血解毒药物，如黄连 15g、黄柏 30g、马齿苋 30g、金银花 20g，煎汁外敷，20 分钟 / 次，2 次 / 日。适用于热毒炽盛证、心火炽盛证及湿热蕴结证。

2）口腔黏膜损害：可选用锡类散，或金莲花，或用金银花 30g、藏青果 15g 含漱。

3）祛湿散：针对有糜烂渗出的皮损，促进皮损干燥。

4）紫草油纱或甘草油纱：油纱敷于结痂处，可清热凉血、祛痂消肿，促进结痂脱落，缩短疗程。

5）封包疗法：皮损处涂药（根据皮损不同，选用不同种类的药物），薄涂，外用保鲜膜包裹，表面扎眼通风，20~30 分钟 / 次，1~2 次 / 日，可祛痂、止痒。

3. 西医治疗

西医治疗参照中国医师协会皮肤科医师分会自身免疫疾病亚专业委员会制定的寻常型天疱疮诊断和治疗的专家建议（2016）。

（1）糖皮质激素　根据病情轻重选用不同的起始量，如轻度泼尼松 0.5mg/（kg·d）；中度 1mg/（kg·d）；重度 1.5mg/（kg·d）以上。病情严重或进展凶猛的，可考虑采用糖皮质激素冲击治疗。可采用甲泼尼松龙 0.5~1g/ 次，连用 3~5 天。如果效果不好，3 周后可重复冲击 1 次。病情稳定后，逐渐减量。

（2）免疫抑制剂

1）硫唑嘌呤：一般剂量 50~100mg/d，大剂量可能引起白细胞减少、血小板减少、肝毒性反应及恶心、呕吐。每周化验血常规，每 2~4 周化验肝功。6~8 周疗效才能充分表现出来。临床上硫唑嘌呤一般与糖皮质激素合用，可维持治疗数年。

2）麦考酚酯：抗代谢药之一。每日剂量 35~45mg/kg，分 2 次给药，起效慢，用药 2~3 个月方能发挥明显的疗效。每月复查血常规、肝功能。不良反应多表现为淋巴细胞减少，可能出现恶心、腹泻。

3）环孢素：选择性地抑制由抗原激活辅助 T 淋巴细胞的 DNA 合成。与皮质类固醇合用，部分病例也可单独使用。通常口服 3~5mg/（kg·d）。环孢素肝脏毒性轻，但有肾毒性，易导致高血压、高血钾。

4）环磷酰胺：不良反应大，常见的为骨髓抑制、中性粒细胞减少和出血性膀胱炎。注意定期查血尿常规、肝功能。400~600mg/ 次，静脉滴注，从小剂量开始，无明显不良反应后，每周或每 2 周 600mg。

5）甲氨嘌呤（MTX）：口服 2.5mg/12h，连续 3 次为一疗程，每周 1 个疗程。或静注 15~25mg，每周 1 次。

硫唑嘌呤、环磷酰胺、麦考酚酯等细胞毒免疫抑制剂的起效时间慢，现主张与皮质固醇激素一起在治疗初期使用，随着病情好转，减少糖皮质激素用量，再减少细胞毒免疫抑制剂，可维持剂量用药 2~3 年。

（3）血浆置换　一般 7~10 天内进行 2~3 次，每次置换 1~1.5 倍血浆容积，可去除 90% 的致病抗体。血浆置换相对安全，主要风险来自应用激素和免疫抑制剂引起的感染。

（4）大剂量静注 γ– 免疫球蛋白（IVIG）　每次 10~20g 给药，连用 3~5 天，每月重复 1 次。多与激素及免疫抑制剂联合应用，与利妥昔单抗合用效果更佳。在合并偏头痛的 PV 患者中，应用要小心，此类患者可发生无菌性脑膜炎。此外，IgA 缺乏的患者禁用。

（5）生物制剂　利妥昔单抗：是人鼠嵌合型 CD20 单克隆抗体，能选择性杀伤 B 淋巴细胞。不推荐常规使用，在应用泼尼松 1mg/（kg·d）联合至少 1 种免疫抑制剂治疗 12 周无效、激素减量后出现复发、出现激素应用禁忌证的患者可考虑应用。下列患者禁止应用：活动性结核或其他细菌感染；活动性肝炎或其他病毒感染；HIV 阳性；恶性肿瘤；严重心肝肾肺疾病及血液系统疾病者等。使用方法：1000mg 静脉滴注每 2 周 1 次，或 375mg/m^2 每周 1 次，连用 4 周。皮损消退后预防性治疗无任何作用。应用利妥昔单抗不需应用激素或免疫抑制剂。

（6）四环素或米诺环素与烟酰胺　对于轻症患者，用四环素（2g/d）或米诺环素（200g/d）和烟酰胺（1.0g/d）联合治疗，此疗法安全。最常见的不良反应是胃肠道反应。

（7）氨苯砜（DDS）　疗效不确定，DDS 100~150mg/d。

（8）维A酸　与免疫抑制剂联合用于治疗增殖性天疱疮。

（9）局部治疗

1）对于天疱疮的水疱糜烂面，适当使用抗生素软膏，如复方多黏菌素或夫西地酸软膏等。

2）口腔内糜烂或溃疡伴疼痛明显者，可用利多卡因、制霉菌素和生理氯化钠溶液配成含漱液，每日漱口2~3次。

3）平时注意用3%小苏打水漱口，清洁口腔，预防真菌感染。

4）对顽固性皮损、口腔黏膜损害，用0.03%~0.1%的他克莫司软膏日2次外用，效果较好。或选用得宝松加等量利多卡因皮损内局部注射，治疗效果更直接、更迅速。

5）糖皮质激素软膏：一般选用中强效糖皮质激素软膏，每日1~2次外用。适用于水疱、红斑、丘疹、结节、结痂等处。

6）眼部需每日用0.9%氯化钠溶液冲洗数次，防止球睑结膜粘连，可外用抗生素眼膏预防感染。

4. 物理疗法

（1）氦氖激光照射　促进皮疹干燥和吸收，每日1~2次。

（2）红光疗法　促进局部炎症吸收，日2次。

（3）激光疗法　通过一定波长的激光照射鼻腔、内关穴、桡动脉起到改善微循环、提高红细胞携氧能力、调节免疫的作用。

5. 调护

（1）锻炼身体，增强体质，保持良好心态。

（2）注意皮肤、眼睛、口腔清洁，局部忌搔抓，预防感染。

（3）衣被柔软，防止皮肤的受压和摩擦，重症患者常翻动身体。

（4）注意补充高蛋白、高热量、低盐、多种维生素饮食。

（四）案例分析

宋某，女，39岁，2018年8月9日初诊。

主诉：周身起红斑、水疱，口腔破溃伴瘙痒3个月，加重2周。患者3个月前，面胸背部起红斑、水疱，瘙痒，水疱易破溃，破后形成糜烂面，不易干燥，甚至有出血，皮损逐渐增多，蔓延至四肢及头部，曾在当地医院按湿疹治疗，无效。近两周皮损增多明显来诊。诊查：T 36.5℃，P 86次/分，R 20次/分，Bp 130/85mmHg，头面、躯干、四肢见30多处指甲至鹅蛋大鲜红糜烂面，少量薄壁水疱，尼氏征阳性，口腔外阴破溃，心烦口渴，便干溲赤，纳差眠差，舌红苔黄腻，脉弦。化验检查：白细胞 13.8×10^9/L，中性粒细胞 9.6×10^9/L，超敏 C 蛋白 105mg/L；降钙素原 0.02ηg/L，尿蛋白（＋）。天疱疮抗体：抗棘细胞桥粒抗体（IgG）1:100（阳性），Dsg-1:266.54RU/ml，Dsg-3:281.26RU/ml。病理：鳞状上皮组织，表面轻度角化，可见棘层间水疱，疱腔内可见棘松解及嗜中性粒细胞浸润，真皮内血管周炎细胞浸润。免疫病理：IgG、C_3 细胞间网状沉积，IgA、IgM 阴性。

中医诊断：天疱疮。

西医诊断：寻常型天疱疮。

辨证：湿热蕴结证。

治法：清热利湿。

处方：

黄芩 10g	黄连 10g	栀子 10g	竹叶 15g
金银花 15g	赤芍 10g	丹皮 10g	灯心草 2g
苍术 10g	白术 10g	厚朴 10g	陈皮 10g
猪苓 12g	茯苓 15g	茵陈 15g	甘草 10g

地塞米松 10mg，日 1 次静脉滴注，晚口服曲安西龙片 16mg；口服钾片、钙片，含服制霉菌片；外用中药溻渍、红光照射、糠酸莫米松软膏；口腔予激素盐水（0.9% 氯化钠注射液 250ml 加地塞米松 5mg，盐酸利多卡因注射液 5ml）漱口，3 次 / 日。他克莫司软膏涂擦口腔溃疡，2 次 / 日。外阴破溃处予甘草油纱湿敷。

二诊：上方 7 剂后，部分糜烂面干燥结痂，但有新发水疱，病情控制不理想，予环孢素 125mg/ 次，2 次 / 日，口服。余治疗同前。

三诊：上方再应用 10 天，无新发疹，皮损颜色暗淡，部分结痂脱落，仍有部分糜烂面未干燥结痂，口腔、外阴溃疡面积减小。复查肝功 ALT 113U/L，予保肝治疗：还原型谷胱甘肽注射液，1.2g，日 1 次静脉滴注。患者口渴，二便正常，纳差，眠可，乏力懒言，体重减轻。患者目前，脾虚纳差，应治以健脾利湿，调整方剂如下：

党参 15g	白术 10g	茯苓 15g	薏苡仁 30g
山药 20g	莲子 15g	桔梗 10g	砂仁 6g
黄芪 20g	柴胡 6g	丹皮 10g	白扁豆 15g
甘草 10g	白及 10g	天花粉 10g	

四诊：上方应用 14 天，糜烂面均干燥结痂 1 周，部分结痂脱落，黏膜糜烂面基本愈合，瘙痒轻微，焦虑烦躁，胸胁胀满，口苦，纳可眠可，二便自调，舌淡苔薄白，脉弦。激素减量，晚上改为安西龙片 8mg，环孢素继续应用。停

用激素盐水漱口，停用湿敷，改为中药封包，以润肤祛痂。肝功好转，肝功ALT 89 U/L，继续保肝治疗。中药调整为疏肝理气养血。方剂如下：

柴胡 10g	当归 10g	芍药 10g	白术 10g
茯苓 10g	炙甘草 5g	煨生姜 3g	薄荷 3g
生地黄 10g	川芎 10g	党参 10g	黄芪 10g
沙参 10g	枸杞 10g	女贞子 10g	

五诊：上方 10 剂后，患者结痂均已脱落，无新发水疱，饮食二便均正常，眠佳。天疱疮抗体：抗棘细胞桥粒抗体（IgG）1:10（阳性），Dsg-1:156.3RU/ml，Dsg-3:192.4RU/ml，病情达到临床治愈，停用晚上的口服激素。按地塞米松 10mg 转换为口服激素，环孢素 125mg/ 次，2 次 / 日，口服，出院。患者每月复诊，指导减量。

案例点评：天疱疮是皮肤科的重症，可危及生命。患者诊断明确，皮损面积超过体表面积 30%，体重较大（90kg），故激素用量为地塞米松 10mg+ 曲安西龙 16mg，应用 1 周，仍有新发疹，加用环孢素 125mg，2 次 / 天，口服。应用 24 天后，病情得到控制，开始激素减量。早期激素减量可稍快，每 10~14 天即可减 1 次，每次为总量的 1/5 左右，或根据病情。中药早期以清热利湿为原则，予黄芩、黄连、栀子、竹叶、金银花、灯心草清热解毒；赤芍、丹皮清热凉血；苍术、白术、猪苓、茯苓、茵陈清热利湿健脾；厚朴、陈皮理气以促进水液代谢。中期以健脾利湿为原则，予党参、黄芪补益气血；白术、茯苓、薏苡仁、山药、白扁豆健脾利湿；莲子、天花粉清热止渴，丹皮清血分热，桔梗、砂仁、柴胡健脾理气，白及生肌，促进疮疡愈合。后期以补益气血、调畅气机为原则，患者出现肝郁气滞的症状，故予逍遥散健脾疏肝，再加用益气养阴药物。

（五）临证经验

1. 关于重症天疱疮危险因素

（1）天疱疮类型：9 型分类中，副肿瘤型天疱疮、寻常型天疱疮因黏膜损害重，皮损发展较快，危险程度要大于其他几型。

（2）受累面积：天疱疮受累面积大于体表面积 30%，患者疼痛，生活难度、心理压力明显加大，危险程度明显增加。

（3）皮损发展速度：临床上有些患者发展很慢，常见于红斑型天疱疮，可能数年仅头胸背部出现红斑糜烂，其迅速发展往往与间断应用激素有关，可演变成红皮病改变的落叶型天疱疮。大多寻常型天疱疮发展较快，皮疹迅速融合。

IgA 天疱疮和疱疹样天疱疮，往往初发病就很快，累及面积也很大。

（4）黏膜损害广泛者：累及舌、上颚、眼、阴部者往往临床较重，很多寻常天疱疮患者可长期仅有齿龈糜烂和颊黏膜反复水疱糜烂。

（5）反复不规律应用激素：因对激素的恐惧和地方医院认识不足，患者往往皮疹好转后很快停用激素，造成病情很快反弹加重；激素敏感性下降；激素不良反应，尤其感染已出现，给再次治疗带来困难。

（6）合并广泛皮肤感染和系统感染者：广泛的皮肤感染与皮损本身面积较大、暴露时间较长有关，其次患者不当护理和外用药也是重要因素。常见的系统感染为肺内感染和泌尿系感染。

（7）合并有严重系统心血管疾病者：对激素和免疫抑制剂的耐受性较差。

（8）离子紊乱和低蛋白血症者：重症患者由于进食不好，体表丢失、人为限制饮食以及激素长期应用，补充不足，往往造成患者离子代谢紊乱和低蛋白血症，使得激素治疗不敏感、心脑血管并发症及感染风险加大。

（9）应用较大激素量2周仍然不能控制发展者。

（10）激素应用前白细胞低于正常，应用后3天~1周白细胞仍在较低水平，说明激素可能不敏感，自身抗炎症能力较差。

2. 关于对副肿瘤性天疱疮的认识

（1）发病初期即有口唇、眼周、结膜、阴部受累。表现为糜烂和溃疡，而在其他型尤其寻常型天疱疮，只有皮损很重时才会有上述部位受累。

（2）初期躯干部皮损往往不典型，多形性，表现为散在多形红斑样皮损，可无水疱，但手足皮损往往较多，似扁平苔藓样，皮疹发展多较快，黏膜进展更快。

（3）患者多有明显消瘦及中度以下发热。

（4）直接间接免疫荧光检查可同时有网状和线状沉积

（5）病理检查可见角朊细胞坏死、基底细胞液化变性。

（6）与重症多形红斑区别：前者多中度以下发热，多形红斑多不典型，早期黏膜、手足损害比躯干重，后期红斑上尤其周围可见尼氏征阳性水疱、糜烂、结痂。后者往往为高热，早期躯干部皮疹也较重、色红、融合，红斑上见水疱，红斑周围无水疱亦无糜烂及结痂。组织病理和免疫病理可进一步鉴别。

（7）可疑病例应做肿瘤排查，尤其注意纵隔和腹膜后排查。

我们诊治的一例伴腹膜后 Castleman 瘤的病例，入院1周内病情迅速进展，给予甲强龙 80mg/d，应用5天，皮损大部分干燥后，在我院行完整手术切除拳头大肿物，术前、术中及术后给予丙种球蛋白 0.4g/（kg·d）冲击5天，同时激素继续治疗，术后患者皮疹干燥较快，术后 2 周皮疹基本结痂干燥。术后 1 个月患者出院黏膜损害均愈合，皮肤结痂脱落，遗留较重色素沉着。患者出院 2 年内随访，病情稳定，激素减为 15mg/d。之后患者失访，再后来家属诉患者失访后，自行停用激素 3 个月后，皮疹反复并出现咳嗽气短，当地抢救无效死亡，考虑死亡原因可能为闭塞性细支气管炎。

3. 关于局部治疗

（1）创面面积较大患者，最好住单人病房、每日房间消毒至少两次，洒滑石粉的消毒中单每日换 2 次。注意房间温度和湿度，有条件的应该为患者准备层流床或层流病房。

（2）20 世纪八九十年代我们局部治疗主要是高锰酸钾 1∶5000 清洗，滑石粉中单每日消毒，局部创面撒磷霉素钙粉。并用 200 度白炽灯照射创面，一方面促进创面干燥，一方面保暖。每日房间紫外灯消毒。应用这种方法创面感染控制得很好，也易干燥，遗憾的是现在这么大功率的白炽灯很少，耗电大且有安全隐患。需要注意的是应用磷霉素钙粉面积不易过大，时间不要太长，以免引起高钙血症。

（3）进入 21 世纪局部治疗增加了一些中药手段，如去湿散外涂、紫草油外用、紫草油联合抗生素药膏外用。抗生素药膏以多黏菌素为佳，含有利多卡因，联合应用对创面抗感染止痛、愈合效果更好。

近两年我们也应用了一些泡沫辅料、水胶体辅料，对吸收渗液、控制感染，促进创面愈合有很好作用，也容易撕除，可隔离皮肤，减少与衣物、床面粘连牵拉引起的疼痛。缺点是创面面积大者固定困难，价格贵。

（4）重视黏膜护理：口腔黏膜损害重者影响进食可每日饭前地塞米松、利多卡因盐水溶液漱口，饭后碳酸氢钠漱口。眼部每日生理盐水清洗 1~4 次，睡前涂红霉素眼膏，有睑球粘连情况的及时玻璃棒剥离，有眼球暴露者睡前凡士林油外敷。阴部可每日高锰酸钾或生理盐水冲洗 1~4 次。

（5）激素外用：在天疱疮治疗中激素外用远没有大疱类那么重要，因天疱疮水疱极易破，糜烂面亦较大，很快合并感染，外用激素对控制病情、减轻症状意义不是很大，反而加重细菌、真菌感染风险。我们在临床上主要用于局限性红斑、落叶型、增值型及寻常型天疱疮棘松解的边缘，可卤米松外涂或地塞米松湿敷。

4. 关于系统治疗

（1）糖皮质激素的应用　依据累及的体表面积大小，评价为轻（＜10%）、中（10%~30%）、重度（＞30%），分别给予激素量相当于泼尼松≤0.5mg/

（kg·d）、0.5~1.0mg/（kg·d）、≥1.0mg/（kg·d）或冲击治疗。我们在临床的体会是起始量一定要足，尤其在寻常型天疱疮，我们起始剂量要比以上剂量高出20%~40%，对重症病例，给予80mg以上，3~5天仍病情进展迅速的，应立即给予激素冲击治疗，以期迅速控制病情。

（2）激素冲击剂量选择　早期对天疱疮我们多采用相当泼尼松500mg/d（地塞米松75mg或甲强龙400mg/d）冲击较多，少数几例应用1g/d冲击。1例病例我们在4周内3次激素（地塞米松75mg/甲强龙400mg/d甲强龙400mg/d）冲击治疗。近5~10年我们选择的激素冲击患者渐少，激素量也减小，多选用相当泼尼松300/200/100mg连续3天亚冲击治疗。冲击后激素量80mg/d，病情控制，无新发水疱、皮疹边缘无红润，稳定2周后逐渐减量。近30年我院冲击治疗天疱疮病例100例以上，未见冲击过程及冲击后死亡病例，均取得良好预后。

（3）免疫抑制剂的应用　早期我们主要选择环磷酰胺治疗，多在激素应用1~2周仍无法理想控制病情时选择，一般环磷酰胺0.6~0.8g每周静脉给药连续2~3次，控制病情后停用或给予硫唑嘌呤50mg日2次口服接续治疗，3~6个月逐渐减量停用。近几年新型免疫抑制剂环孢素、吗替麦考酚脂起效快、不良反应小。环孢素作用更强，起效更快，1~5天起效，起始量3mg/（kg·d），5~7天疗效不好可加量，最大5mg/（kg·d），取得良好疗效后，维持2~4周渐减量，一般在3~6个月直接停用，也可在控制病情后改为吗替麦考酚脂口服。吗替麦考酚脂初始即可给予1.0g日两次口服，起效略慢于环孢素，但多数患者可在1周内起效。控制病情后2~4周逐渐减量维持治疗，6个月~1年停用。近几年国产环孢素和吗替麦考酚脂亦显示良好疗效，而且费用低，使得更多患者能接受新型免疫抑制剂应用。

（4）血浆置换　我们最早在2003年应用血浆置换治疗了1例落叶型天疱疮合并股骨头坏死患者，置换3次后皮疹干燥，大部分结痂脱落。同时给予环磷酰胺0.6g每周1一次连续3次，后改为硫唑嘌呤100mg日2次口服。后用硫唑嘌呤50mg维持治疗，随访2年无反复。

血浆置换可每周1~2次，成人每次置换1500~2000ml。注意置换后激素等血药浓度迅速下降，置换后当天激素量在置换后给予，可高于原剂量20%。血浆置换能迅速置换掉治病抗体及炎症因子，一次置换后即有明显好转周身轻松感者，可依据病情3天或一周后再置换1~2次，控制病情后其他方案接续。我们在2003~2008年共对16例重症天疱疮患者应用了血浆置换治疗，均取得满意疗效。

（5）丙种球蛋白　对于有感染的患者，激素量不易过大情况下可激素联合丙种球蛋白冲击治疗。一般0.4g/（kg·d），连续3~5天。注意丙球并不能替代抗感染治疗，此时积极抗感染仍然很重要。

（6）近10年对评价为重症天疱疮控制病情的治疗选择

1）无激素禁忌证：首选激素 80~100mg/d+ 环孢素 3~5mg/（kg·d）或激素 80~100mg/d+ 环磷酰胺 0.6~0.8g/w。

2）有高血压或肾功不全或可疑合并感染者：激素 80~100mg/d+ 吗替麦考酚脂 2~3g/d/+ 免疫球蛋白 0.4g/（kg·d）冲击治疗。

3）5~7 天病情仍进展较快：激素亚冲击 300/200/100 连续 3 天治疗。

4）有严重激素禁忌证：如新近脑出血、恶性难控制高血压，胃溃疡、股骨头坏死、较重感染者或拒绝应用激素者，给予血浆置换＋环孢素或吗替麦考酚脂＋免疫球蛋白 0.4g/（kg·d）冲击治疗。

5. 关于重症天疱疮治疗中应注意的相关问题

（1）抗生素的应用　重症病例因破损面较大、暴露时间长，多有感染，应多点取材做细菌培养，选择敏感强效抗生素积极治疗，控制感染后立即停用，不宜长期应用。同时应注意皮损清洁抗感染及充分暴露治疗，尤其是皱褶部，如阴部、臀沟等处。并应注意后期局部和系统性真菌感染的预防控制。

（2）低蛋白、离子紊乱的纠正　重症患者由于进食不好、体表丢失、人为限制饮食以及激素长期应用，补充不足，往往造成患者离子代谢紊乱和低蛋白血症，使得激素治疗不敏感，心脑血管并发症及感染风险加大。应加强饮食，增加蛋白、钾、钙摄入，蛋白低于 25g，钾低于 3.0g，有低钙症状者，应静脉补充。

（3）饮食　对天疱疮患者不应过多限制饮食，急性期要少吃辛辣，肉、蛋、奶、豆制品，要鼓励患者尽量多吃，可少食多餐。也要注意摄入高纤维饮食促进排便。清心解毒食物缓解患者的湿热心烦，也可配合中药治疗。

（4）其他　无论急性期和缓解期均应鼓励患者翻身、四肢活动，只要病情允许，就要下地活动，一方面活动暴露创面，可减少感染和局部创面受压坏死，促进愈合。另一方面因激素应用，低蛋白血症、感染等会加重患者高凝倾向，多活动可减少后期血栓风险。

我们的体会是，在天疱疮治疗上细节决定成败，及时准确把握患者的皮损状况、全身状态，及时调整治疗方案，短期内（1~2 周）迅速控制病情发展，是患者治愈和避免产生不良并发症的关键。但我们以往也存在一些不足，早期治疗激素量偏大，大剂量冲击治疗应用较多，对生物制剂治疗方面应用少等。这些在今后工作中不断总结完善。

（六）零金碎玉

1. 石膏、栀子

（1）单味功用　石膏，味甘、辛，性大寒，归肺、胃经，能清热泻火、除烦止渴。现代药理研究表明有解热、降压、扩张血管等作用。可用于治疗外感热病、高热烦渴、肺热喘咳、胃火亢盛、头痛、牙痛等疾病。

栀子，味苦，性寒。归肝、心、肺、胃、三焦经，能泻火除烦、利湿退黄、凉血解毒、消肿止痛。现代药理研究表明有镇静、降温、镇痛、降血压、利胆、保肝作用。可用于治疗热病心烦、湿热黄疸、淋证涩痛、血热吐衄、目赤肿痛、火毒疮疡等疾病。

（2）伍用经验　石膏号称"白虎"，其辛甘而寒，功擅清透邪热生津，长于清气分实热及清肺胃之热。本品质重气轻、辛寒清透，不但能清内里积热，亦可解肌表热邪。因其体重气浮，既升又降，表里之热，得其可除，故有"降火之神剂，泻热之圣药"的美称。栀子善于泻火清热除热烦，既轻清上行能泻肺火，去肌表热，又苦寒泄降，泻三焦火，凉血清心。两药合用，清泻一切火热毒邪。

2. 白茅根、芦根

（1）单味功用　白茅根，味甘，性寒，归肺、胃、膀胱经，能凉血止血、清热利尿。现代药理研究表明有抑制细菌、抗病毒、缩短出血和凝血时间、利尿的作用。可用于治疗血热吐血、衄血、尿血、热病烦渴、黄疸、水肿、热淋涩痛、急性肾炎水肿等疾病。

芦根，味甘，性寒，归肺、胃经，能清热生津、除烦、止呕、利尿。现代药理研究表明有解热、镇静、镇痛、降血压、降血糖、抗氧化及雌性激素样作用。可用于治疗热病烦渴、胃热呕哕、肺热咳嗽、肺痈吐脓、热淋涩痛等疾病。

（2）伍用经验　二药皆为甘寒凉润之品，均能清肺胃之热；白茅根甘寒清热偏走血分，可凉血生津，又能入膀胱利水导热下行，芦根甘寒生津，主入气分，长于清肺、胃气分之热，两药一气一血，气血双清，清热利尿、生津止渴之力增强。

3. 柴胡、茯苓

（1）单味功用　柴胡，苦，微寒，归肝、胆经，能和解表里、疏肝、升阳。现代药理研究表明有解热、镇静、镇痛、镇咳、抗炎、抗脂肪肝、抗肝损伤、利胆、抑制胃酸分泌等作用。可用于治疗感冒发热、寒热往来、胸胁胀痛、月经不调、子宫脱垂、脱肛等疾病。

茯苓，味甘、淡，性平，归心、肺、脾、肾经，能利水渗湿、健脾宁心。现代药理研究表明有利尿、镇静、抗肿瘤、降血糖、增加心肌收缩力的作用。可用于治疗水肿尿少、痰饮眩悸、脾虚食少、便溏泄泻、心神不安、惊悸失眠等疾病。

（2）伍用经验　茯苓健脾利湿。柴胡具升散除湿的作用，升腾脾胃之阳气，使之运化正常，将湿邪化为阳气，转为津液，还可疏肝和胃，加强健脾功效。两者合用可提升祛湿、除湿力量。

（七）专病专方

本方适用于轻中度天疱疮，红斑，水疱，口腔破溃，瘙痒，口渴，舌红苔薄黄，脉弦或滑。

黄芩 10g	黄连 10g	生地黄 15g	竹叶 15g
金银花 15g	栀子 10g	天花粉 15g	丹皮 10g
麦冬 10g	赤芍 10g	灯心草 2g	白术 10g
茯苓 10g	滑石 10g	莲子心 3g	甘草 10g

（八）诊疗技术路线

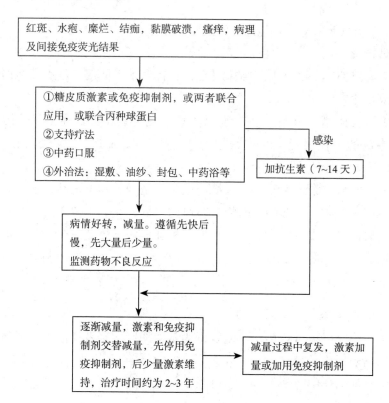

第十四节　糖皮质激素依赖性皮炎

（一）疾病认识

面部糖皮质激素依赖性皮炎是由于面部长期外用含糖皮质激素的制剂，导致反复出现皮肤潮红、丘疹、萎缩变薄、毛细血管扩张、脱屑、痤疮样及酒渣鼻样皮疹等，伴灼热、疼痛、瘙痒、干燥、紧绷感的皮肤病。

1. 诊断

（1）病史　有明确糖皮质激素外用史（高效糖皮质激素使用时间＞20天，中、低效糖皮质激素使用时间＞2个月）。

（2）皮损表现

1）皮肤变薄、潮红肿胀伴毛细血管扩张。

2）痤疮样皮炎：粉刺、丘疹、脓疱。

3）色素沉着。

4）皮肤老化：皮肤干燥、脱屑、粗糙，甚至萎缩。

5）毳毛增粗变长。

（3）自觉症状　灼热、瘙痒、疼痛、紧绷感。

2. 诊断依据

（1）病史加上1~2种上述临床表现，并且发生于面部，可诊断为面部糖皮质激素依赖性皮炎。

（2）古代医籍没有关于面部激素依赖性皮炎的相关论述，但总结其发病特点，本病的皮损表现多与中医学的"药毒""面油风""肺风粉刺""粉花疮""风毒"等有相似处。

（3）本学术流派认为激素类药物药性类于辛燥、甘温之品，误用日久易助阳化热，积久灼阴。面部为诸阳之会，风为阳邪，易袭阳位。药毒之热侵犯面部皮肤，根据患者素体寒热差异，形成多种证候。素体蕴热者，可形成风热蕴肤证、毒热蕴结；素体多湿脾虚者，可形成湿热壅滞证；素体阴血亏少者，常形成血虚风燥证。因此本病为风、湿、热三邪，侵及肌表而发病。

（二）辨证思路

本病的治疗以疏风清热、凉血解毒为基本原则。轻者，治以疏风清热；重者，治以清热解毒或清热利湿。本病的治疗还常结合其他疗法，如中药渍溻、面膜、中药油剂、中药膏剂等；还可联合抗组胺药，以及复方甘草酸苷或复方甘草酸单胺等制剂以增强疗效。严重者可加用硫酸羟氯喹片、米诺环素、雷公藤多苷，还可应用红光或黄光照射。

（三）治疗方案

1. 中医治疗

（1）辨证论治

1）风热蕴肤证

主症：面部红斑、丘疹或弥漫性潮红，轻度肿胀，瘙痒；心烦，咽干或口干舌燥，大便干或正常，小便微黄。舌红，苔薄黄或薄白，脉浮或浮数。

治法：疏风清热，凉血止痒。

方药：消风散加减或桑菊饮加减。

组成：消风散加减。荆芥10g，防风10g，当归12g，生地黄10g，苦参10g，苍术10g，牛蒡子10g，知母10g，蝉蜕5g，甘草10g。

桑菊饮加减。桑叶10g，菊花10g，薄荷5g，蝉蜕5g，生地黄10g，当归15g，白鲜皮10g，黄芩10g，牡丹皮10g，生薏苡仁20g，甘草10g。

加减：若有脓疱、红丘疹者，加用槐花10g、鸡冠花10g；病程较长，红斑明显，舌下络脉瘀紫者，加丹参10g、红花6g；瘙痒者，加祛风止痒药物，如薄荷5g、蒺藜10g、白鲜皮10g、地肤子10g；血管扩张面部潮红者，加紫草10g、玫瑰花6g；伴胸胁苦满、烦躁易怒者，加柴胡6g、白芍10g等。

分析：长期外用激素类药物或化妆品，药毒之邪久滞于面部，风邪与毒邪相合，郁而化热，风热蕴结肌肤而发病。方中荆芥、防风、牛蒡子、蝉蜕为君药，疏风止痒，透邪外达，以祛除在表之风邪；苦参、苍术为臣，苦参性寒，清热燥湿止痒，苍术祛风燥湿、辟秽、发汗、健脾，两者相配，燥性尤强，既燥湿止痒，又散风除热。风热在于肌肤，郁而生热，故以知母清热泻火；风邪侵入血脉，易耗伤阴血，故以当归、生地黄、胡麻仁养血活血，有治风先治血、血行风自灭的意思，此共为佐药；甘草清热解毒，又能调和诸药，为佐使药。

2）毒热蕴结证

主症：面部红斑或紫红斑，肿胀，可见丘疹、脓疱，瘙痒、灼热或疼痛；烦躁易怒，口干口苦，大便干，小便黄。舌红，苔黄或黄腻，或舌绛少苔，脉数、洪数或滑数。

治法：清热解毒，凉血止痒。

方药：黄连解毒汤合凉血五花汤加减。

组成：生栀子10g，黄芩10g，黄连10g，黄柏10g，玫瑰花6g，野菊花

10g，鸡冠花 10g，凌霄花 10g，牡丹皮 10g，赤芍 10g，紫花地丁 10g，生地黄 10g，甘草 10g。

加减：皮肤灼热瘙痒，干燥脱屑，潮红水肿或伴毛细血管扩张较甚者，加青蒿 10g、地骨皮 10g；痒重者，加白鲜皮 10g、地肤子 10g；伴丘疹、脓疱者，加金银花 15g、蒲公英 10g；渗出明显者，加茵陈 10g、土茯苓 15g；严重者，可加水牛角 15g、石膏 15g 等。

分析：激素类药物辛燥、甘温，久用助阳生热，风、热、毒邪阻滞于面部，热毒炽盛，灼伤血脉，熏蒸肌肤。方中黄芩泻肺火于上焦，黄连泻脾火于中焦，黄柏泻肾火于下焦，栀子通泻三焦之火，从膀胱而出。凌霄花凉血活血泻热；玫瑰花理气活血化瘀；鸡冠花疏风活血；野菊花清热解毒。牡丹皮、赤芍、紫花地丁、生地黄清热凉血解毒。

3）湿热壅滞证

主症：面部潮红肿胀明显、毛细血管扩张、丘疹、丘疱疹等，可有渗出、糜烂，灼热、瘙痒；口干黏腻，纳谷不香，头身困重，便溏或黏腻不爽或便干结，溲赤或浑浊。舌质红，苔黄腻，脉滑或滑数或濡数。

治法：清热利湿，健脾消肿。

方药：茵陈蒿汤合五苓散。

组成：苍术 10g，白术 10g，厚朴 10g，猪苓 10g，茯苓 10g，泽泻 10g，车前草 10g，六一散（包煎）10g，茵陈 10g，栀子 10g，竹叶 5g。

加减：瘙痒重者，加刺蒺藜 10g；大便干结者，加火麻仁 6g；红肿重者，加生石膏 20g、白茅根 15g；伴口苦、心烦、易怒、带下色黄者，加龙胆草 6g、黄芩 10g、生地黄 15g、柴胡 6g 等。

分析：药毒之邪久滞于面部，经脉不通，复因素体脾虚，湿热内蕴，湿热与药毒蕴结肌肤而发病。方中茵陈蒿苦寒降泄、清热利湿；栀子清热泻火、燥湿除烦、通利三焦，利尿并导热下行，助茵陈促使湿热自小便而排出；猪苓、茯苓、泽泻、车前草、竹叶淡渗利湿；苍术、白术健脾燥湿；厚朴行气逐水。

4）血虚风燥证

主症：面部红斑不鲜，皮肤干燥，反复脱屑，毛细血管扩张，或色素沉着或色素减淡，瘙痒，有紧绷感；心烦，头晕，失眠多梦，口干，手足心热。舌淡红，苔薄少，脉细。

治法：养血润燥，祛风止痒。

方药：当归饮子（《济生方》）。

组成：当归 10g，生地黄 10g，制何首乌 10g，川芎 6g，赤芍 10g，荆芥

10g，防风 10g，白芍 10g，牡丹皮 10g，白蒺藜 10g。

加减：失眠可加酸枣仁 10g、五味子 5g、龙齿 15g；毛细血管扩张、色暗可加丹参 10g、红花 6g；色素沉着可加三七 10g、白芷 10g。

分析：热毒灼伤营血日久，耗伤阴血，血虚风燥，肌肤失干濡养。方中当归、川芎、白芍、生地黄为四物汤组成，滋阴养血以治营血不足，同时取其"治风先治血，血行风自灭"之义；制何首乌滋补肝肾、益精血；防风、荆芥穗疏风止痒；白蒺藜平肝疏风止痒；丹皮、赤芍凉血；甘草益气和中、调和诸药。诸药合用，共奏养血润燥、祛风止痒之功。

（2）中成药

1）润燥止痒胶囊：适用于风热蕴肤证、血虚风燥证。2g/次，3次/日，口服。不良反应：腹胀、腹泻，皮疹，肝损伤等。

2）栀子金花丸：适用于风热蕴肤证、毒热蕴结证。9g/次，日1次，口服。不良反应：腹痛、腹泻、纳差；皮疹等。

3）火把花根片：适用于各证。3~5片/次，3次/日，口服。不良反应：胃肠道不适（食欲减退、腹胀、胃痛、腹泻、便秘等）；肝功能、肾功能损伤；白细胞、血小板减少；月经紊乱及精子活力降低减少；口腔溃疡；皮疹。

4）雷公藤多苷片：祛风解毒，除湿消肿，适用于各证。10~20mg/次，2~3次/天口服。不良反应：胃肠道不适（食欲减退、腹胀、胃痛、腹泻、便秘等）；肝功能、肾功能损伤；白细胞、血小板减少；月经紊乱及精子活力降低减少；口腔溃疡；皮疹。

（3）外治疗法　急性期尽量减少外用药物，恢复期可酌情选用外治疗法，但亦需慎用。为避免外用药物治疗出现大面积的过敏反应或刺激反应，建议在应用任何一种外用药物时，均需小面积试用1~2天，如局部未出现红肿、瘙痒等不良反应，再大面积应用。单方制剂致敏率低于复方制剂，建议多选择单方制剂。

1）中药溻渍：将所选药物煎汤去渣，凉后用4~6层纱布浸透药液，轻拧至不滴水，湿敷患处。15~20分钟/次，1~2次/日。可清热凉血止痒。适用于风热蕴肤证、毒热蕴结证、湿热壅滞证。

①复方马齿苋洗剂：马齿苋、绿茶共煎后取汁，适量湿敷。

②甘草液湿敷：甘草煎水冷湿敷。

2）中药面膜：将中药打粉，用水、奶、蜂蜜等调和后，均匀涂于面部，停留20~30分钟后，洗净。可清热、润肤、美白。适用于风热蕴肤证、血虚风燥证。

①中药面膜1：桑叶、白菊花、地肤子、牡丹皮、龙胆草、紫荆皮打成粉调

制，冷开水调和，将面膜均匀地涂于脸上，20~30分钟后洗净，每周2~3次。

②中药面膜2：黄芩、黄柏、生石膏各等量，研末后用香油或酸奶调敷患处，20~30分钟后洗净，每周2~3次。

3）涂抹法：涂抹法可根据皮损形态及病情辨证选择外用药物和剂型，可选用中药软膏或油膏，除辨证应用的中药功效外，以上制剂还具有保护皮损、清除皮屑、滋润肌肤等作用。适用于风热蕴肤证、血虚风燥证。

甘草油：甘草50g，香油500g，甘草浸入油内一昼夜，文火将药炸至焦黄，去滓备用。适量，日2次外涂。

建议：病情严重者或迁延日久者可选用钙调神经酶抑制剂外用，病情明显好转后，逐渐减量，避免突然停药，以防病情复发。还可应用非甾体类制剂。

2. 西医治疗

（1）系统治疗

1）抗组胺类药

①第一代 H_1 受体拮抗剂：氯苯那敏、赛庚啶、异丙嗪等。

②第二代 H_1 受体拮抗剂：非索非那定、西替利嗪、左西替利嗪、氯雷他定、地氯雷他定、咪唑斯汀、阿伐斯汀、依巴斯汀、氮卓司汀、枸地氯雷他定等。选用1~2种口服。

2）非特异性抗过敏治疗

① 10% 葡萄糖酸钙：10ml/d 静脉输液。

②硫代硫酸钠：0.6g/d 静脉输液。

③甘草酸苷类：复方甘草酸单胺 S 液 200ml，或复方甘草酸苷 0.12g，日1次静脉滴注，或复方甘草酸苷片（胶囊）50~75mg/ 次，3 次 / 日，口服。

3）抗炎药

①米诺环素：50mg，2 次 / 日，口服，连续应用 6~8 周。

②硫酸羟氯喹片：0.3~0.4g/d，分 2~3 次口服。

3. 物理疗法

酌情选用强脉冲激光技术、红光、黄光以及长脉冲 Nd：YAG 激光，可减轻炎症，降低皮肤敏感性，改善炎症后毛细血管扩张。

4. 调护

（1）避免滥用和误用激素制品。

（2）应使患者对激素依赖性皮炎的发病因素、发展规律和防治方法有正确认识，增强患者的依从性，提高患者对治疗的信心。

（3）注意避免面部按摩、热水洗、蒸桑拿浴，避免日晒、风吹。

（4）避免滥用化妆品，可用保湿的医学护肤品。

（5）忌食辛辣、刺激性食物，不要饮酒。多吃蔬菜、水果。

（四）案例分析

李某，女，52岁，2019年5月6日初诊。

面部反复起红斑丘疹脱屑伴瘙痒3年，加重3周。患者因面部皮炎反复应用氟轻松软膏、地奈德乳膏、皮炎平软膏、神农百草膏等药物，病情时轻时重，反反复复。3周前因应用新护肤品，面部病情加重，肿胀，红斑，丘疹，曾在当地口服抗组胺药，中药治疗，中药液洗脸，未愈，并出现脓疱、黄痂，痒痛难耐，来诊。诊查：T 36.7℃，P 82次/分，R 19次/分，Bp 120/80mmHg。面部肿胀，面颈部见密集分布红斑，粟粒至黄豆大丘疹，丘疱疹，可见少量脓疱、黄痂，皮温高，瘙痒、疼痛，灼热感；口干黏腻，纳谷不香，头身困重，大便溏，小便黄；舌红，苔黄腻，脉弦。化验检查示：肝功、肾功、血常规均正常，抗核抗体（ANA）阴性，抗ds-DNA阴性，ENA谱均阴性。眼底检查正常。

中医诊断：面部激素药毒。

西医诊断：面部糖皮质激素依赖性皮炎。

辨证：湿热壅滞证。

治法：清热利湿，健脾消肿。

处方：

苍术 10g	白术 10g	厚朴 10g	猪苓 10g
茯苓 10g	泽泻 10g	茵陈 10g	车前草 10g
栀子 10g	菊花 10g	金银花 10g	竹叶 6g
黄芩 10g	黄柏 10g	柴胡 10g	白鲜皮 10g
龙胆草 6g	丹皮 10g	甘草 10g	

水煎服，每日1剂。

同时口服盐酸左西替利嗪片、复方甘草酸苷片50mg，3次/天，米诺环素胶囊50mg，2次/天；硫酸氢氯喹片，0.2g/次，2次/天。停用一切外用药，减少洗脸、避免光晒、忌鱼腥辛辣饮食。

二诊：上方15剂后，面部肿胀消退，面部皮损颜色变暗，脓疱均结痂，体温恢复正常，瘙痒疼痛减轻，仍觉口干黏腻，二便正常，饮食改善。舌红苔黄，脉弦。病情好转，继续巩固治疗。

三诊：上方应用15天，结痂均已脱落，皮损颜色暗，脱屑明显，紧绷感，饮食、二便均正常，口干口渴，舌红苔薄白，脉弦。证属热盛伤阴。去掉苍术、茵陈、猪苓、栀子、黄芩、黄柏、车前草、龙胆草，加入凉血、生津止痒药物，天花粉 10g，葛根 10g，生地 10g，灯心草 2g，薏苡仁 10g，当归 15g，白蒺藜 10g。

四诊：上方应用 1 个月后，皮损暗淡，脱屑，紧绷感减轻，心烦，瘙痒轻，无疼痛，无丘疹、脓疱，可见面颊毛细血管扩张，失眠多梦，手足心热，饮食、二便均正常，舌尖红，少苔，脉细。日久，耗伤津血，兼有心火，治宜养血润燥、祛风止痒。因已无脓疱，应用 8 周，停用米诺环素胶囊。病情好转，停用复方甘草酸苷片。继续口服抗组胺药及羟氯喹片，门诊随诊。

处方：当归 15g　　生地黄 10g　　五味子 10g　　川芎 10g
　　　赤芍 10g　　牡丹皮 10g　　威灵仙 10g　　白芍 10g
　　　丹参 10g　　玫瑰花 6g　　刺蒺藜 10g　　红花 10g
　　　白芷 10g　　酸枣仁 10g　　竹叶 10g　　甘草 10g

五诊：上方应用 1 个月，面部基本恢复正常，少量脱屑，紧绷感轻微，面颊可见毛细血管扩张，无明显瘙痒，饮食、二便睡眠均正常，舌淡苔薄白，脉弦。患者病情明显好转，停用抗组胺药，羟氯喹片改为 0.1g，2 次 / 天口服。面部毛细血管扩张可应用染料激光处理。羟氯喹片再应用 1 个月，停药。面部可外用面膜或蛋白凝胶等润肤修复药物。

案例点评：本例患者病程较长，有反复应用糖皮质激素类药膏病史，近 3 周病情严重。面部肿胀、红斑、丘疹、丘疱疹、脓疱、黄痂、皮温高、瘙痒、疼痛、灼热感；口干黏腻，纳谷不香，头身困重，大便溏，小便黄；舌红，苔黄腻，脉弦。诊断为湿热壅滞证，治宜清热利湿、健脾消肿。予黄芩、黄柏、栀子、龙胆草清热解毒；予金银花、菊花、竹叶清热，三药质地清扬，偏于上焦；猪苓、茯苓、泽泻、茵陈、车前草清热利湿；苍术、白术、厚朴、柴胡健脾利湿；丹皮清热凉血；白鲜皮以皮通皮，祛风止痒。病情严重，加用盐酸左西替利嗪片、复方甘草酸苷片、米诺环素胶囊、硫酸氢氯喹片以尽快缓解病痛。半个月后，急性期症状得到缓解，继续后续治疗。初步治疗方案持续 1 个月，结痂均已脱落，皮损颜色暗，脱屑明显，紧绷感，饮食、二便均正常，口干口渴，舌红苔薄白，脉弦。湿热已大部分清除，目前属热盛伤阴。去掉清热利湿药，加入凉血、生津止痒药物。四诊时，病情好转明显，停用米诺环素、复方甘草酸苷片。后期表现为皮损暗淡，脱屑，紧绷感减轻，心烦，瘙痒轻，无疼痛，无丘疹、脓疱，可见面颊毛细血管扩张，失眠多梦，手足心热，饮食、二便均正常，舌尖红，少苔，脉细。疾病日久，耗伤津血，兼有心火，治宜养血润燥、祛风止痒。予当归、生地黄、白芍、川芎养血滋阴；赤芍、牡丹皮、丹参、红花、玫瑰花凉血活血；酸枣仁、五味子养血安神；威灵仙、刺蒺藜止痒；

白芷美白；竹叶、甘草清心火。五诊时，病情基本恢复，修复皮肤屏障，可外用面膜或蛋白凝胶等润肤修复药物。

（五）临证经验

激素依赖性皮炎，病程长，疗效较慢，需要长时间治疗。因皮肤屏障被破坏，皮肤极其敏感，外用疗法要谨慎，以免加重病情，给患者带来痛苦。中药是治疗本病的重要手段，轻中度患者可以仅用中药治愈疾病。甘草酸苷类药物也有较好的效果。临床上往往口服中药同时，联合抗组胺药及甘草酸苷应用，大多取得满意效果。严重者，可联合一些特殊的药物（如羟氯喹、米诺环素、雷公藤多苷片等）加快疗效。

（1）激素依赖性皮炎的诊断　一定要准确（有明确较长时间外用糖皮质激素类药物或化妆品的病史），避免扩大化，相当一部分患者可能是玫瑰痤疮或敏感性皮炎。要注意识别找寻原发病。注意与脂溢性皮炎、玫瑰痤疮、面部湿疹、颜面播散性粟粒性狼疮相鉴别。激素依赖性皮炎的自觉症状（灼热、紧绷、瘙痒等）较明显。

（2）羟氯喹、米诺环素应用经验　如果炎症重，以炎症性丘疹为主，有脓疱，可应用米诺环素。如以红斑、肿胀为主，可予羟氯喹片口服。严重者可米诺环素和羟氯喹联合应用。米诺环素一般应用6~8周。羟氯喹安全性较好，可以应用数月。

（3）局部治疗　患者面部皮肤屏障受到破坏，皮脂膜、"砖墙结构"、角质层"三明治"结构均有不同程度损伤，对外界刺激极其敏感，过多的外部治疗会导致病情加重。我们的经验是中药溻渍疗法刺激性小，可有效改善红肿灼热症状，疗效优于乳酸依沙吖啶、呋喃西林、硼酸溶液等。后期恢复阶段的黄光照射可促进皮肤修复。

（4）中医药　中医药在本病治疗中扮演重要角色，不可或缺。清热凉血利湿的治疗思想贯彻始终。皮损颜色红，自觉症状严重时，忌用大量活血化瘀药；疾病后期，皮损颜色淡时，方可酌情加用活血化瘀类药物。严重者还可以应有雷公藤多苷片口服治疗，疗效确切，使用过程中注意监测药物不良反应，（检查肝功能、肾功能、血常规，观察胃肠道反应、生育影响）。

（5）激光　红光、黄光可有效缓解本病症状，缩短治疗时间，加速皮肤修复。

（6）健康教育　要让患者理解、了解本病需要长时间治疗（数月），治疗过程中外用药、护肤品慎用或停用，甚至减少洗脸次数（裸脸疗法），避免日晒，等等。

（六）零金碎玉

1. 桑叶、菊花

（1）单味功用　桑叶，味甘、苦，性寒，归肺、肝经，能疏散风热、清肺润燥、清肝明目。现代药理研究表明有抑菌、降糖、降脂等作用。可用于治疗风热感冒、肺热燥咳、头晕头痛、目赤昏花等疾病。

菊花，味甘、苦，性微寒，归肺、肝经，能散风清热、平肝明目。现代药理研究表明有抗菌、降压、缩短凝血时间、解热、抗炎、镇静等作用。可用于治疗风热感冒、头痛眩晕、目赤肿痛、眼目昏花等疾病。

（2）伍用经验　桑叶与菊花，均能疏散风热、清泄肺肝，故在外感风热、发热头痛及目赤肿痛等症，两药往往相辅为用。但桑叶疏风清肺的功效较好，故治肺燥咳嗽，往往用桑叶而不用菊花；菊花则长于平肝阳，且能清热解毒。桑叶、菊花相须为用，甘凉轻清，疏散上焦风热，菊花气清上浮，疏散肺经风热，桑叶善走肺络，能清肺润肺。

2. 苍术、白术

（1）单味功用　苍术，味辛、苦，性温，归脾、胃、肝经，能燥湿健脾、祛风散寒、明目。现代药理研究表明有降糖、镇静等作用。可用于治疗脘腹胀满、泄泻、水肿、脚气痿躄、风湿痹痛、风寒感冒、夜盲等疾病。

白术，味苦、甘，性温，归脾、胃经，能健脾益气、燥湿利水、止汗、安胎。现代药理研究表明有利尿、降糖、抗凝、抗肿瘤、抗菌、促进造血功能等作用。可用于治疗脾虚食少、腹胀泄泻、痰饮眩悸、水肿、自汗、胎动不安等疾病。

（2）伍用经验　《本草通玄》："白术，补脾胃之药，更无出其右者。土旺则能健运，故不能食者，食停滞者，有痞积者，皆用之也。土旺则能胜湿，故患痰饮者，肿满者，湿痹者，皆赖之也。"《珍珠囊》称苍术"能健胃安神，诸湿肿非此不能除"。苍术辛窜之性更为猛烈，故有开通上下之功，升疏肝脾之阳，通腠理、达肌肤之力更强。"白术守而不走，苍术走而不守，故白术善补，苍术善行。其消食纳谷、止呕止泻每同白术，而泄水开郁，苍术独长。"白术与苍术一守一走，一补一通，联合使用，燥湿止带之力更强，常在临床上配合用之，共建奇功。

（七）专病专方

本方适用于风热蕴肤证、毒热蕴结证、湿热壅滞证，皮损颜色红，可有丘疹或脓疱等，伴瘙痒。

黄芩 10g	黄柏 10g	柴胡 10g	茯苓 10g
白术 10g	当归 10g	茵陈 10g	泽泻 10g
苦参 10g	栀子 10g	胆草 6g	白鲜皮 10g
金银花 10g	菊花 10g	丹皮 10g	生甘草 10g

（八）诊疗技术路线

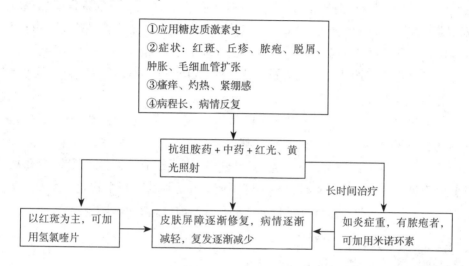

第十五节　痤疮

（一）疾病认识

痤疮的发生主要与皮脂分泌过多、毛囊皮脂腺导管堵塞、细菌感染和炎症反应等诸多因素相关。引起痤疮的病理生理基础是皮脂腺快速发育和皮脂过量分泌，而皮脂腺的发育是直接受雄激素支配的。毛囊皮脂腺导管的异常角化是另一个重要因素。粉刺的形成始于皮脂腺毛囊的扩大，这种扩张继发于异常角化的角层细胞。在毛囊漏斗下部，角质形成细胞中板层颗粒减少，代之以大量张力细丝、桥粒和脂质包涵体，这种角质细胞不易脱落，导致角质层增厚和角质物堆积。使毛囊皮脂腺导管堵塞、皮脂排出障碍，最终形成角质栓即微粉刺。大量皮脂的分泌和排出障碍易继发细菌感染。毛囊中存在多种微生物如痤疮丙酸杆菌、白色葡萄球菌和马拉色菌，其中以痤疮丙酸杆菌感染最为重要。除上述因素外，部分患者痤疮的发生还与机体的免疫功能等有关，特别是一些特殊类型的痤疮如聚合性痤疮和暴发性痤疮，免疫反应起着重要的作用。

临床上根据病情的严重程度，采用 Pillsbury 分类法将痤疮分为 Ⅰ～Ⅳ度。

①Ⅰ度（轻度）：散发至多发的黑头粉刺，可伴散在分布的炎性丘疹。②Ⅱ度（中等度）：Ⅰ度＋炎症性皮损数目增加，出现浅在性脓疱，但局限于颜面。③Ⅲ度（重度）：Ⅱ度＋深在性脓疱，分布于颜面、颈部和胸背部。④Ⅳ度（重度～集簇性）：Ⅲ度＋结节，囊肿，伴瘢痕形成，发生于上半身。

尚有一些特殊类型的痤疮。①聚合性痤疮：多累及男性青年，表现为严重的结节、囊肿、窦道及瘢痕。②暴发性痤疮：常常是轻度痤疮数月或数年后，病情突然加重并出现发热、关节痛、贫血等全身症状。③化妆品痤疮：由皮肤的清洁剂、化妆品中的某些成分（如皂类、脂肪酸盐等）导致皮脂腺导管内径狭窄、开口处机械性堵塞或毛囊口炎症所致。④此外还有药物性痤疮、婴儿痤疮、月经前痤疮等。

中医学称之为"粉刺"或"肺风粉刺"。中医学认为痤疮主要是由于先天素体热盛，肺经有热，加之饮食不节，脾胃湿热蕴结，肺胃血热，日久煎熬津液为痰，阴虚血行不畅为瘀，痰瘀互结于脸部而出现结节、囊肿和瘢痕。部分女性肾阴不足，肝失疏泄，可使女子冲任不调。冲为血海，任主胞胎，冲任不调，则血海不能按时满盈，以致女子月事紊乱和月经前后脸部粉刺增多加重。

（二）辨证思路

痤疮的中医辨证应从脏腑辨证出发，结合年龄、性别、皮损部位、皮损特点等综合考虑。

脏腑辨证多从肺论治，与脾、大肠相关，涉及肝、肾。病机不仅有风热、血热、肺热，还可有血瘀、湿热、痰湿、肾虚。

青少年病机多为风热、血热、肺热，治疗上予清肺热、祛风热、凉血活血之中药；30岁左右多为胃肠湿热或肺胃湿热兼有血瘀，治疗上予清热利湿、清泻肠热、凉血活血的药物；40岁左右多为肝肾阴虚或兼血瘀、痰湿，治疗上予滋补肝肾、调和气血、化痰散瘀的药物。

男性可加重清热凉血、化瘀散结药物；女性则要兼顾肝肾、冲任，侧重疏肝滋阴，兼以清肺凉血。

辨皮损：粉刺多为湿邪阻滞；红色丘疹多为热在腠理；脓疱多为湿热瘀滞；结节、囊肿多为湿热与瘀血互结；瘢痕为气滞血瘀；皮脂分泌多为湿热内蕴。

辨部位：皮损以额部为重，责之心、肝；皮损以面颊为重，责之肝、肺；皮损以下颌为重，责之肾；皮损以鼻部为重，责之脾胃；皮损以口周为重，责之大肠；皮损以颞部为重，责之胆；皮损以颈部为重，多有血瘀。

中医药治疗痤疮疗效明确。由于治疗周期长，治疗对象多为青春期患者，对于1~3级的痤疮患者可单纯予中医药治疗或配合外用西药治疗。对囊肿性痤疮，单用中医治疗短期内难以达到较好疗效，为了尽快消退皮疹，减少愈后瘢痕的形成，可慎重考虑联合应用口服及外用西药，注意不良反应。对瘢痕的治疗，不论中医或西医，治疗均有一定困难，是需要解决的难点。

（三）治疗方案

1.一般治疗

（1）经常用温水、祛油脂洗面奶或硫黄肥皂洗涤颜面。

（2）禁止用手挤压皮疹。

（3）不食或少食油腻及辛辣食物，多吃新鲜蔬菜及水果。

2.中医治疗

（1）辨证论治

1）肺经风热证

主症：颜面潮红，粉刺灼热、痒痛，或有脓头。粉刺多见于前额、面颊及前胸、后背。可伴口干、便秘。舌红，苔薄黄，脉浮数。

治法：疏风宣肺，清热泻火。

方药：枇杷清肺饮加减。

参考处方：枇杷叶10g，桑白皮10g，黄芩10g，黄连5g，赤芍10g，野菊花10g，白茅根15g，生地黄15g，薏苡仁30g，甘草10g，丹参15g，白花蛇舌草30g，夏枯草15g，蚤休5g，白芷10g，连翘10g。

加减：有脓疱加蒲公英15g、地丁15g；口臭加生石膏30g、知母10g；便干加生大黄6g、芦荟5g、草决明10g、番泻叶3g；经前加重者加香附10g、二至丸（女贞子10g、墨旱莲10g）；口渴喜饮者加天花粉10g、生石膏10g。

分析：风热为阳邪，其性善动炎上，故风热侵犯人体，多先犯于上部。肺上通于喉，开窍于鼻，外合皮毛，职司卫外，为华盖，性属娇脏，不耐邪侵。若风热之邪从口鼻、皮毛乘袭，则肺首当其冲，功能失调，外现于皮毛，引起局部皮肤气血郁闭，日久肺经积热上冲头面，熏蒸肌肤，以致局部血热蕴结，气血瘀滞而成粉刺，颜面潮红，并自觉灼热、痛。肺经循行于前额、面颊及前胸，故粉刺多见于前额、面颊及前胸。血热蕴阻肌肤，故粉刺灼热，有脓头。舌红、苔薄黄、脉浮数为风热之征象。方中黄芩、黄连、野菊花、白花蛇舌草清热解毒；枇杷叶、桑白皮疏风宣肺；赤芍、白茅根、生地黄清热凉血；白芷消肿排脓。

2）脾胃湿热证

主症：皮肤油腻，皮损为疼痛性丘疹和脓疱，间有小结节，好发于口周，皮疹色红，伴有口臭、便秘溺赤。或见脓疱囊肿，病情缠绵，皮疹此起彼伏等。舌质红，苔黄腻，脉滑数。

治法：清热解毒，通腑利湿。

方药：茵陈蒿汤加减。

参考处方：茵陈蒿15g，栀子10g，生大黄9g，黄芩10g，白芷10g，金银花15g，连翘15g，生地黄15g，黄连10g，甘草10g，白鲜皮10g，滑石15g，枳实5g。

加减：皮损颜色暗者加生地黄15g、丹皮10g、苍术10g；皮肤油腻加侧柏叶10g、生山楂15g、荷叶10g、刺蒺藜10g；结节甚者加用浙贝母5g、夏枯草10g。

分析：偏嗜辛辣之品，助阳化热，或多食鱼腥油腻肥甘之品，或酗酒，使中焦运化不周，湿热内生。足阳明胃经起于颜面而下行过胸，内生的湿热不能下达，反循经上行颜面，蕴蒸肌肤而发为丘疹、脓疱、囊肿、结节，并见皮肤油腻光亮。湿热互结，故便秘溺赤；湿性黏滞，故病情迁延时日，缠绵难愈，此起彼伏。舌质红、苔黄腻、脉滑数为湿热之征象。方中金银花、连翘、栀子清热解毒；茵陈蒿、黄芩、黄连清热利湿解毒；生地黄、白鲜皮清热凉血解毒；甘草调和诸药。

3）痰瘀互结证

主症：皮损旷久不愈，坚硬疼痛，为结节及囊肿、瘢痕与色素沉着，色暗红，触之较硬，反复发作，容易形成瘢痕，好发于面颊及腮部。可伴有大便干结。舌质暗或有瘀斑，苔腻，脉滑或涩。

治法：活血化瘀，消痰散结。

方药：痤疮汤（院内协定处方）。

参考处方：黄芩15g，金银花15g，连翘15g，赤芍10g，川芎10g，生地黄15g，丹参10g，红花10g，桃仁15g，浙贝母10g，牡蛎30g，夏枯草15g，甘草10g。

加减：皮损瘙痒者加白鲜皮10g、刺蒺藜10g；大便干结者加酒大黄5g；皮疹色红者，加牡丹皮10g、知母9g；结节为主者加皂角刺5g、白僵蚕5g、莪术5g；囊肿为主者加薏苡仁10g、法半夏10g。

分析：疾病日久，故见疹色暗红，日久不退。疾病日久，脾气不健，运化失调，水湿内停，日久成痰，凝滞肌肤而成结节、囊肿，触之坚硬疼痛。久之不去，容易形成瘢痕及色素沉着。舌质暗或有瘀斑，苔腻，脉滑或涩，为瘀滞内阻之征象。方中黄芩、金银花、连翘清热解毒；赤芍、丹参清热凉血；红花、桃仁活血化瘀；浙贝母、牡蛎、夏枯草散结消肿；川芎调理气机。

4）冲任不调证

主症：多为成年女性患者，丘疹多发于口周或下颌，月经前加重。或伴有月经不调，经前乳房、小腹胀痛。舌淡红，苔薄白，脉弦。

治法：疏肝理气，调节冲任。

方药：加味逍遥丸加减。

参考处方：当归10g，赤白芍各10g，柴胡10g，茯苓10g，菟丝子10g，女贞子15g，旱莲草10g，白术10g，薄荷6g，黄芩10g，丹皮10g，益母草15g。

加减：伴口苦者，加龙胆草6g、生地黄15g；胃脘嘈杂者，加黄连5g、吴茱萸10g；偏阴虚者加生地黄10g；偏阳虚者去女贞子、旱莲草，加仙茅10g、仙灵脾10g、熟地黄10g。

分析：任脉总任一身之阴，冲脉为血海，冲任失调，气血壅滞，故皮疹与月经相关，或伴有月经不调，经前乳房、小腹胀痛。舌淡红、苔薄白、脉弦为肝失条达之征象。方中柴胡疏肝解郁；当归、赤白芍、益母草养血调经；女贞子、旱莲草滋补肝肾。

（2）中成药　痤疮丸（院内制剂），9g/次，日2次口服，适用于1、2、3级痤疮。二丁胶囊5粒或百癣夏塔热胶囊3粒，或黄柏胶囊2粒，或润燥止痒胶囊4粒，复方苦木消炎胶囊2粒，日3次口服，适合脓疱多者。

（3）外治法

1）中药溻渍：具有清热解毒作用。金银花、连翘、茵陈、丹参、黄芩、大黄、枇杷叶、当归、黄连，煎汁外敷，20分钟/次，1~2次/日。

2）刺络拔罐：常规消毒，取梅花针叩刺大椎穴数次，并立即于穴位上加拔火罐，以出血为度。2次/周，10次为一疗程。大椎为督脉之穴，又为手足三阳之会，取之刺络拔罐可起到清热消炎、活血化瘀的作用。

3）耳穴贴压：取内分泌、皮质下、肺、心、胃等穴，用王不留行籽贴压上述耳穴。

4）耳部放血疗法：将耳尖、耳背、神门、内分泌穴位部皮肤常规75%酒精消毒后，用新洁尔灭浸泡过的手术刀片将所选穴处皮肤迅速划破，放出少量血液。耳尖则用三棱针速刺，放出少量血液（出血量不宜过少，若出血量太少，用酒精棉球揉擦，促其出血），每穴出血量以浸湿4个消毒棉球为度，然后用消毒干棉球按压止血。每次选取一部位，3天割治1次。

5）火针：取盘龙火针一把，规格 2 寸 ×45mm，在酒精灯下烧红，迅速刺入经过严密消毒的痤疮结节、囊肿顶部，勿伤其底部；有脓血者，令其脓血流出，可快速表浅刺入数针，至分泌物引流完全为止，切勿用力挤压。治疗完后再次消毒，以防感染。用干棉球封闭伤口。1 周治疗 1 次。用于治疗炎性丘疹、粉刺、结节及囊肿。

6）中药外搽：颠倒散或油调散或如意金黄散或赛金化毒散用蜂蜜或水调成糊状外用，每晚 1 次，1 次 30 分钟，30 分钟后清水清洁。

7）穴位埋线法：根据辨证分型，辨证选药，中药浸泡羊肠线后，辨证取穴，进行穴位埋线。每周 1 次，需 6~8 次。

8）痤疮面膜：将茵陈、苦参等中药研末与药用石膏制成痤疮面膜敷于面部，每周 1 次，4 次为一疗程。该面膜具有清热凉血、解毒消肿之功，起到消炎、抑制皮脂分泌作用，加以手法按摩，促进面部血液循环，改善皮肤呼吸功能，通过石膏的吸附作用，清除毛孔内杂质，使皮脂腺排泄通畅，从而达到治疗痤疮的目的。

3. 西医治疗

痤疮的分级体现了痤疮的严重程度和皮损的性质，故痤疮的治疗应根据其分级选择相应的治疗药物和手段。

（1）轻度痤疮（1 级）　一般采用局部治疗。如果仅有粉刺，外用维 A 酸类制剂是最佳的选择。一些具有角质剥脱、溶解粉刺、抑制皮脂分泌、抗菌等作用的医学护肤品也可以作为辅助治疗的手段来使用。

1）抗角化异常的外用药：针对粉刺可选用。

药物：维胺脂霜或凝胶、阿达帕林凝胶或 0.025% 维 A 酸霜。

作用机制：可调节表皮角质形成细胞的分化，使粉刺溶解和排出。

不良反应：局部潮红、脱屑，有紧绷或烧灼感。

用药注意：应从低浓度开始使用，每晚应用 1 次，避免光照后增加药物刺激性。

2）粉刺挤压术：在消毒的情况下用粉刺挤压器在粉刺周围旋压，直到脂栓和淤滞的皮脂被完全挤出。

3）美容激光治疗

（2）中度痤疮（2~3 级）　以消除粉刺及减少皮脂为主，疗程适当要长。此类痤疮也可采用联合治疗，如口服抗生素加外用维 A 酸类制剂，加上蓝光、光动力、果酸疗法等物理治疗方法。

1）局部治疗：通常采用 I 级痤疮的局部治疗方法。

①针对炎性皮损外用抗生素。药物：5% 过氧化苯甲酰凝胶、夫西地酸、1% 克林霉素磷酸酯凝胶等。

作用机制：杀灭痤疮杆菌、溶解粉刺及收敛作用。

不良反应：产生耐药性（过氧化苯甲酰除外），刺激皮肤。

用药注意：A. 应与维 A 酸类药物合用，增强对于粉刺的作用。B. 皮损改善后应停药，以免产生耐药性。C. 如脓头多，查出糠秕孢子菌时可外用 1% 酮糠唑霜。

②粉刺挤压术。

③针对粉刺外用维胺酯霜或 1% 阿达帕林凝胶或维 A 酸霜。

2）系统治疗：对于炎症性丘疹和脓疱较多，局部治疗效果不佳者可使用口服抗炎药。

①抗生素类：首选四环素类，其次为大环内酯类。其他如复方新诺明和甲硝唑也可酌情使用，但 β- 内酰胺类抗生素不宜选择。

四环素类中第一代四环素类药物如四环素口服吸收差，对痤疮丙酸杆菌的敏感性低，第二代四环素类药物如米诺环素、多西环素和赖甲四环素应优先选择，两者不宜互相替代。

用法：米诺环素和多西环素的剂量为 100~200mg/d，可分 1~2 次口服，四环素 1g/d，分 2 次空腹口服，疗程不少于 6 周，但不宜超过 12 周。

作用机制：能减少游离脂肪酸浓度，并能渗透到毛囊皮脂腺里抑制痤疮丙酸杆菌，抑制其白细胞趋化活性。

大环内酯类如阿奇霉素、红霉素：对中、重度痤疮具有潮红、炎性丘疹、脓疱、囊肿改善效果明显，对结节、瘢痕、粉刺效果不佳。用法：阿奇霉素 250mg，2 次 / 日，口服。红霉素 1.0g/d，分 2 次口服。疗程 6~12 周。

抗生素治疗痤疮应注意避免或减少耐药性的产生。包括以下措施：A. 避免单独使用治疗痤疮，特别是长期局部外用。B. 治疗开始要足量，一旦有效后不宜减量维持。C. 治疗后 2~3 周无疗效时要及时停用或换用抗生素，并注意患者的依从性和区别革兰阴性杆菌毛囊炎。D. 要保证足够的疗程，并避免间断使用。E. 痤疮丙酸杆菌是正常皮肤的寄生菌，治疗以有效抑制其繁殖为目的，而不是达到完全的消灭，因此不可无原则地加大剂量或延长疗程，更不可以作为维持治疗甚至预防复发的措施。F. 有条件可监测痤疮丙酸杆菌的耐药性，指导临床合理应用。

治疗中要注意药物的不良反应，较常见的有胃肠道反应、药疹、肝损害、光敏反应、前庭受累（如头晕、眩晕）和良性颅内压增高症（如头痛等），罕见的有狼疮样综合征，特别是米诺环素。对长期饮酒、乙肝、光敏性皮炎等患者宜慎用或禁用。四环素类药物不宜用于孕妇和 16 岁以下的儿童。将米诺环素每日剂量分次口服，或使用缓释剂型每晚 1 次服用，可部分减轻不良反应。出现严重不良反应或患者不能耐受时要及时停药并对症治疗。大环内酯类和四环素类药物均易产生药物的相互作用，联合其他系统药物治疗时要注意。

②维 A 酸类药物：维胺脂胶囊属于第一代非芳香维 A 酸药物，它具有促进上皮细胞分化与生长、抑制皮脂腺管上皮过度角化、降低皮脂分泌、清除痤疮丙酸杆菌等作用，能直接或间接地影响痤疮发病的四个环节。用法：口服 25mg，2~3 次 / 日。

3）外治法

①粉刺挤压术。

②强脉冲光治疗：可去除红斑、充血扩张的血管，使色素不均匀及皮肤质地有所改善。波长 420~1200nm 的强脉冲光可以治疗痤疮的炎症皮损。

③联合光动力疗法：临床主要使用单纯蓝光（415nm）、蓝光与红光（630nm）联合疗法以及红光 +5- 氨基酮戊酸（5–ALA）治疗各种寻常痤疮。

治疗方案：每周 1~2 次，4~8 次为一个疗程。治疗过程中有轻微瘙痒，治疗后部分患者出现轻微脱屑。

（3）重度痤疮（4 级） 此类患者需采用联合治疗的方法，系统使用抗生素是其基础治疗的方法之一，且要保证足够的疗程。

1）系统治疗

①口服抗生素：应用于中重度痤疮、瘢痕形成和容易形成瘢痕或炎症后色素沉着的患者。

四环素类抗生素较其他抗生素优先使用；第二代环素类抗生素（赖甲霉素、多西环素、米诺环素）较第一代（四环素、土霉素）优先使用；赖甲霉素和多西环素较米诺环素优先使用。

用法：赖甲环素 300~600mg/d、米诺环素和多西环素 100~200mg/d、盐酸四环素和土霉素 1g/d，口服抗生素治疗应使用 3 个月。联合治疗：口服抗生素不应单独使用，应予外用维 A 酸联合治疗；过氧化苯甲酰可以与外用维 A 酸和口服抗生素同时使用。

改善痤疮预后全球联盟 2005 年的指南建议，口服抗生素治疗痤疮时，赖甲环素（300~600mg/d）首选，多西环素（100~200mg/d），米诺环素（100~200mg/d）可作为二线用药，红霉素可用于 12 岁或以下儿童及孕妇，疗程 3 个月。维持治疗首选外用维 A 酸，建议维持治疗 6~12 个月，可联合过氧化苯甲酰，壬二酸、水杨酸可作为二线药使用。

由于大环内酯类抗生素耐药性日趋严重，环素类抗生素成为目前痤疮治疗的首选，其不良反应主要是胃肠道反应，可抑制骨骼生长和胎儿牙齿着色，孕妇及儿童禁用，但不干扰避孕药功效。多西环素由肝脏代谢，肾功能不全者可使用，但其可导致剂量依赖的光敏，在日光辐射强烈地区、夏季或进行紫外线治疗的患者应慎用。米诺环素可致色素沉着，部分患者数月或数年才出现，停药后皮肤色素沉着可能不褪色，长期应用者应密切观察牙龈或巩膜颜色，一旦发现立即停止服药。

②异维 A 酸：口服米诺环素 2~3 周，待炎症控制后，改服异维 A 酸，或口服红霉素或阿奇霉素，加服异维 A 酸。

作用机制：异维 A 酸有减少皮脂分泌、抑制角质形成细胞增殖、抑制痤疮丙酸杆菌及抗炎作用。

适应证：A. 严重的结节性囊肿性痤疮及其变异形式。B. 伴有瘢痕形成的炎性痤疮。C. 对其他治疗没有效果的中度至重度的痤疮，采用联合疗法 3 个月，包括全身应用四环素者。D. 伴有严重心理压力的痤疮患者（毁容恐惧症）。E. 革兰阴性菌毛囊炎。F. 频繁复发的需要重复和长程全身应用抗生素者。G. 由于某种原因想迅速痊愈的少数患者。

不良反应：致畸，血脂、肝功能和皮肤黏膜干燥等。

用法：0.3~0.5mg/（kg·d）。对严重病例短期用 10mg，日 3 次，1~2 周后有严重口干等反应再改用 10mg，日 2 次，减量后要维持 3~4 个月。

③对异维 A 酸有禁忌证时可加用抗雄激素药物。女性可服用螺内酯，推荐剂量 1~2mg/（kg·d），疗程 3~6 月。不良反应有月经不调（发生几率与剂量呈正相关）、恶心、嗜睡、疲劳、头晕或头痛和高钙血症等。孕妇禁用。不推荐男性患者使用，用后可能出现乳房发育、乳房胀痛等症状。或达英 –35（每片含醋酸环丙孕酮 2mg+ 炔雌酚 35μg），在月经的第 1 天开始每天服用 1 粒，连用 21 天，停药 7 天，再次月经后重复用药 21 天，连用 2~3 个月后有效，疗程 3~4 月。对于皮脂溢出特别多的患者，常规避孕药治疗效果往往不好，可以在口服达英 –35 的基础上，在月经周期的 5~14 天额外服用 50~100mg 的醋酸环丙氯地孕酮，疗效可以明显提高。不良反应有少量子宫出血、乳房胀痛、上腹部不适及面部发红、体重增加、深静脉血栓、出现黄褐斑等。男性可短期选用西咪替丁：有弱的抗雄激素作用，能竞争性阻断二氢睾酮与其受体结合，但不影响血清雄激素水平，从而抑制皮脂分泌。推荐剂量 200mg/ 次，3 次 / 日，疗程 4~6 周。

④皮质类固醇激素：糖皮质激素具有抑制肾上腺皮质功能亢进引起雄激素分泌、抗炎及免疫抑制作用。口服糖皮质激素主要用于暴发性痤疮或聚合性痤疮。因为这些类型的痤疮往往和过度的免疫、炎症反应有关，短暂使用糖皮质激素可以起到免疫抑制及抗炎的作用。但应注意，糖皮质激素本身可以诱发痤疮。口服仅用于炎症较严重的患者，而且是小剂量、短期使用。

推荐剂量：A.暴发性痤疮，泼尼松 20~30mg/d，维持 4~6 周，之后 2 周内逐渐减量，之后开始口服维 A 酸。B.聚合性痤疮或暴发性痤疮在口服维 A 酸治疗时出现病情加重，泼尼松 20~30mg/d，持续 2~3 周，之后 6 周内逐渐减量；同时停用口服维 A 酸或减量至 0.25mg/（kg·d），然后根据病情变化增加或减少剂量。C.泼尼松 5mg/d 或地塞米松 0.375~0.75mg/d，每晚服用，可以抑制促肾上腺激素清晨的高分泌，抑制肾上腺和卵巢产生雄激素，好转后逐渐减量。对于在月经前加重的痤疮患者，可以在月经前 10 天开始用泼尼松 5mg/d 至月经来潮为止。

⑤生物制剂：阿达木单抗是目前唯一获美国 FDA 批准治疗反常性痤疮 / 化脓性汗腺类的一线生物制剂。用量为第 1 天 160mg，第 15 天 80mg，从第 29 天起每周 40mg 或者每 2 周 80mg。英夫利昔单抗为治疗的二线生物制剂。

2）局部治疗

①采用 1 级痤疮的局部治疗方法。

②结节和囊肿内糖皮质激素注射：有助于炎症的迅速消除，是治疗较大的结节和囊肿非常有效的办法。

③囊肿切开引流：对于较大的囊肿，切开引流是避免日后皮损机化形成瘢痕的有效方法。（瘢痕体质者禁用）

3）其他治疗

①光动力疗法。

② 1450nm 激光、强脉冲光、脉冲染料激光和点阵激光是目前治疗痤疮和痤疮瘢痕的有效方法之一，也可与药物联合治疗。

（四）案例分析

张某，女，20 岁，2013 年 7 月 9 日初诊。

患者面部反复起丘疹脓疱 1 年。1 年前开始，面部开始出现炎性丘疹，粉刺，反复发作并逐渐加重出现脓疱来诊。粉刺、脓头、痒痛，前额、面颊皮疹重，可见囊肿结节。口干、便秘。舌红、苔薄黄、脉浮数。

中医诊断：粉刺。

西医诊断：痤疮。

辨证：肺经风热证。

治法：疏风宣肺，清热泻火。

处方：枇杷叶 10g　　桑白皮 10g　　黄芩 10g　　黄连 5g
　　　　白茅根 15g　　野菊花 10g　　赤芍 10g　　蚤休 5g
　　　　薏苡仁 30g　　夏枯草 15g　　丹参 15g　　白花蛇舌草 30g
　　　　生地黄 15g　　白芷 10g　　连翘 10g　　甘草 10g

同时口服盐酸米诺环素 50mg，2 次／日；外用湿毒洗液湿渍，2 次／日。

二诊：上方 15 剂后，皮疹颜色转暗，部分脓疱及炎性丘疹数量减少，口干、便干症状缓解，但囊肿结节未见好转。舌淡红，苔白，脉弦细。停盐酸米诺环素；口服异维 A 酸 10mg，2 次／日；局部中药湿渍治疗。1 个月后复诊，面部见暗红炎性丘疹，少许粉刺，色沉，囊肿结节减少。自诉月经前皮疹加重，乳房胀痛，痛经。治疗期间，监测肝功能、肾功能、血脂、血常规，未见异常。

治法：疏肝理气，调节冲任。

处方：菟丝子 10g　　当归 10g　　赤芍 10g　　柴胡 10g
　　　　女贞子 15g　　黄芩 10g　　茯苓 10g　　旱莲草 10g
　　　　益母草 15g　　薄荷 6g　　丹皮 10g　　白术 10g

15 剂后，皮疹明显消退，乳房胀痛缓解。异维 A 酸减量为 10mg，1 次／日，口服。1 个月后皮损基本消退。监测肝功能、肾功能、血脂、血常规，未见异常。

案例点评：患者初期以实证为主。法当清热泻火。方中枇杷叶、桑白皮、黄芩、黄连清热泻火，疏肺经风热；恐清热太过伤阴，加生地黄滋阴。白芷、丹参清热散结、活血化瘀。因脓疱多突症重，加用米诺环素。

一诊治疗后，肺热已退，但出现乳房胀痛，皮疹月经前加重症状。任脉总任一身之阴，冲脉为血海，冲任失调，气血壅滞，故皮疹与月经相关，或伴有月经不调，经前乳房、小腹胀痛。舌淡红，苔薄白，脉弦为肝失条达之征象。故予柴胡疏肝理气，益母草调经止痛。茯苓、白芷健脾。旱莲草、女贞子滋补肾阴。

（五）临证经验

痤疮是临床上的常见病，各年龄段人群均可患病，但以青少年发病率为高，因具有一定的损容性，而颜值在当今年轻人心中的地位越来越高，故痤疮的传统治疗及医学美容治疗蓬勃发展。在 20 世纪 80 年代末期，我院在陈光发主任的带领下研制出痤疮丸等中药，专治各型痤疮。90 年代又研制主治痤疮的外用中药。随着激光医学的发展，在痤疮瘢痕的治疗上也有突破。2009年率先在东北三省开展痤疮光动力治疗，2018年被中国中西医结合学会皮肤性病专业委员会评为中国痤疮临床治疗示范基地。

1. 关于问诊及望诊中注意观察的方面

（1）女性应常规询问月经是否规则。毛发生长是否有男性化倾向，以及使用化妆品的习惯，如是正常化妆还是涂厚粉底等。

（2）注意患者的痤疮家族史及其可能存在的瘢痕倾向。

（3）注意患者的既往用药史、光敏感史，以及是否有依从性，坚持规律用药。

（4）一些患者为了摆脱黑头粉刺及油腻感，是否有自行挤压及过度清洗的情形。

（5）部分患者网购各种品牌的化妆品及自行用水杨酸、果酸等刷酸，因此角质层可能破坏，同时会合并过敏性皮炎。

2. 关于鉴别诊断

（1）注意是否存在聚合性痤疮，化脓是聚合性痤疮的特征，愈合后可遗留明显的瘢痕，尤其下颌及颈部皮疹不易清除，这是我院自己的体会。

（2）注意是否会发展为暴发性痤疮。

（3）注意关注关节、骨损伤，是否发展为SAPHO综合征及PAPA综合征。

（4）注意与玫瑰痤疮即酒渣鼻的鉴别，有部分可合并存在。

（5）注意与表皮剥脱性痤疮鉴别，表皮剥脱性痤疮抑郁症或焦虑症的一种表现，因自行抠挖，经常刺激面部形成。

3. 关于治疗

（1）痤疮分级是痤疮治疗方案选择及疗效评价的重要依据。

（2）粉刺型：单纯挤压术及外用维A酸，疗效均欠佳，果酸刷酸后，再清除粉刺，疗效优于前两种。

（3）丘疹脓疱型：抗感染治疗贯穿始终，由于抗生素耐药问题的出现，逐渐摒弃长期系统应用抗生素，以口服与外用结合。炎症明显者，口服抗生素，以四环素簇为首选，可选择多西环素、米诺环素、四环素。但不应与异维A酸同时服用，否则易增加假性脑瘤的风险。可以在口服抗生素治疗后使用外用药进行维持治疗。外用抗生素也应注意疗程。宜与过氯化苯甲酰分时段外用。另外结合我院院内制剂及中药丸剂或汤剂，疗效明显。

（4）结节囊肿型：一般建议先光动力治疗，否则，口服抗生素或异维A酸后，增加光敏性，患者易出现光毒性反应。后续治疗中根据病情予异维A酸治疗，足量足疗程，同时注意不良反应的对症治疗。外用与口服药物原则上同丘疹脓疱型。

（5）在光动力治疗过程中，我们采用光动力结合火针的治疗，疗效显著。

（6）关于暴发型痤疮：一般需给予中小量激素控制病情，我院经验一般可给予相当于泼尼松 20~50mg/d，根据病情逐渐减量。我院遇到 1 例患者拒用异维 A 酸、拒用激素、拒用光动力的患者，又面临发热、关节痛、多脓性结节囊肿性皮损，抗炎后对症、染料激光抗炎及火针、清创治疗，缓解局部皮损后，病情逐渐稳定。

（7）关于 SAPHO 及 PAPA，目前可应用 TNF-α 生物制剂治疗，疗效确切。

（六）零金碎玉

沈阳市第七人民医院，运用中医中药及联合西医治疗各类型痤疮，有较为丰富的经验。这里介绍治疗本病时使用对药的临床经验及特点。

1. 黄芩

（1）单味功用　黄芩，苦寒。归肺、胆、脾、胃、大肠、小肠经。功用：清热燥湿，泻火解毒，止血，安胎。

（2）伍用经验　常与黄连、黄柏、栀子配伍，加强清热解毒之功效。

2. 桂枝、干姜

（1）单味功用　桂枝，辛、甘，温。归心、肺、膀胱经。功用：发汗解肌，温通经脉，助阳化气。干姜辛热。归脾、胃、肾、心、肺经。功用：温中散寒，回阳通脉，温肺化饮。

（2）伍用经验　二药相合，温里散寒，调经止痛，治疗冲任不固证，相得益彰。

（七）专病专方

痤疮汤：适用于痰瘀互结证。皮损旷久不愈，坚硬疼痛，为结节及囊肿、瘢痕与色素沉着，色暗红，触之较硬，反复发作，容易形成瘢痕。舌质暗或有瘀斑，苔腻，脉滑或涩。

黄芩 15g	金银花 15g	连翘 15g	生地黄 15g
川芎 10g	丹参 10g	红花 10g	浙贝母 10g
桃仁 15g	赤芍 10g	牡蛎 30g	夏枯草 15g
甘草 10g			

（八）诊疗技术路线

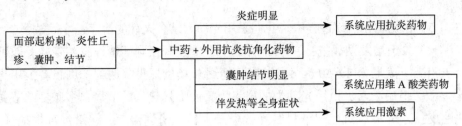